成人高等教育基础医学教材

病理生理学

Bingli Shenglixue

主　编　赵成海　于艳秋

上海科学技术出版社

图书在版编目(CIP)数据

病理生理学/赵成海，于艳秋主编．—上海：上海科学技术出版社，2011.7(2015.6 重印)

成人高等教育基础医学教材

ISBN 978－7－5478－0842－9

Ⅰ.①病…　Ⅱ.①赵…②于…　Ⅲ.①病理生理学－成人高等教育－教材　Ⅳ.①R363

中国版本图书馆 CIP 数据核字(2011)第 099638 号

病理生理学

主编/赵成海　于艳秋

上海世纪出版股份有限公司
上 海 科 学 技 术 出 版 社　出版

(上海钦州南路 71 号　邮政编码 200235)

上海世纪出版股份有限公司发行中心发行

200001　上海福建中路 193 号　www.ewen.co

苏州望电印刷有限公司印刷

开本 787×1092　1/16　印张：11.25

字数：273 千字

2011 年 7 月第 1 版　2015 年 6 月第 6 次印刷

ISBN 978－7－5478－0842－9/R・260

定价：24.00 元

成人高等教育基础医学教材

编写委员会

成人高等教育基础医学教材

病理生理学

编委会名单

主 编 赵成海 于艳秋

编 委 （以姓氏笔画为序）

于艳秋 马 玲 王 巍

王亚杰 卢晓梅 孙鲁宁

杜莉莉 宋晓宇 张 宁

赵成海 徐小燕

前　言

近年来，随着高等医学教育的迅速发展，全日制本科医药类教材建设得到了长足的进步，教材体系日益完善，品种迅速增多，质量逐渐提高。然而，针对成人护理学及药学专业高等教育教材，能够充分体现以教师为主导、以学生为主体、以学生自主学习为主模式的教材，可供选择的并不多。根据教育部《关于普通高等教育教材建设与改革的意见》的精神，为了进一步提高成人高等教育护理学及药学专业教材的质量，更好地把握21世纪成人高等教育护理学及药学内容和课程本系的改革方向，以中国医科大学为主，聘请了北京大学、复旦大学、中山大学、西安交通大学、江南大学、卫生部中日友好医院、辽宁中医药大学、沈阳药科大学、沈阳医学院和澳门理工学院等单位的专家编写了本系列教材，由上海科学技术出版社出版。本系列教材分为成人高等教育基础医学教材和成人高等教育护理学专业教材、成人高等教育药学专业教材，前者供护理学及药学专业学生使用，后两者分别为护理学及药学的专业教材。

本系列教材编排新颖、版式紧凑、层次清晰、结构合理。每章由三大部分组成：第一部分是导学，告知同学本章需要掌握的内容和重点难点，以方便教师教学和学生有目的地学习相关内容；第二部分是具体学习内容，力求体现科学性、适用性和易读性的特点；第三部分是复习题，便于学生课后复习，其中选择题和判断题的答案附于书后。

本系列教材的使用对象主要为护理学及药学专业的高起本、高起专和专升本三个层次的学生。其中，对高起本和专升本层次的学习要求相同，对高起专层次的学习要求在每章导学部分予以说明。本系列教材中的基础医学教材也适用于其他相关医学专业。

除了教材外，我们还将通过中国医科大学网络教育平台（http://des.cmu.edu.cn）提供与教材配套的教学大纲、网络课件、电子教案、教学资源、网上练习、模拟测试等，为学生自主学习提供多种资源，建造一个立体化的学习环境。

为了确保本系列教材的编写进度和质量，我们成立了教材编写委员会。编写委员会主任委员由中国医科大学校长赵群教授担任，副主任委员由中国医科大学网络教育学院常务副院长陈金宝教授担任。编写委员会下设教材编写办公室，由刘强和刘伟韬同志负责各分册协调和部分编务工作等。教材部分绘图工作由齐亚力同志完成。

由于时间仓促，任务繁重，在教材编写中难免存在不足，恳请广大教师、学生和读者惠予指正，使本系列教材更臻完善，成为科学性强、教学效果更好、更符合现代成人高等教育要求的精品教材。

成人高等教育护理学及药学专业教材
编写委员会
2011年5月

编写说明

病理生理学是一门研究疾病发生、发展的规律和机制的科学，其内容包括疾病概论、基本病理过程和各论。疾病概论主要探讨了疾病的病因学、发病学和转归；基本病理过程指多种疾病中可能出现的、共同的、系统的功能、代谢和结构变化，包括水、电解质代谢紊乱、酸碱平衡紊乱、缺氧、发热、细胞凋亡与疾病、应激、休克、弥散性血管内凝血及缺血-再灌注损伤等内容；各论主要论述几个主要系统的综合征，包括心力衰竭、呼吸衰竭、肝性脑病及肾功能衰竭等。病理生理学主要论述上述病理过程、综合征的发病原因、机制及机体功能和代谢变化，与临床联系十分密切，因而是一门沟通基础医学与临床医学的桥梁性学科。

本教材全部内容由中国医科大学病理生理教研室编写，实行主编负责制，书稿完成后由主编进行审定。本教材第一章、第三章及第十一章由赵成海编写，第二章由孙鲁宁编写，第四章由王巍编写，第五章由徐小燕编写，第六章由马玲编写，第七章由杜莉莉编写，第八章由卢晓梅编写，第九章和第十章由于艳秋编写，第十二章由王亚杰编写，第十三章由宋晓宇编写，第十四章由张宁编写。

本教材全部内容适合本科生使用。限于编者水平有限，书中缺点、错误在所难免，敬请广大读者和同仁不吝指正，以期不断修订完善。

《病理生理学》编委会

2011 年 5 月

目录

第一章
疾病概论

导　学

内容及要求

本章内容共包括3个部分，疾病的病因学、发病学和疾病的转归。

病因学这部分内容介绍了疾病的发病原因和发病条件。在学习中，应掌握病因和疾病条件的概念；熟悉病因包括哪些方面；了解疾病原因和条件之间的关系。

发病学介绍了疾病发生发展的一般规律和基本机制。疾病发生发展的一般规律包括损伤与抗损伤、因果交替和局部与整体3个方面内容。疾病发生发展的基本机制包括神经机制、体液机制、细胞机制和分子机制。在学习中，应熟悉疾病发生发展的一般规律；了解疾病发生发展的基本机制。

疾病的转归包括康复和死亡两方面内容。在学习中，应掌握脑死亡的概念及脑死亡的诊断标准；熟悉完全康复和不完全康复的概念。

重点、难点

本章重点内容包括疾病、病因、疾病条件和脑死亡等概念，及脑死亡的诊断标准。本章难点内容包括疾病发生发展的一般规律和基本机制。

- 病因学
- 发病学
- 疾病的转归

疾病(disease)指机体在病因作用下，由于自稳(homeostasis)调节紊乱而发生的异常生命活动过程。在疾病过程中，机体组织、器官或系统出现功能和形态的改变，临床上患者则出现许多不同的症状与体征。

人类对疾病的认识是一个漫长的过程，随着科学技术的发展，人类对部分疾病的认识日趋清晰，临床上也可以采取有效措施予以治疗。然而目前仍然存在一些疾病，人类对其发病原因和机制并没有完全认识清楚(如恶性肿瘤)，因而无法采取有效措施予以根治。本章主要对疾病的病因学、发病学及转归等内容进行概括性阐述。

第一节 病因学

病因学(etiology)主要研究疾病发生的原因与条件。

一、疾病发生的原因

疾病发生的原因简称病因(etiologic factor),指能引起疾病并赋予该病特征的因素。疾病的发生必须有病因存在,没有病因不可能发生疾病。疾病可由单一病因引起,也可由多种病因共同导致。临床上病因种类很多,可概括分为以下几类。

(一) 生物性因素

生物性因素是临床上最常见的病因,主要指细菌、病毒、真菌等病原微生物及寄生虫。一些病原微生物的感染具有器官特异性,例如肝炎病毒感染肝细胞。寄生虫一般也在机体内特定的部位寄生和繁殖。病原生物的致病性不仅与病原体自身及释放的毒素所造成的直接损害有关,还与病原体引起的机体免疫反应有关。例如乙型肝炎病毒感染肝细胞后,体内免疫系统对感染病毒的肝细胞杀伤是肝损伤的主要机制。部分病原微生物感染机体后在体内可发生变异,产生耐药性及逃避或抵抗宿主免疫系统的攻击。

(二) 理化因素

理化因素也是疾病常见的病因,其中物理性因素包括机械力、温度、射线、大气压、噪声等;化学性因素包括药物、化学毒物、强酸及强碱等。物理性因素的致病作用没有器官选择性,潜伏期较短,甚至没有潜伏期,其引起疾病后在疾病的继续发展中不再发挥作用。化学性因素往往具有一定的器官选择性,以肝、肾损伤多见,潜伏期也较短,其引起疾病后往往在疾病的进一步发展中继续发挥作用,但由于可被体液稀释、中和或被组织器官解毒,其致病性可有所减弱。

(三) 先天性因素

先天性因素指那些能够引起先天性疾病的因素,而先天性疾病指患者出生时即伴有的疾病,如先天性心脏病、先天性肠道(肛管)闭锁等。先天性疾病可由遗传因素或环境因素(如病毒感染、药物滥用、酗酒、射线照射)所引起,也可由遗传因素和环境因素共同引起。

(四) 遗传性因素

遗传性因素主要指基因突变或染色体畸变。基因突变可引起血友病、地中海贫血等。此外部分肿瘤被发现具有家族性,可能也与基因突变有关。染色体畸变可导致唐氏综合征(曾称先天愚型)及各种性染色体疾病等。此外,很多疾病被发现与遗传因素有关,如精神分裂症、糖尿病及高血压等,此种现象被称为遗传易感性。

(五) 机体必需物质的缺乏或过多

机体必需物质的缺乏可引起多种疾病或病理过程,常见的如缺氧、脱水等。糖、蛋白质、脂肪、维生素、无机盐等营养物质及氟、硒、锌、碘等微量元素的缺乏均可引起疾病。体内一些物质过多也能引起疾病的发生,如摄入过多的水和氧气均能损害机体正常的生理功能。肾功能衰竭等原因引起的体内钾潴留而致的高钾血症甚至可引起患者死亡。

(六) 免疫因素

正常情况下,机体免疫系统可对一些异种抗原进行识别,并产生适度的免疫反应予以清除。但在某些情况下,免疫系统可对某些抗原刺激发生异常强烈的反应(变态反应或超敏反应),从而导致细胞、组织甚至器官损伤,如青霉素引起的过敏性休克,某些花粉、食物等引起支气管哮喘、荨麻疹等变态反应性疾病；当免疫系统自我识别功能出现异常或自身物质的抗原性发生变化时，机体能对自身组织成分发生免疫反应，引起自身免疫性疾病，如类风湿关节炎、系统性红斑狼疮、溃疡性结肠炎等；此外，当机体免疫系统功能受损时也能引起疾病的发生，如免疫缺陷病。

（七）精神、心理和社会因素

近年来，精神、心理、社会因素在疾病中的作用日益受到重视，这些因素不仅能引起精神性疾病及心理性疾病，还参与了众多躯体性疾病的发病，例如长期紧张或焦虑可通过神经体液机制引起外周阻力血管痉挛收缩及钠水潴留，而使患者发生高血压。此外，冠状动脉粥样硬化性心脏病、支气管哮喘、溃疡性结肠炎等多种疾病的发病均有精神、心理因素的参与。目前传统的生物医学模式已逐渐向生物-心理-社会医学模式进行转变。

二、疾病发生的条件

疾病发生的条件主要指能够促进疾病发生的各种体内外因素。一种疾病的条件并不能独自引起该种疾病的发病，但是可通过降低机体免疫力或增强疾病病因对机体的作用等方式促进该种疾病的发生。例如寒冷作为感冒的条件，即可通过降低机体免疫力而促进流感病毒侵犯机体而引起感冒。尽管疾病的发生必须有病因的存在，但某些病因往往是在疾病条件存在的情况下才能引起疾病的发生。

通常将能加强病因作用，从而促进疾病发生的因素称为诱因（precipitating factor）。很多疾病常存在多种诱因，例如感染、心律失常、水电解质紊乱、过度疲劳、情绪过度激动均能诱导心力衰竭；而蛋白质高负荷、上消化道出血、便秘、药物应用不当及碱中毒等因素均能促进肝性脑病的发病。有些疾病的发生可以没有诱因存在，例如大部分理化因素即可直接引起疾病。

疾病发生的原因与条件是相对的，某种疾病的条件可能是另外一种疾病的发病原因，例如严重肺部感染是心力衰竭的发生条件，但它同时是呼吸衰竭的发病原因；寒冷是感冒的发生条件，但也是冻伤的发病原因。

第二节　发　病　学

发病学（pathogenesis）主要研究疾病发生发展的一般规律和基本机制。

一、疾病发生发展的一般规律

（一）损伤与抗损伤

当病因对机体造成损伤后，机体会出现许多反应进行抗损伤，有时机体的抗损伤反应也被称为代偿反应。机体的抗损伤反应可见于众多的疾病或病理过程，例如当体内固定酸产生过多的时候，机体可通过细胞外液碳酸氢盐的缓冲，将固定酸缓冲成挥发性酸碳酸，后者可分解出 CO_2 和 H_2O；此后呼吸中枢兴奋，肺的通气量增加，促进 CO_2 的排出；另外，肾脏排 H^+ 排 NH_4^+ 逐渐开始增加，机体可通过这些抗损伤反应促进体内固定酸的排出，维持体内内环境的稳定。当吸入气的氧分压过低而引起低张性缺氧时，降低的动脉血氧分压可通过外周化学感受器引起呼吸中枢的兴奋，提高肺的通气量，使机体获取更多的氧气。

一般情况下，如果病因所引起的损伤较轻，机体可通过自身的抗损伤反应及适当的外界治疗而恢复健康。例如，外伤等原因引起机体血容量减少而发生失血性休克时，由于交感神经-肾上腺髓质系统兴奋，以致心排血量和外周阻力增加，因此当失血量较少或失血速度较慢时，患者的血压往往下降的并不明显，此时如结合适当治疗（如输血、输液等），可以阻止失血性休克的进一步发展并将其治愈；但如果失血速度较快和失血量较大时，机体的抗损伤反应也不足以维持正常血压，患者的血压可迅速下降。

应该注意的是，机体在抗损伤的过程中往往形成新的损伤，有时这些新的损伤甚至可加重病情或促进疾病的发展。例如失血时，交感神经-肾上腺髓质系统兴奋导致儿茶酚胺释放增加，引起血管收缩，尽管有助于维持血压，但同时却导致一些器官、组织缺血。高血压引起心肌肥大时，可增加心脏整体的收缩力而维持心排血量，但肥大心肌中存在的能量代谢障碍及兴奋-收缩偶联障碍，往往促进了左心衰竭的发生。慢性肾功能衰竭时，肾排磷减少而致高磷血症及低钙血症，引起继发性甲状旁腺激素(PTH)分泌增多以促进磷的排泄，但 PTH 浓度升高对机体可产生许多不良影响，尿毒症时许多紊乱均与 PTH 有关，这种情况也被称为"矫枉失衡"。

(二) 因果交替

因果交替指在疾病的发生发展过程中，原因和结果可以相互交替，甚至可以形成恶性循环，加速了疾病的发展进程。例如，机体大量失血可致血容量减少，此时交感神经系统兴奋，引起微循环血管痉挛收缩，组织缺血缺氧，局部代谢产物及酸中毒等因素可引起毛细血管床扩张，继而导致微循环淤血，使有效循环血量进一步降低，形成恶性循环(图 1-1)。一些病理过程也可以互为因果并形成恶性循环，如休克与弥散性血管内凝血(DIC)。休克进展到一定阶段时，由于微循环淤滞，血液处于高凝状态；组织细胞损伤常导致组织因子释放；酸中毒及细胞毒素等可损害内皮细胞的抗凝功能，这些因素常导致 DIC 发生；DIC 发生后，微血管内形成广泛的微血栓，回心血量减少；凝血物质过度消耗可导致继发性出血使血容量进一步减少；激肽、补体系统激活后可释放一些血管活性物质，增加微血管通透性，水分外渗导致微循环淤滞加重，以上这些因素使休克愈加严重(图 1-2)。

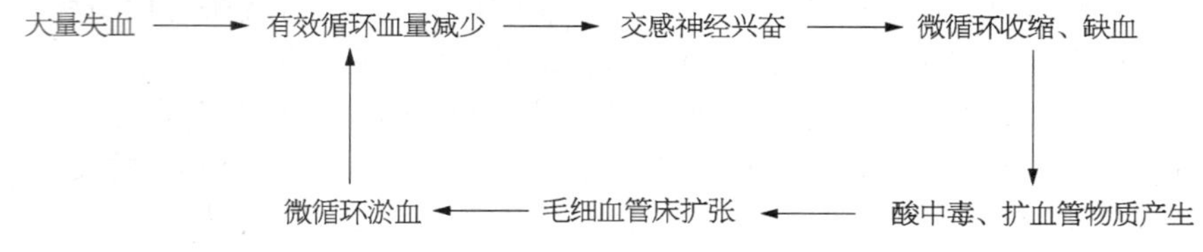

图 1-1 大量失血时出现恶性循环示意图

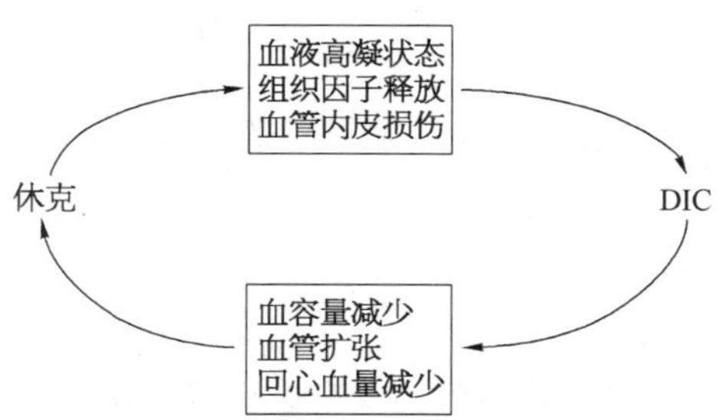

图 1-2 休克与 DIC 因果交替示意图

临床上形成恶性循环时，常使疾病治疗变得更加困难，因此应该及早采取有效措施在疾病发展关键环节上阻断因果转化和恶性循环，使病情向良性循环的方向发展。

(三) 局部和整体

由于机体是一个有机的整体，任何一个局部的病变都可以影响到其他部位的组织或器官，因此任何疾病，基本上都是整体疾病。例如，当机体遭受严重挤压伤时，细胞内大量 K^+ 被释放到细胞外液中，可引起高钾血症，进而作用心脏，导致严重的心律失常，甚至心脏停跳；骨骼肌受损后肌红蛋白释放可阻塞肾小管，导致肾功能衰竭。一个局部的炎性病变可通过播散性炎症细胞活化及炎症介质失控性释放而引起全身性炎症反应，临床上可出现发热、白细胞数增高等表现。同时，一个整体疾病往往存在多个局部病变，如右心衰竭时，下肢可出现凹陷性水肿，肝脏和胃肠道可出现淤血肿大及功能障碍，而颈部可出现颈静脉怒张等。总之，在对疾病的认识过程中，只有弄清楚局部和整体的关系，才能更好地进行诊断和治疗。

二、疾病发生的基本机制

疾病发生的基本机制指众多疾病发病的共同机制，而不是个别疾病的特殊机制，包括神经机制、体液机制、细胞机制和分子机制等 4 个方面。

（一）神经机制

神经机制参与了众多疾病的发生发展过程。交感神经系统活性亢进是部分原发性高血压患者重要发病机制，一些精神应激可通过过度兴奋交感神经引起阻力小动脉收缩增强，导致血压升高。神经机制与支气管哮喘的发病关系密切，支气管受胆碱能神经、肾上腺素能神经及非肾上腺素能非胆碱能神经等支配，这些神经功能障碍是支气管哮喘重要的发病机制。交感神经活性增强也参与了心血管神经症和雷诺病的发病。在雷诺病中，患者受寒冷或紧张等因素刺激后，肢端细动脉出现痉挛。此外，一些病理过程也有神经机制的参与。在失血、外伤等原因引起的休克早期，交感神经过度兴奋是引起微循环障碍的重要机制。另有研究显示发热与迷走神经有关，切断膈下迷走神经可废除 IL-1 及 LPS 引起的发热。

（二）体液机制

体液机制指体液中一些物质（如激素、细胞因子等）含量或活性发生变化参与了疾病的发病过程。体液中这些物质也被称为体液性因子（humoral factor）。体液性因子通常通过以下 3 种方式作用于靶细胞：①内分泌（endocrine）：指体内一些细胞产生和分泌的激素等物质，通过血液循环到达身体各处，被远处靶细胞上的受体识别并发挥作用。②旁分泌（paracrine）：指细胞产生和分泌的物质对附近的细胞发挥作用，例如神经递质即采用这种方式发挥作用。③自分泌（autocrine）：指细胞产生的物质（如生长因子等）能对该细胞本身发挥作用。

体液机制广泛参与了疾病的发病过程。例如，肾素-血管紧张素-醛固酮系统（RAAS）过度激活是原发性高血压发病机制之一，该系统可引起小动脉平滑肌收缩及钠水潴留。RAAS 还参与了高血压等原因引起的心室重塑过程，阻断 RAAS 作用、防止不适当的心室重塑目前已成为心力衰竭的常规治疗之一。体内激素分泌异常可引起众多的内分泌系统疾病，例如血管升压素（ADH）产生减少可引起中枢性尿崩症；而一些恶性肿瘤、肺部疾病及中枢神经系统疾病可导致 ADH 分泌异常增多，以致肾小管对水重吸收增多而引起稀释性低钠血症。

有时体液机制与神经机制常联系在一起，如失血性休克早期交感神经-肾上腺髓质系统激活，导致血液中儿茶酚胺含量增加，对心血管系统产生重要的影响。

（三）细胞机制

细胞机制指在病因作用下，细胞受到损伤而引起疾病的发生。例如，人类免疫缺陷病毒（HIV）感染机体后，可通过凋亡等方式引起 $CD4^+$ 淋巴细胞数量显著下降，导致机体免疫能力严重缺损，即发生获得性免疫缺陷综合征（AIDS）。阿尔茨海默病（Alzheimer's disease, AD）是一种退行性神经变性疾病，其发生机制与胆碱能神经元大量死亡有关，患者常出现记忆障碍、言语障碍及认知障碍等。大面积心肌梗死可因心肌细胞数量严重减少而发生心力衰竭。

细胞膜和细胞器功能障碍也可以引起一些疾病的发生。例如，一些原发性高血压患者存在遗传性或获得性血管平滑肌细胞膜离子转运异常，包括 Na^+-K^+ 泵功能障碍、Ca^{2+} 泵活性降低等，可导致细胞外 Na^+、Ca^{2+} 内流，激活平滑肌细胞兴奋收缩偶联，使血管收缩性增强及平滑肌细胞肥大，血管阻力增高。

(四) 分子机制

近些年来,人们对疾病的认识已逐渐进入更微观的领域,即从分子水平来探讨疾病发生的本质。细胞内的大分子主要为蛋白质和核酸,这些物质发生变化常导致疾病的发生,有时这些疾病被称为分子病(molecular disease)。所谓分子病指由于DNA遗传性变异引起的一类以蛋白质异常为特征的疾病。细胞信号转导通路中的受体及细胞内蛋白信号分子发生异常均能导致疾病发生。例如肾远端肾小管和集合管上2型ADH受体(V2R)发生减少或功能减退时,即可引起这些肾小管对ADH反应性降低而发生肾性尿崩症;胰岛素受体数量减少或功能改变则可引起胰岛素抵抗性糖尿病。目前,肿瘤发病的分子机制研究的非常广泛,例如 *p53* 基因突变而导致P53蛋白缺失被发现参与了多种肿瘤的发病,作为细胞周期的"检查点",当DNA出现损伤或错配等问题时,P53可将细胞周期停滞并促进DNA修复;若修复失败,P53则启动凋亡。

第三节 疾病的转归

疾病的转归指疾病发生发展的结局,有康复和死亡两种形式。疾病的转归主要取决于病因作用机体后发生的损伤与机体自身抗损伤反应和外界治疗之间的力量对比。

一、康复

康复(rehabilitation)包括完全康复与不完全康复两种情况。完全康复指致病因素所引起的损伤性变化完全消失,机体的自稳调节紊乱恢复正常,各种临床表现也完全消失。不完全康复指致病因素所引起的损伤性变化得到控制,临床上主要临床表现消失,但由于体内基本病理变化尚未完全消失,在一定情况下,患者可再次发病。

二、死亡

过去把心跳呼吸的永久性停止作为死亡(death)的标志,但随着复苏(resuscitation)技术和器官移植技术的发展,人们对死亡有了新的认识,提出了脑死亡(brain death)这一新的死亡诊断标准。脑死亡指枕骨大孔以上全脑死亡,导致机体作为一个整体的功能永久停止。脑死亡应该符合以下标准。

(1) 自主呼吸停止:近年来由于复苏技术的迅速发展,呼吸心跳都可以用人工维持。由于心肌有自主的收缩能力,所以脑死亡后的一段时间里仍可有微弱的心跳,而自主呼吸则完全停止,因此目前把自主呼吸停止作为脑死亡的首要指标。

(2) 不可逆性深昏迷:对外界刺激毫无反应,意识不可逆性丧失。

(3) 脑干神经反射消失:角膜反射、吞咽反射和咳嗽反射等均消失。

(4) 瞳孔散大、固定,对光反射消失。

(5) 脑电波消失。

(6) 脑血液循环完全停止:经颅脑多普勒超声诊断或经脑血管造影诊断脑血流停止。

复 习 题

【A 型题】

1. 病因学主要研究: ( )

A．疾病发生的一般规律　B．疾病发生的原因与条件　C．疾病发生的诱因
D．疾病发生的条件　E．疾病发生发展的基本机制

2. 下列陈述中正确的是：（　）
A．只要有病因存在，疾病肯定会发生　B．有条件存在，疾病肯定会发生
C．没有病因存在，疾病肯定不会发生　D．有诱因存在，疾病肯定会发生
E．同时具备病因和诱因才能引起疾病

3. 下列叙述中，错误的是：（　）
A．条件是指在疾病原因的作用下，对疾病发生和发展有影响的因素
B．条件包括自然条件和社会条件　C．某一疾病的条件，可能是另一疾病的原因
D．条件对于疾病是必不可少的　E．条件可促进或延缓疾病的发生

4. 下列不属于生物性致病因素的是：（　）
A．病毒　B．细菌　C．毒蛇体内毒素
D．真菌　E．疟原虫

5. 疾病发生的基本机制不包括：（　）
A．神经机制　B．体液机制　C．损伤与抗损伤机制
D．细胞机制　E．分子机制

6. 下列选项中，疾病发生的一般规律为：（　）
A．神经机制　B．体液机制　C．分子机制　D．细胞机制　E．因果交替

7. 诊断脑死亡的首要指标为：（　）
A．自主呼吸停止　B．心跳停止　C．瞳孔散大、固定
D．脑干神经反射消失　E．不可逆性深昏迷

8. 下列不被用来作为脑死亡的判断标准的是：（　）
A．自主呼吸停止　B．心跳停止　C．瞳孔散大或固定
D．脑电波消失　E．脑血液循环完全停止

9. 疾病的概念是指：（　）
A．在致病因子的作用下，躯体上、精神上及社会上的不良状态
B．在致病因子的作用下出现的共同的、系统的功能、代谢和结构的变化
C．在病因作用下，因机体自稳调节紊乱而发生的异常生命活动过程
D．机体与外界环境间的协调发生障碍的异常生命活动
E．生命活动中的表现形式，体内各种功能活动进行性下降的过程

【名词解释】

1. 疾病　**2.** 病因　**3.** 诱因　**4.** 脑死亡　**5.** 疾病条件

【简答题】

1. 脑死亡的诊断标准是什么？
2. 简述疾病发生发展的一般规律。
3. 简述疾病发生发展的基本机制。

第二章

水、电解质代谢紊乱

导　学

内容及要求

本章内容共包括 2 个部分，水、钠代谢紊乱和钾代谢紊乱。

水、钠代谢紊乱包括血钠浓度异常的水、钠代谢紊乱和血钠浓度正常的水、钠代谢紊乱。血钠浓度异常的水、钠代谢紊乱则包括低钠血症和高钠血症。血钠浓度正常的水、钠代谢紊乱包括等渗性细胞外液容量减少和水肿。其中低钠血症和高钠血症又分别包括低容量性和高容量性两种情况。在学习中，应重点掌握水肿的发病机制，掌握不同类型水钠代谢紊乱的概念及其对机体的影响；熟悉不同类型水钠代谢紊乱的原因和机制；了解正常水钠代谢过程和水钠代谢紊乱防治的病理生理学基础。

钾代谢紊乱包括低钾血症和高钾血症，在学习中，应掌握高钾血症和低钾血症的概念及其对机体的影响；熟悉钾代谢紊乱的原因和机制及防治钾代谢紊乱的病理生理学基础；了解正常钾代谢相关内容。

重点、难点

本章重点内容为水钠代谢紊乱中水肿的发病机制；不同类型水钠代谢紊乱的概念及其对机体的影响；高钾血症和低钾血症的概念、发病原因和机制及其对机体的影响。本章难点内容主要是钾代谢紊乱对机体的影响及钾跨细胞转移的影响因素。

- 水、钠代谢紊乱
- 钾代谢紊乱

水、电解质代谢紊乱指体液容量或体液中的电解质含量发生异常变化所引起的病理生理过程。许多疾病可以引起水、电解质代谢紊乱，而水、电解质代谢紊乱如果得不到及时的纠正，又将对机体物质代谢及生理功能产生严重影响。

第一节　水、钠代谢紊乱

水、钠代谢紊乱是临床上常见的病理过程，由于水、钠代谢紊乱常同时或先后发生并相互影响，所以常将两者一并讨论。根据血钠浓度的变化，本节将主要讨论血钠浓度异常的水、钠代谢紊乱——低钠血症和高钠血症，以及血钠浓度正常的水、钠代谢紊乱——等渗性细胞外液容量减少和水肿。

一、正常水、钠代谢

(一) 体液的容量和分布

成人体液总量约占体重的60%，其中细胞内液约占40%，细胞外液约占20%。细胞外液又可分为组织间液(约占15%)和血浆(约占5%)。细胞外液中还有极少一部分液体由上皮细胞分泌，分布在密闭的腔隙中，称跨细胞液(transcellular fluid)。体液含量随年龄的增长逐渐减少，并因性别和身材的不同存在明显的差异。人体各组织中的含水量也有很大区别，脂肪组织含水量较小(10%～30%)，肌肉组织含水量较多(可达75%～80%)。

体液中主要的电解质有 Na^+、K^+、Ca^{2+}、Cl^-、HCO_3^-、HPO_4^{2-} 等。细胞外液中主要的阳离子是 Na^+，主要的阴离子是 Cl^- 和 HCO_3^-；细胞内液中主要的阳离子是 K^+，主要的阴离子是 HPO_4^{2-}。但各部分体液中所含阳离子与阴离子的总量是相等的，故体液维持电中性。

(二) 体液的渗透压

渗透压是由溶液中的溶质微粒产生的渗透效应形成的，只取决于溶质的微粒数，与微粒的大小无关。1 mol 任何溶质的分子个数都相等(6.02×10^{23})，所以1 mol 任何一种非电解质在等体积的溶液中所含的溶质颗粒数都是一样的，因而其渗透压也一样，故将1 mol 溶质溶解在1 L 水中所产生的渗透压，称为1个渗量(Osm)，1/1 000Osm 为1毫渗量(mOsm)。但1 mol 电解质在溶液中可解离为数个颗粒，形成数倍的渗透压，例如1分子的KCl可解离成 K^+ 和 Cl^- 两个离子，因此，1 mol/L KCl 溶液的渗透压是2Osm。所以，体液的渗透压由其所含的微粒总数决定，包括阳离子、阴离子和非电解质分子的个数，正常范围为280～310 mOsm/L。

血浆蛋白质所产生的渗透压称为胶体渗透压。血浆蛋白分子量大，分子个数相对较少，故其产生的渗透压也很小，仅约1.5 mOsm/L，但因为蛋白质难以通过血管壁，所以胶体渗透压在维持血管内外体液交换和血容量方面起重要作用。血浆中晶体物质微粒(主要为电解质离子)产生的渗透压称为晶体渗透压，占血浆渗透压的绝大部分，由于电解质不能自由通过细胞膜，因此晶体渗透压在维持细胞内外的水平衡中起决定性作用。生理条件下，细胞内外、血管内外渗透压是相等的。当渗透压发生变化时，水分将由低渗区域向高渗区域移动。

(三) 水、钠平衡及调节

1. 水、钠平衡　正常人每日水的摄入量和排出量处于动态平衡(表2-1)。水的来源有饮水、食物水和代谢水；而机体排出水分的途径包括肾脏、皮肤、肺脏和消化道。通常情况下正常成人每日水的摄入量和排出量均为2 000～2 500 ml。正常成人体内含钠总量为40～50 mmol/kg。血清 Na^+ 浓度的正常范围是130～150 mmol/L，细胞内液中的 Na^+ 浓度相对较低，仅为10 mmol/L左右。钠摄入主要来自食盐，摄入的钠几乎全部经小肠吸收，主要经肾随尿排出，多吃多排，少吃少排。此外，经粪便和汗液也可排出少量的钠，但大量出汗和腹泻时也可排出较多的钠。

表 2-1 正常成人每日水的摄入量和排出量

种类	摄入量(ml)	种类	排出量(ml)
饮水	1 000～1 500	尿液	1 000～1 500
食物水	700	皮肤蒸发	500
代谢水	300	呼吸蒸发	350
		粪便	150
合计	2 000～2 500		2 000～2 500

2. 水、钠的生理功能　水是一切生化反应的场所，并参与了水解、水化和加水脱氢等重要反应；水是良好的溶剂，能溶解许多物质，而且黏度小，易流动，有利于营养物质和代谢产物的运输；水的比热大、蒸发热大，对体温调节起重要作用；水具有润滑作用，如关节腔内滑液有助于关节的活动等；此外，水可与蛋白质、黏多糖等结合发挥多种复杂功能。Na^+是细胞外液中主要的阳离子，在维持细胞外液的渗透压和血容量过程中发挥主要作用。Na^+还参与维持神经、骨骼肌和心肌细胞的静息电位，并促进上述细胞动作电位的形成。因此，Na^+具有维持神经、肌肉的兴奋性以及心脏正常生理功能等作用。

3. 水、钠平衡的调节　机体内水和钠的平衡密切相关，共同影响细胞外液的容量和渗透压。水、钠平衡的调节因素包括渴感、血管升压素、醛固酮和心房钠尿肽。

(1) 渴感：渴感中枢位于下丘脑外侧区，其中枢兴奋的主要刺激是血浆晶体渗透压的升高。饮水后可使血浆渗透压回降至正常范围，渴感消失，从而维持体液的渗透压平衡。此外，其他因素如有效血容量的减少和血管紧张素Ⅱ的增多也可以刺激渴感中枢。通常情况下，渴感中枢对渗透压的改变更为敏感，但是如果细胞外液容量大幅减少(5%～10%)，可能会危及生命时，即使此时血浆渗透压低于正常，仍会引起渴感，通过摄取水分维持血容量。

(2) 血管升压素：血管升压素(antidiuretic hormone, ADH)由下丘脑视上核和室旁核的神经元分泌，贮存在神经垂体中。ADH 释放的主要刺激因素是血浆晶体渗透压的增高和有效循环血量的减少。ADH 与远端肾小管基底膜侧的 ADH 受体(ADHR)结合，使远端小管和集合管对水分的重吸收增加，水分排出量减少。此外，血管紧张素Ⅱ增多时也可促进 ADH 释放。实验证明，细胞外液容量的变化可以影响机体对渗透压改变的敏感性，当血容量明显减少时，其促使 ADH 释放的作用远超过血浆晶体渗透压降低对 ADH 释放的抑制作用，此时，尿量减少有助于恢复血容量。

(3) 醛固酮：醛固酮(aldosterone)是肾上腺皮质球状带分泌的盐皮质激素，其主要作用是促进肾远端小管和集合管对 Na^+ 的主动重吸收，同时促进 K^+ 排泄。随着 Na^+ 的主动重吸收增加，水的被动重吸收也增多，从而通过保钠、保水作用促进循环血量的恢复。醛固酮的分泌主要受肾素-血管紧张素系统和血浆 Na^+、K^+ 浓度的调节。当失血等原因使血容量减少引起动脉血压降低时，肾入球小动脉管壁牵张感受器受到刺激，同时因流经致密斑的 Na^+ 减少，使近球细胞分泌肾素增多，其他原因如交感神经兴奋等也可使肾素分泌增多，继而引起血管紧张素Ⅱ增多，刺激肾上腺皮质球状带分泌醛固酮。此外，血浆高 K^+ 和低 Na^+ 等因素可直接刺激肾上腺皮质球状带分泌醛固酮。

(4) 心房钠尿肽：心房钠尿肽(atrial natriuretic peptide, ANP)由心房肌细胞产生，对调节肾脏及心血管内环境稳定起着重要作用。ANP 的主要生物学特性是通过抑制肾小管对钠水的重吸收而产生强大的利钠利尿作用，此外 ANP 还具有舒张血管的作用。

二、血钠浓度异常的水、钠代谢紊乱

血钠浓度异常的水、钠代谢紊乱包括低钠血症和高钠血症两种情况。其中低钠血症主要包括低容量性低钠血症和高容量性低钠血症；高钠血症则主要包括低容量性高钠血症和高容量性高钠血症。

(一) 低钠血症(hyponatremia)

低钠血症指血清钠浓度<130 mmol/L，血浆渗透压<280 mOsm/L。

1. 低容量性低钠血症(hypovolemic hyponatremia) 患者失钠多于失水，血清钠浓度<130 mmol/L，血浆渗透压<280 mOsm/L，伴有细胞外液减少，也被称为低渗性脱水(hypotonic dehydration)。

(1) 原因和机制：通常由体液大量丢失后，只给予补水而忽视补钠所致。①消化液大量丧失：常见于呕吐、腹泻及胃肠吸引术后。②经皮肤失液：大量出汗及大面积烧伤均可引起体液显著丢失，补液时如忽视钠盐补充，可发生低渗性脱水。③液体在第三腔隙积聚：见于恶性肿瘤等所致的胸水及肝硬化等所致的腹水。④肾脏失钠：多见于长期使用排钠性利尿剂(如氯噻嗪类、呋塞米等)及肾上腺皮质功能不全等情况。需要注意的是，尽管低血钠性体液容量减少往往由体液丢失后只补水而忽视补钠所引起，但大量体液丢失本身也可能发生低渗性脱水，其机制与细胞外液显著减少引起 ADH 分泌增多有关，此时肾小管对水分重吸收增加，细胞外液渗透压因而降低。

(2) 对机体的影响

1) 休克：低渗性脱水主要是细胞外液减少，由于细胞外液呈低渗状态，患者常无渴感，水分还可从细胞外液移向渗透压相对较高的细胞内液，从而导致细胞外液进一步减少，患者易发生休克。

2) 出现明显失水体征：血浆容量减少以致血液浓缩，血浆胶体渗透压升高，组织间液进入血管补充血容量。组织间液明显减少可引起患者皮肤弹性减退、眼窝凹陷及婴儿囟门凹陷等表现。

3) 尿量变化：轻度脱水时，细胞外液渗透压降低，抑制 ADH 分泌，肾小管对水分重吸收减少，所以患者尿量一般不减少。但严重脱水时，血容量明显减少可引起 ADH 释放显著增多，肾小管对水重吸收增加，引起少尿。

4) 尿钠变化：当低血钠性体液容量减少是由肾外原因引起时，由于低血容量时肾素-血管紧张素-醛固酮系统激活，使肾小管对钠的重吸收增多，故尿钠浓度常下降(<10 mmol/L)。但如果低血钠性体液容量减少是由经肾失钠引起，则患者尿钠浓度增高(>20 mmol/L)。

(3) 防治原则：首先应积极防治原发疾病，避免不适当的医疗措施。此外可适当补充等渗盐水，病情严重时，可给予高渗盐水。如患者已发生休克，需按休克的治疗原则进行抢救。

2. 高容量性低钠血症(hypervolemic hyponatremia) 患者发生水潴留，体内钠总量正常或增多，血钠降低，血清钠浓度<130 mmol/L，血浆渗透压<280 mOsm/L，体液量明显增多，也被称为水中毒(water intoxication)。

(1) 原因和机制：主要由肾脏排水减少或不含盐水摄入过多所引起。①肾排水减少：肾功能衰竭时，由于肾小球滤过率显著减低可导致水分排出减少。此外，ADH 分泌过多，导致肾远端小管和集合管对水分过度重吸收也可导致肾排水显著降低。创伤、疼痛、强烈精神刺激、药物等因素均可导致 ADH 产生和释放增多。ADH 分泌异常综合征(syndrome of inappropriate ADH secretion, SIADH)是导致水中毒常见原因之一，其通常由恶性肿瘤、中枢神经系统和肺部疾病所引起。②水摄入过多：见于无盐水灌肠、不含盐(或低盐)溶液过量静脉输入及持续性大量饮水(如精神性多饮)等。

(2) 对机体的影响：细胞外液因水过多而被稀释，故血钠浓度降低，渗透压下降，加之肾脏不能将过多的水分及时排出，水分向渗透压相对高的细胞内转移而引起细胞水肿。急性水中毒时，由于脑神经细胞水肿和颅内压增高，患者可出现一系列中枢神经系统症状，如头痛、恶心、呕吐、失语、精神错乱和嗜睡等，并可有视神经乳头水肿；严重者可因发生脑疝而致呼吸、心跳骤停。轻度或慢性水中毒患者，发病缓慢，病状多不明显。

(3) 防治原则:积极防治原发病,严格控制水摄入量,轻症患者在暂停给水后即可自行恢复。对急性重症水中毒患者,应立即静脉输入高渗性液体或给予呋塞米等强利尿剂,以减轻脑细胞水肿,促进体内水分排出。

(二) 高钠血症(hypernatremia)

高钠血症指血清钠浓度>150 mmol/L,血浆渗透压>310 mOsm/L。

1. 低容量性高钠血症(hypovolemic hypernatremia)　患者失钠少于失水,血清钠浓度>150 mmol/L,血浆渗透压>310 mOsm/L,细胞内液、外液均减少,也被称为高渗性脱水(hypertonic dehydration)。

(1) 原因和机制:主要见于失水过多或水摄入不足。

1) 水摄入不足:见于水源断绝、不能饮水和渴感障碍等情况。

2) 失水过多:包括单纯失水和低渗液丧失(失水多于失钠)两种情况。单纯失水见于:①过度通气引起的呼吸道黏膜不感蒸发增强。②发热或甲状腺功能亢进引起的皮肤不感蒸发增加。③因ADH产生和释放不足引起的中枢性尿崩症及因肾远端小管和集合管对ADH反应性减弱而引起肾性尿崩症。低渗液丧失见于:①婴幼儿腹泻(水样便)。②大量出汗:汗为低渗液。③渗透性利尿:反复静脉内输注甘露醇等高渗液或肾功能衰竭伴氮质血症时,可引起排水多于排钠。

(2) 对机体的影响

1) 渴感:细胞外液渗透压增高刺激渴感中枢(渴感障碍者除外)产生渴感,促使患者找水喝。另外,脱水严重时,有效循环血量显著减少也可刺激渴感中枢。

2) 尿少:除尿崩症患者外,细胞外液渗透压增高及有效循环血量减少可刺激ADH产生和释放,肾远端小管和集合管对水重吸收增多,尿量减少而尿比重增高。

3) 细胞内液向细胞外转移:细胞外液渗透压增高使细胞内液的水分向细胞外转移。

以上三方面可使细胞外液得到一定补充,故高渗性脱水时细胞外液和血容量的减少不如低渗性脱水时明显,发生休克者也较少。

4) 中枢神经系统功能紊乱:高渗性脱水时,脑细胞内水分向细胞外转移以致脑细胞脱水,可引起一系列中枢神经系统功能障碍的症状,如嗜睡、昏迷,甚至死亡。严重脑细胞脱水以致脑体积显著缩小时,颅骨与脑皮质之间的血管张力增大,因而可致静脉破裂而出现局部脑内出血和蛛网膜下腔出血。

5) 脱水热:脱水严重的患者,特别是婴幼儿,由于皮肤蒸发的水分减少,机体散热受到影响,可导致体温升高,发生脱水热(dehydration fever)。

(3) 防治原则:首先应防治原发疾病,消除病因。高渗性脱水时由于血钠浓度高于正常,所以应适当补水,如5%葡萄糖溶液,有助于恢复细胞外液容量及渗透压。部分高渗性脱水患者尽管血钠浓度较高,但仍存在钠的丢失,此时亦应适当补钠,以免细胞外液转为低渗。

2. 高容量性高钠血症(hypervolemic hypernatremia)　患者细胞外液量和血钠均增高。血清钠浓度>150 mmol/L,血浆渗透压>310 mOsm/L。

(1) 原因和机制:主要由盐摄入过多或盐中毒引起。①医源性盐摄入过多:见于纠正低渗性脱水时,给予过多高渗性钠盐溶液;另外,在治疗代谢性酸中毒时,给予过量高浓度的碳酸氢钠也可造成高容量性高钠血症。②原发性钠潴留:原发性醛固酮增多症和皮质醇增多症的患者,由于醛固酮和糖皮质激素的过度分泌,引起肾对钠水重吸收增加,以致体内钠总量和血钠含量增加。

(2) 对机体的影响:高容量性高钠血症时细胞外液呈高渗状态,水分自细胞内向细胞外转移,可导致细胞脱水,严重时患者可出现中枢神经系统功能障碍。

(3) 防治原则:积极防治原发病。肾功能正常者可用呋塞米等强效利尿剂排出体内过量的钠。肾功能低下或对利尿剂反应差者,或血清 Na^+ 浓度>200 mmol/L的患者,可用高渗葡萄糖液进行腹膜透析。

三、血钠浓度正常的水、钠代谢紊乱

(一) 等渗性细胞外液容量减少

等渗性细胞外液容量减少(isotonic extracellular fluid deficit),也被称为等渗性脱水(isotonic dehydration),指水与钠按其在血浆中的正常比例丢失而引起体液容量减少,血清钠浓度及血浆渗透压均在正常范围。在某些情况下,水与钠不按比例丢失,但经过机体调节后,尽管细胞外液仍然减少,但血钠浓度和血浆渗透压均在正常范围内,这些情况也属于等渗性脱水。

1. 原因和机制　①呕吐、腹泻或胃肠吸引术等导致的消化液丧失。②胸水、腹水等导致大量液体在第三腔隙积聚。③大面积烧伤。

2. 对机体的影响　等渗性脱水时,机体 ADH 和醛固酮分泌增多,可通过促进钠水重吸收,使细胞外液容量得到补充。若细胞外液容量减少显著,患者可发生血压下降,甚至休克。应该注意的是等渗性脱水如不及时处理,可通过不感蒸发继续丢失水分而转变为高渗性脱水;而如只补水分而忽视钠盐补充,又可转变为低渗性脱水。

3. 防治原则　防治原发病,输注低渗盐水。

(二) 水肿

水肿(edema)指过多的液体在组织间隙或体腔中积聚的病理过程。水肿是多种疾病共有的临床体征,而不是独立的疾病。由于水肿液来自血浆,通常与血浆成分相近(蛋白质成分除外),即水肿液基本是等渗性的。体腔内过多液体积聚称为积水(hydrops),如胸腔积水(胸水)、腹腔积水(腹水)、心包积水和脑室积水等。

根据发病原因水肿可分为心性水肿、肝性水肿、肾性水肿、炎性水肿、淋巴性水肿及营养不良性水肿等。根据发生部位水肿可分为肺水肿、脑水肿、皮下水肿及声门水肿等。根据波及的范围水肿可分为全身性水肿(anasarca edema)和局部性水肿(local edema)。

1. 原因和机制　正常人体体液总量的相对恒定,依赖于体内外液体交换的平衡和血管内外液体交换的平衡这两大机制的调节。体内外液体交换失衡引起的钠水潴留导致细胞外液总量增多;而血管内外液体交换失衡引起的组织液生成多于回流使过多的液体在组织间隙内积聚。

(1) 毛细血管内外液体交换失衡,组织液生成增多:血管内外液体交换受多种因素调控,包括有效流体静力压、有效胶体渗透压和淋巴回流。有效流体静力压指毛细血管血压与组织静水压之间的差值,该压力驱使血管内液体向组织间隙移动。有效胶体渗透压指血浆胶体渗透压与组织液胶体渗透压之间的差值,该压力与有效流体静力压作用方向相反,吸引组织间隙内液体向血管内移动。由于毛细血管内血压由动脉端向静脉端逐渐降低,因此在动脉端有效流体静压相对较高,大于有效胶体渗透压,促进组织液生成;而静脉端有效流体静力压相对较低,低于有效胶体渗透压,组织液回流入血。正常情况下,组织液在动脉端的生成略大于静脉端的回流,剩余组织液形成淋巴液,通过淋巴系统被送回循环系统内,维持血管内外液体交换平衡(图 2-1)。

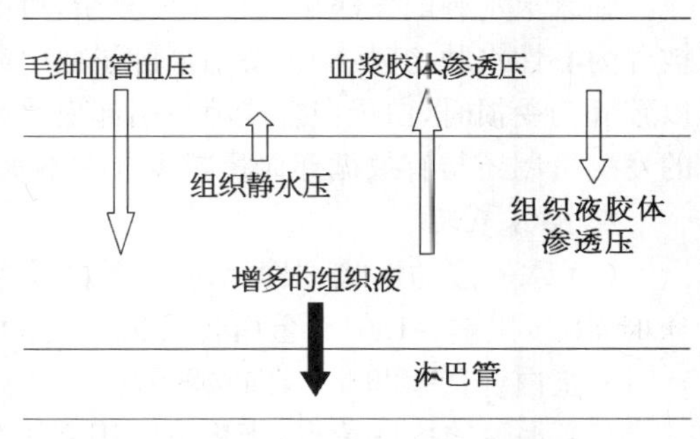

图 2-1　血管内外液体交换示意图

1) 毛细血管流体静力压增高:毛细血管血压增高可导致有效流体静力压增高,因而使组织液生成增多,引起水肿。例如,心力衰竭时,常因静脉系统淤血导致静脉压和毛细血管血压升高,患者出现水肿。

2）血浆胶体渗透压降低：血浆胶体渗透压主要取决于血浆白蛋白的浓度。各种原因引起的血浆白蛋白浓度降低均可引起有效胶体渗透压下降，导致液体在组织间隙或体腔内积聚。血浆白蛋白含量减少主要见于：①肾病综合征等疾病引起的蛋白质丧失过多。②肝硬化等疾病引起的蛋白质合成障碍。③恶性肿瘤等疾病引起的蛋白质过度消耗。

3）微血管壁通透性增加：正常情况下，只有微量血浆蛋白能通过毛细血管壁滤到血管外，血浆蛋白水平显著高于组织间隙，故毛细血管内外存在较大的胶体渗透压梯度，即有效胶体渗透压。当感染、烧伤、过敏等因素引起微血管壁通透性增高时，更多血浆蛋白从毛细血管壁滤出，进入组织间隙，因此血浆胶体渗透压下降，组织液胶体渗透压上升，导致有效胶体渗透压明显下降。此时水肿液中含较多蛋白质。

4）淋巴回流受阻：正常的淋巴回流能把毛细血管过多滤出的液体及蛋白质回收到血液循环，具有一定的抗水肿作用。淋巴回流受阻时，液体在组织间隙中积聚，而形成淋巴性水肿。常见于恶性肿瘤细胞侵入并堵塞淋巴管及丝虫病，后者可引起主要淋巴管道阻塞，以致下肢和阴囊出现慢性水肿。淋巴性水肿的水肿液中通常也含有较多蛋白质。

（2）体内外液体交换失衡——钠、水潴留：体内外液体交换主要依赖于肾脏功能，即肾小球滤过和肾小管重吸收之间的平衡——球管平衡。当肾小球滤过率下降或（和）肾小管对钠水重吸收显著增加时，可导致钠水潴留和细胞外液增多。

1）肾小球滤过率下降：多见于广泛的肾小球病变和肾血流量减少等情况。急性肾小球肾炎时，炎性渗出物和内皮细胞的肿胀可导致肾小球滤过率明显降低；慢性肾功能衰竭时，肾单位进行性破坏以致肾小球滤过面积显著减少也会引起肾小球滤过率下降。此外，充血性心力衰竭和肾病综合征等原因引起有效循环血量减少，也可因肾血流量减少而导致肾小球滤过率下降。

2）肾小管重吸收钠水增多：引起肾小管对钠水重吸收增多的因素包括以下 4 个方面。①肾血流重分布：当有效循环血量减少时，交感神经兴奋，使通过皮质肾单位的血流明显减少，而较多的血流转入近髓肾单位。它的直接后果是钠水重吸收增加，从而导致钠水潴留。②ANP 分泌减少：循环血容量的明显减少可使 ANP 分泌减少，从而促使肾小管重吸收钠水。③醛固酮水平升高：有效循环血量下降或其他原因使肾血流减少时，肾素-血管紧张素-醛固酮系统被激活，醛固酮产生和释放增加；肝功能严重损害时，肝对醛固酮的灭活减少，可引起血浆中醛固酮浓度增加，从而发挥其保钠、保水的作用。④ADH 分泌增加：有效循环血量减少及血管紧张素Ⅱ增多等因素可促进 ADH 的产生和释放。ADH 能够促进远端小管和集合管对水重吸收，引起钠水潴留。

临床上水肿的发病机制常比较复杂，可能有多因素参与。如水肿是右心衰竭的重要表现之一，被称为心性水肿，其机制主要与静脉淤血引起静脉压及毛细血管血压升高有关。但当肝脏淤血肿大以致肝功受损时，白蛋白合成障碍引起血浆胶体渗透压降低也可促进水肿的发生。另外，心性水肿的发病机制还与有效循环血量减少导致钠水潴留有关。

2. 临床表现

（1）水肿液的性状：根据水肿液蛋白质含量的不同可将水肿液分为渗出液和漏出液。①渗出液（exudate）：比重＞1.018，蛋白含量达 30～50 g/L，可见多数白细胞。②漏出液（transudate）：比重＜1.015，蛋白含量＜25 g/L，细胞数较少。

（2）水肿的皮肤特点：当皮下组织有过多液体积聚时，皮肤出现肿胀、弹性下降，用手指按压可出现凹陷，称为凹陷性水肿（pitting edema）。皮下水肿是全身性水肿及一些局部水肿的重要体征。

（3）全身性水肿的分布特点：常见的全身性水肿是心性、肾性和肝性水肿。由于毛细血管流体静力压受重力影响，因此右心衰竭导致的心性水肿常首先出现在身体的低垂部位，如足踝部。肾性水肿由于不受重力影响而往往首先出现于组织疏松的眼睑部及面部。肝性水肿则主要受局部血流动力学影响而以腹水最显著，在躯体其他部位则不明显。

3. 对机体的影响　水肿对机体的影响很大程度上取决于它的发生部位，脑水肿、喉水肿及肺水肿通常发病较急，具有生命危险。发生在关节附近的水肿则可限制关节活动。在组织水平上，水肿可引起细胞发生营养障碍，其机制与水肿增加了氧气、营养物质及代谢产物的弥散距离有关，此外水肿亦可压迫血管，因而水肿组织较易发生缺血性损伤。

4. 防治原则　水肿强调原发病的治疗，当水肿具有生命危险时，应首先采取措施维持生命，例如严重喉水肿时进行气管切开；利尿剂通常被采用以促进体内液体排出；低蛋白血症时可考虑补充白蛋白，以提升血浆胶体渗透压。

第二节　钾代谢紊乱

一、正常钾代谢

1. 钾的主要生理功能

(1) 维持细胞新陈代谢：钾参与糖和蛋白质代谢过程，很多代谢相关的酶需要 K^+ 的激活。

(2) 维持神经、肌肉的兴奋性：细胞膜静息电位主要取决于细胞膜两侧 K^+ 浓度差和细胞膜对 K^+ 的通透性。细胞膜静息电位与神经肌肉组织的兴奋性有关。

(3) 维持细胞内渗透压、调节酸碱平衡：K^+ 是细胞内主要的阳离子，是形成细胞内渗透压的主要离子之一。由于 K^+ 进出细胞常以与 H^+ 交换的方式进行，以维持细胞膜两侧电荷平衡，因此 K^+ 浓度发生变化后常对体液酸碱平衡产生影响。

2. 钾平衡　正常成人体内含钾总量为 50～55 mmol/kg，98%左右的钾存在于细胞内，因而细胞内 K^+ 浓度远远高于细胞外，高达 160 mmol/L，而血清钾浓度仅为 3.5～5.5 mmcl/L。食物含钾比较丰富，体内的钾主要由肾脏排泄，肾排钾与钾的摄入有关，多吃多排，少吃少排。

3. 钾平衡的调节　钾平衡的调节主要依赖于肾脏和钾的跨细胞转移。

(1) 肾脏对钾平衡的调节：一般情况下，机体对不断变动的钾摄入量，主要依靠肾远端小管和集合管对钾的分泌和重吸收进行调节，而肾小球滤过、肾近端小管和髓襻重吸收通常对钾的调节作用不大。

正常情况下，肾远端小管和集合管对钾平衡的调节主要是通过主细胞(principal cell)泌钾。主细胞基底膜面的 Na^+-K^+ 泵将 Na^+ 泵入小管间液，同时将小管间液的 K^+ 泵入主细胞内，使细胞内 K^+ 浓度升高，因而细胞内和管腔液之间的 K^+ 浓度梯度增加，有利于 K^+ 的分泌。主细胞的管腔面胞膜对 K^+ 具有高度的通透性。因此，影响主细胞基底膜面的 Na^+-K^+ 泵活性或腔面胞膜对 K^+ 的通透性，改变血液与小管腔的钾电化学梯度都可以影响主细胞对钾的分泌。尽管肾远端小管和集合管对钾平衡的调节主要是泌钾，但当细胞外液 K^+ 浓度较低时，该段小管的闰细胞(intercalated cell)可对管腔液中的钾进行重吸收。

肾远端小管和集合管排钾主要受醛固酮、细胞外液 K^+ 浓度、远端小管原尿流速及酸碱平衡状态等因素影响。①醛固酮可提高主细胞基底膜面 Na^+-K^+ 泵的活性和管腔面对 K^+ 的通透性，促进 K^+ 排泄。血清钾浓度升高可直接刺激肾上腺皮质分泌醛固酮，从而产生负反馈调节作用。②细胞外液的 K^+ 浓度升高可明显增加远端小管和集合管的泌钾速率，其机制亦与 Na^+-K^+ 泵活性增强和主细胞管腔面对钾的通透性升高有关。③远端小管原尿流速增大可迅速移去管腔中的 K^+，使主细胞与管腔中具有较大的 K^+ 浓度梯度，因而有利于 K^+ 的分泌。④酸碱平衡状态也影响主细胞泌钾。通常酸中毒时，主细胞排钾减少，而碱中毒时则增多。

(2) 钾的跨细胞转移：泵-漏机制(pump-leak mechanism)是调节钾跨细胞转移的基本机制。泵

指 Na^+ - K^+ - ATP 酶，可将 K^+ 逆浓度差摄入细胞内；漏指 K^+ 顺浓度差转移到细胞外液。胰岛素、细胞外液 K^+ 浓度升高，以及β肾上腺素能受体激活剂，均可直接刺激 Na^+ - K^+ - ATP 酶的活性，促进细胞摄钾。血清钾浓度升高还可通过刺激胰岛素的分泌，促进细胞摄钾。此外，碱中毒时，细胞内液 H^+ 向细胞外转移，也可促进细胞外 K^+ 进入细胞内；而酸中毒、β肾上腺素受体阻滞剂、高血糖合并胰岛素缺乏、细胞外液渗透压的急剧升高及剧烈运动等均可促进 K^+ 从细胞内移出。

二、低钾血症

血清钾浓度<3.5 mmol/L 时称为低钾血症(hypokalemia)。

1. 原因和机制

(1) 钾摄入不足：正常饮食条件下，机体一般不会发生低钾血症。钾摄入不足多见于长期不能进食(如消化道梗阻、昏迷及手术后长期禁食)的患者。

(2) 钾丢失过多：钾丢失过多是临床上导致低钾血症最常见的原因。

1) 经胃肠道失钾：消化液中含钾较多，频繁呕吐、腹泻、胃肠吸引等原因引起大量消化液丧失可因钾丢失过多而形成低钾血症。

2) 经肾失钾：①髓襻或噻嗪类利尿剂长期应用：这些利尿剂抑制髓襻升支粗段及远端小管起始部对氯和钠的重吸收，使到达远端小管和集合管的钠增多，由于这些部位的肾小管对钠重吸收增强，促进了钾排泄。另外利尿剂引起的远端尿流速度增加也能促进钾的排泄。②醛固酮分泌过多：各种原因引起的醛固酮增多或糖皮质激素(具有较弱的盐皮质激素活性)过多均能导致肾排钾增加。③一些肾疾病，可通过远端尿流速度增加或渗透性利尿等原因导致钾排泄增多。④镁缺失：镁缺失可导致髓襻升支对钾重吸收发生障碍，引起钾丢失。⑤碱中毒：碱中毒时，肾小管排氢减少，排钾增多。

3) 经皮肤丢钾：大量出汗可导致钾丢失，补液时忽视补钾可发生低钾血症。

(3) 钾进入细胞内过多：①过量应用胰岛素：除直接激活 Na^+ - K^+ - ATP 酶外，胰岛素促进糖原合成过程中，K^+ 随葡萄糖大量进入细胞内。②碱中毒：碱中毒时，细胞内液 H^+ 向细胞外转移，作为交换，细胞外 K^+ 进入细胞内。③β肾上腺素能受体激活剂应用。④某些毒物中毒：钡中毒、粗制棉籽油中毒等，可引起钾通道阻滞，使钾在细胞内潴留。⑤低钾性周期性麻痹：发作时细胞外钾进入细胞内，机制尚不清楚。

2. 对机体的影响

(1) 对肌肉组织的影响

1) 肌肉松弛无力或麻痹：低钾血症时，细胞外 K^+ 降低，此时 $[K^+]i/[K^+]e$ 升高，静息电位负值变大，静息电位与阈电位之间的距离增加，神经肌肉兴奋性降低，肌肉出现松弛无力和麻痹(图 2-2)。下肢肌肉最常受累，严重时可累及躯干甚至呼吸肌。呼吸肌麻痹是低钾血症患者致死的主要原因。

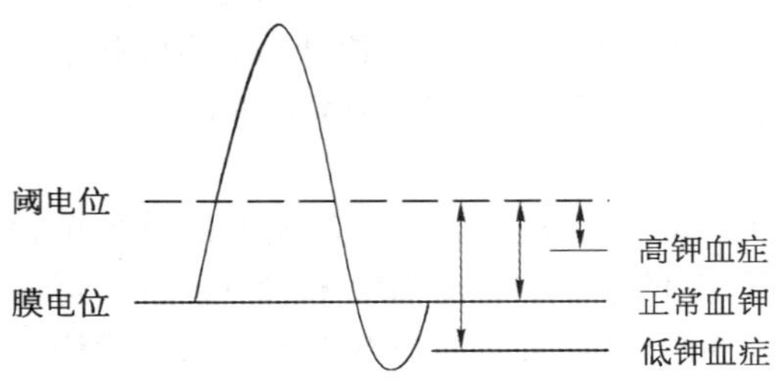

图 2-2 细胞外液 K^+ 浓度异常对骨骼肌和平滑肌细胞静息膜电位的影响

2) 横纹肌溶解：钾对骨骼肌的血流量有调节作用。运动时，骨骼肌细胞释放出 K^+，引起局部血管舒张，增加骨骼肌供血。而对于低钾血症患者，肌肉运动时细胞无法释放出足够的 K^+，因而可发生缺血缺氧而引起肌肉痉挛、坏死及溶解。此外，横纹肌溶解还与低钾血症时肌肉代谢障碍有关。

(2) 对心脏的影响：低钾血症可引起包括心室纤维性颤动在内的各种心律失常。一般认为，低钾血症引起心律失常的发病机制可能主要与心肌电生理特性发生改变有关。低钾血症可引起心肌兴奋性和自律性增高、传导性降低，轻度低钾血症心肌收缩性增强，严重时收缩性减弱。低钾血症时心电图变化主要包括 PR 间期延长、ST 段压低、T 波低平及出现明显的 U 波等。

（3）对肾脏的影响：低钾血症时，尿浓缩功能常发生障碍，患者出现多尿和低比重尿，其机制可能与肾远端小管和集合管上皮细胞受损后对 ADH 反应性降低有关。

（4）对消化系统的影响：低钾血症可引起胃肠道运动减弱，患者常发生恶心、呕吐和腹胀，严重时甚至可引起麻痹性肠梗阻。

（5）代谢性碱中毒：低钾血症时因细胞外液 K^+ 浓度降低，细胞内 K^+ 向细胞外转移，作为交换，细胞外的 H^+ 移入细胞内，导致细胞外液 pH 升高；另外，低钾血症时肾小管上皮细胞排 K^+ 减少，排 H^+ 增多，此时患者尿液呈酸性。

3．防治原则　首先应积极治疗原发病和并发症；低钾血症出现明显症状时应首先考虑口服补钾，不能口服或病情严重时，应考虑静脉内滴注补钾（严禁静脉推注钾）。静脉滴注补钾一般应注意以下事项：①每日尿量＞700 ml 时，补钾较为安全。②速度不宜过快，以滴入量 20～40 mmol/h 为宜。③浓度不应过高，以 20～40 mmol/L 为宜。

三、高钾血症

血清钾浓度＞ 5.5 mmol/L 称为高钾血症（hyperkalemia）。

1．原因和机制

（1）肾排钾减少：由于钾主要由肾脏排泄，因此肾排钾减少是引起高钾血症的主要原因。

1）肾功能衰竭：急性肾功能衰竭少尿期因肾小球滤过率急剧降低可导致体内钾潴留；慢性肾功能衰竭晚期，肾小球滤过面积极度减少等原因也可引起高钾血症。

2）盐皮质激素缺乏：肾上腺皮质功能减退（艾迪生病）可导致醛固酮产生和释放减少；一些肾脏疾病引起肾远端小管对醛固酮反应性降低也可引起肾排钾减少。

3）长期应用潴钾类利尿剂：氨苯蝶啶、螺内酯（安体舒通）等抗醛固酮利尿剂，能够抑制肾小管对醛固酮反应性，使肾小管排钾减少。

（2）细胞内钾转移到细胞外：①酸中毒：酸中毒时，细胞外液中的 H^+ 进入细胞内进行缓冲，作为交换，细胞内的 K^+ 转移到细胞外。②组织分解：由于体内绝大多数钾位于细胞内，因此重度溶血性贫血、创伤、大面积烧伤、横纹肌溶解等均能引起细胞内 K^+ 大量释放到细胞外，导致高钾血症。③缺氧：缺氧引起细胞内 ATP 生成减少，细胞膜 Na^+ - K^+ - ATP 酶功能障碍，使细胞摄钾减少而引起高钾血症。此外，高钾性周期性麻痹、高血糖合并胰岛素不足、β 受体阻滞剂及剧烈运动等因素均可促进 K^+ 从细胞内移出。

（3）钾摄入过多：静脉补钾过多过快及输入大量库存血均可导致高钾血症。此外，肾功能降低伴有少尿时，可因饮食钾过多或服用含钾丰富的药物而引起高钾血症。

2．对机体的影响

（1）对肌肉组织的影响：轻度高钾血症时，由于静息电位与阈电位之间的距离缩小，骨骼肌兴奋性增高，患者出现感觉异常、刺痛、肌肉轻度震颤等症状；严重高钾血症时，由于静息膜电位过于接近阈电位，而导致骨骼肌无法兴奋，患者出现四肢软弱无力及弛缓性麻痹等表现（图 2 - 2）。

（2）对心脏的影响：高钾血症对心肌的影响十分严重，可引起致病性心律失常，如心室颤动和心跳骤停。高钾血症引起心律失常的发病机制可能与心肌细胞电生理特性改变有关，高钾血症时心肌细胞传导性和自律性降低、收缩性减弱，轻度高钾血症时心肌兴奋性增高，急性重度高钾血症时，心肌兴奋性降低甚至消失。高钾血症时心电图变化包括 P 波消失、PR 间期延长、QRS 波增宽、T 波高尖等。

（3）代谢性酸中毒：高钾血症时因细胞外液 K^+ 浓度升高，细胞外 K^+ 向细胞内转移，作为交换，

细胞内的 H^+ 移到细胞外，导致细胞外 H^+ 增多；另外，高钾血症时肾小管上皮细胞排 K^+ 增多，排 H^+ 减少，此时患者尿液呈碱性。

3. 防治原则

（1）防治原发疾病：去除引起高钾血症的原因，如停止高钾饮食和含钾药物、纠正代谢性酸中毒、积极恢复肾脏功能等。

（2）拮抗钾对心肌的抑制作用：可给予葡萄糖酸钙、乳酸钠或碳酸氢钠溶液，钙和钠均可拮抗钾对心肌的毒性作用。

（3）促使细胞外钾进入细胞内：应用碳酸氢钠造成药物性碱中毒，同时给予葡萄糖和胰岛素，均能促进钾向细胞内转移。

（4）促进钾排出体外：阳离子交换树脂口服或灌肠，可促使钾经肠道排泄；非肾功能衰竭引起的高钾血症可使用呋塞米等排钾利尿剂促进肾脏排钾；而严重肾功能衰竭伴高钾血症时，可采用血液透析或腹膜透析。

复 习 题

【A 型题】

1. 低容量性低钠血症对机体最主要的影响是： （ ）

A. 酸中毒 B. 氮质血症 C. 循环衰竭

D. 脑出血 E. 神经系统功能障碍

2. 水肿首先出现于身体低垂部位，可能是： （ ）

A. 肾炎性水肿 B. 肾病性水肿 C. 心性水肿 D. 肝性水肿 E. 肺水肿

3. 水肿时产生钠水潴留的基本机制是： （ ）

A. 毛细血管有效流体静力压增加 B. 有效胶体渗透压下降

C. 淋巴回流障碍 D. 毛细血管壁通透性升高

E. 球-管失衡

4. 影响血管内外液体交换的因素中不存在的是： （ ）

A. 毛细血管流体静力压 B. 血浆晶体渗透压 C. 血浆胶体渗透压

D. 微血管壁通透性 E. 淋巴回流

5. 低蛋白血症引起水肿的机制是： （ ）

A. 毛细血管血压升高 B. 血浆胶体渗透压下降

C. 组织间液的胶体渗透压升高 D. 组织间液的流体静力压下降

E. 毛细血管壁通透性升高

6. 低容量性高钠血症失水的主要部位是： （ ）

A. 体腔 B. 细胞间液 C. 血液 D. 细胞内液 E. 淋巴液

7. 影响血浆胶体渗透压最重要的蛋白质是： （ ）

A. 白蛋白 B. 球蛋白 C. 纤维蛋白原 D. 凝血酶原 E. 珠蛋白

8. 血清钾浓度的正常范围是： （ ）

A. 130～150 mmol/L B. 140～160 mmol/L C. 3.5～5.5 mmol/L

D. 0.75～1.25 mmol/L E. 2.25～2.75 mmol/L

9. 钾代谢障碍与酸碱平衡紊乱常互为影响，下述正确的是： （ ）

A. 低钾血症常引起代谢性酸中毒 B. 高钾血症常引起代谢性碱中毒

C．代谢性碱中毒常引起高钾血症　　D．代谢性酸中毒常引起低钾血症
E．代谢性酸中毒常引起高钾血症

10. 细胞内液占第一位的阳离子是：（　）
A．Na^+　B．K^+　C．H^+　D．Mg^{2+}　E．Ca^{2+}

11. 影响体内外钾平衡调节的主要激素是：（　）
A．胰岛素　B．胰高血糖素　C．肾上腺糖皮质激素
D．醛固酮　E．血管升压素

12. 影响细胞内外钾平衡调节的主要激素是：（　）
A．胰岛素　B．胰高血糖素　C．肾上腺糖皮质激素
D．醛固酮　E．甲状腺素

13. 细胞外液占第一位的阳离子是：（　）
A．Na^+　B．K^+　C．H^+　D．Mg^{2+}　E．Ca^{2+}

14. 下列哪项可引起细胞内水肿：（　）
A．SIADH　B．高渗性脱水　C．低渗性脱水　D．低钾血症　E．代谢性酸中毒

15. 下列又称为高渗性脱水的是：（　）
A．高容量性低钠血症　B．低容量性高钠血症　C．低容量性低钠血症
D．高容量性高钠血症　E．高钾血症

16. 下列可引起细胞脱水的是：（　）
A．水中毒　B．低渗性脱水　C．SIADH　D．水肿　E．高渗性脱水

17. 下列不会引起水中毒的是：（　）
A．腹泻　B．无盐水灌肠　C．精神性多饮
D．急性肾功能衰竭　E．ADH 分泌过多

18. 低钠血症是指血钠浓度：（　）
A．<120 mmol/L　B．<130 mmol/L　C．<140 mmol/L
D．<150 mmol/L　E．<160 mmol/L

19. 原发性醛固酮增多症和皮质醇增多症(Cushing 综合征)的患者可伴有：（　）
A．高容量性低钠血症　B．低容量性高钠血症　C．低容量性低钠血症
D．高容量性高钠血症　E．等容量性低钠血症

20. 下列不会引起低容量性低钠血症的是：（　）
A．长期使用高效利尿剂　B．肾上腺皮质功能不全　C．呕吐
D．SIADH　E．腹泻

【名词解释】

1. 水肿　**2.** 低渗性脱水　**3.** 高渗性脱水　**4.** 水中毒　**5.** 高钾血症　**6.** 低钾血症

【简答题】

1. 哪种类型的水钠代谢紊乱易引起休克？为什么？
2. 试述水肿的发病机制。
3. 简述低钾血症对机体的影响。
4. 简述高钾血症对机体的影响。
5. 简述高钾血症的防治原则。

第三章
酸碱平衡紊乱

- 酸碱平衡的机制
- 酸碱平衡紊乱的常用指标
- 单纯性酸碱平衡紊乱
- 混合性酸碱平衡紊乱

导　学

内容及要求

本章内容共包括4个部分，酸碱平衡的机制、酸碱紊乱的常用指标、单纯性酸碱平衡紊乱和混合性酸碱平衡紊乱。

酸碱平衡机制这部分内容主要介绍酸碱的概念、酸碱物质的来源及体内酸碱平衡调节机制。这些调节机制包括细胞内、外的缓冲作用、肺的调节作用及肾的调节作用。在学习中，应重点掌握体内酸碱平衡的调节机制；熟悉酸碱的概念；了解体内酸碱物质的来源。

酸碱紊乱的常用指标包括pH、动脉血CO_2分压、标准碳酸氢盐和实际碳酸氢盐、缓冲碱、碱剩余和AG值。在学习中，应掌握这些指标的概念；熟悉这些指标的临床意义及酸碱平衡紊乱过程中这些指标的变化。

单纯性酸碱平衡紊乱包括代谢性酸中毒、呼吸性酸中毒、代谢性碱中毒和呼吸性碱中毒。每一种酸碱平衡紊乱均包括概念、原因和机制、分类、机体代偿、对机体影响及防治病理生理基础等内容。在学习中，应掌握单纯性酸碱平衡紊乱的概念及对机体的影响；熟悉单纯性酸碱平衡紊乱的原因机制及机体的代偿反应；了解单纯性酸碱平衡紊乱的分类。

混合性酸碱平衡紊乱包括双重性酸碱平衡紊乱和三重性酸碱平衡紊乱。双重性酸碱平衡紊乱包括酸碱一致性酸碱平衡紊乱和酸碱混合性酸碱平衡紊乱。在学习中，应熟悉双重性酸碱紊乱的原因和特点；了解双重性和三重性酸碱平衡紊乱的判断方法。

重点、难点

本章重点内容为第一节酸碱平衡紊乱的调节机制，第二节反映酸碱平衡的指标，第三节四种酸碱平衡紊乱的原因和机制及对机体的影响。本章难点内容包括第一节酸碱平衡紊乱的调节机制，第三节肾小管酸中毒、代谢性碱中毒的发病原因和机制，及第四节双重性酸碱平衡紊乱和三重性酸碱平衡紊乱。

机体正常的代谢活动和生理功能依赖于稳定的内环境，体液酸碱度则是内环境构成要素之一。尽管生理条件下机体不断生成酸性或碱性的代谢产物，并经常摄取酸性食物和碱性食物，但由于体内一些调控机制的存在，体液酸碱度被维持在一个相对恒定的范围内，这个过程称为酸碱平衡（acid-base balance）。

一些致病因素可引起体内酸性或碱性物质含量发生显著变化，当超出机体的调节能力时，体内酸碱平衡将被破坏，称为酸碱平衡紊乱（acid-base disturbance）。在多数情况下，酸碱平衡紊乱继发于某些疾病或病理过程，发生后常使病情变得更加严重和复杂。

第一节　酸碱平衡的机制

正常情况下，细胞外液的 pH 被维持在一个狭窄的范围内，其值为 7.35～7.45。机体通过产生、缓冲及去除等途径调节体内酸碱含量以维持 pH 稳定。

一、酸碱的概念

酸指任何能释放出 H^+ 的分子，例如 H_2CO_3、H_2SO_4 和 HCl 等。碱则指任何能接受或结合 H^+ 的分子，例如 OH^-、HCO_3^- 及 NH_3 等。酸在水中发生可逆性电离形成 H^+ 和相应阴离子，电离程度决定了该酸的强弱，例如 H_2SO_4 作为一种强酸能够完全电离，而弱酸乙酸只能进行一定程度电离；同理，碱的强弱亦取决于电离程度及结合 H^+ 的能力。体内大多数酸碱为弱酸和弱碱，H_2CO_3 作为体内最重要的酸，即为一种弱酸，而其对应的碱 HCO_3^- 则为一种弱碱。

二、酸碱的产生

体内代谢过程中产生的酸分为两大类，即挥发性酸（volatile acid）和非挥发性酸（unvolatile acid）或固定酸（fixed acid）。挥发性酸只有一种，即 H_2CO_3，其余的酸均为固定酸。H_2CO_3 可分解出 CO_2，后者通过肺排出体外，因而体内 H_2CO_3 浓度受到肺功能的影响。非挥发性酸无法通过肺排出，只能通过肾脏排出。

体内糖、脂肪及蛋白质代谢每天都产生大量的 CO_2。CO_2 与水结合生成碳酸，该反应在碳酸酐酶（carbonic anhydrase, CA）的催化作用下进行。CA 主要存在于肾小管上皮细胞、红细胞、肺泡上皮细胞及胃黏膜上皮细胞内，可将 CO_2 与水的可逆性反应速度提高大约 5 000 倍。H_2CO_3 在溶液中能部分电离，因而是一种弱酸，但也是机体在代谢过程中产生最多的酸性物质。

固定酸不能转变成气体由肺呼出，只能通过肾脏由尿排出，所以又称非挥发酸。体内固定酸主要来自于蛋白质等物质的代谢过程。例如，甲硫氨酸、胱氨酸、半胱氨酸等含硫的氨基酸代谢可生成硫酸；精氨酸和赖氨酸代谢可生成盐酸；核酸代谢可生成磷酸；葡萄糖和脂肪的不完全氧化可生成乳酸和酮酸。

体内某些氨基酸代谢可产生碱，如天冬氨酸和谷氨酸。此外，一些有机酸盐，如柠檬酸盐、乳酸盐和乙酸盐，在代谢过程中也可形成碱。蔬菜、瓜果等食物由于含有大量有机酸盐，因而是碱的重要来源。

三、酸碱平衡的调节

生理条件下，体内酸碱平衡的维持依赖于一些调节机制，包括细胞内、外缓冲作用、肺的调节作用及肾的调节作用。

（一）细胞内、外的缓冲作用

体内存在一些缓冲系统可对pH进行即时调节。一个缓冲系统通常由一个弱酸及其对应的缓冲碱组成。体内缓冲系统主要包括碳酸氢盐缓冲系统、蛋白缓冲系统（包括血红蛋白）和磷酸盐缓冲系统（$H_2PO_4^-/HPO_4^{2-}$）。此外，骨骼对酸碱也具有缓冲作用。缓冲系统通过将强酸或强碱转化成弱酸或弱碱，以阻止pH发生大幅度变化。

1．*碳酸氢盐缓冲系统* 碳酸氢盐缓冲系统是细胞外液最重要的缓冲系统，由H_2CO_3和HCO_3^-组成，其中H_2CO_3可与强碱（如NaOH）反应，生成弱碱（$NaHCO_3$）和H_2O；而HCO_3^-可与强酸（如HCl）反应，将其转化成一种弱酸（H_2CO_3）。碳酸氢盐缓冲系统缓冲所有的固定酸，由于肺和肾的调节作用，CO_2和HCO_3^-易于补充和排出，因而该缓冲系统具有缓冲能力强、缓冲潜力大等特点，但是碳酸氢盐缓冲系统不能缓冲挥发酸，只能调节代谢性酸碱平衡紊乱。

2．*蛋白质缓冲系统* 蛋白质由于可释放和结合H^+，故对酸、碱均具有缓冲作用。大部分蛋白质位于细胞内，白蛋白和血浆球蛋白是血液中主要的缓冲蛋白。H^+进出细胞通常以与K^+交换方式进行。当细胞外液H^+增多时，H^+进入细胞内，而K^+从细胞内移出；反之，当细胞外液H^+减少时，H^+由细胞内移出，K^+进入细胞内，所以酸中毒时，往往伴发高钾血症，而碱中毒则常伴有低钾血症。红细胞内血红蛋白对酸碱也具有缓冲作用，当细胞外液CO_2增多时，CO_2可进入红细胞内，在碳酸酐酶催化下与H_2O反应，生成H_2CO_3，后者解离出H^+和HCO_3^-，H^+与血红蛋白结合，而HCO_3^-移到细胞外；细胞外液CO_2减少时，蛋白质可释放出H^+，后者与HCO_3^-反应，释放出CO_2。

3．*磷酸盐缓冲系统* 与碳酸氢盐缓冲系统相比，磷酸盐缓冲系统在细胞外液中浓度相对较低，因此在细胞外液中该缓冲系统发挥作用较弱。与此相反，在细胞内液及肾小管液中，该缓冲系统浓度相对较高，因此磷酸盐缓冲系统主要在细胞内液和肾小管液中发挥缓冲作用。磷酸盐缓冲系统由弱酸$H_2PO_4^-$和弱碱HPO_4^{2-}组成。其中$H_2PO_4^-$可与强碱（如NaOH）反应，生成弱碱HPO_4^{2-}；而HPO_4^{2-}可与强酸（如HCl）反应，将其转化成弱酸$H_2PO_4^-$。此外，肾小管液中磷酸盐缓冲系统是调节肾脏排氢、防止尿液过度酸化的重要机制之一。

（二）肺的调节作用

呼吸系统的调节是防止酸碱平衡紊乱的“第二道防线”，主要通过调控CO_2的排出量来调节血浆碳酸浓度，以保持pH相对恒定。肺的这种调节发生迅速，在数分钟内即可启动，12～24 h可达代偿高峰。

呼吸系统对酸碱平衡的调节与化学感受器有关，包括中枢化学感受器和外周化学感受器。当细胞外液pH或CO_2含量发生变化时，可通过中枢和外周化学感受器，引起呼吸中枢兴奋性改变，调节肺的通气量，促进或抑制CO_2排出。

1．*中枢化学感受器* 中枢化学感受器位于延髓内，其感受脑脊液中H^+浓度的变化，而不是CO_2。然而血液中H^+通过血脑屏障速度较慢，相反，CO_2则可迅速通过血脑屏障，与H_2O反应生成H_2CO_3，后者解离出H^+和HCO_3^-。但由于脑脊液中碳酸酐酶含量很少，该反应速度较慢，因此，中枢化学感受器对细胞外液pH或CO_2含量变化的反应不如外周化学感受器迅速。

2．*外周化学感受器* 外周化学感受器位于颈动脉体和主动脉体，能感受缺氧及H^+和CO_2含量变化，对呼吸运动和心血管运动进行调节，其中颈动脉体在呼吸调节中具有更为重要的作用。当细胞外液pH或CO_2含量发生变化时，颈动脉体介导的呼吸调节作用要弱于中枢化学感受器，但由于能直接感受外周血 H^+ 和 CO_2 含量的变化，因此其对呼吸运动的调节相对较快。

（三）肾的调节作用

肾通过排出酸性尿或碱性尿来调节机体 pH，其发生比较缓慢，但作用持久，直到 pH 恢复正常或接近正常。

1. 肾小管泌 H^+ 和对 $NaHCO_3$ 的重吸收　H^+ 分泌和 $NaHCO_3$ 重吸收发生于除髓襻降支及升支细段外所有的肾小管。肾小管每完成一个 $NaHCO_3$ 的重吸收，必须向管腔中分泌一个 H^+，其中大约 80%以上 $NaHCO_3$ 的重吸收发生在近端小管。不同部位的肾小管分泌 H^+ 和 $NaHCO_3$ 重吸收机制有所不同。

（1）近端小管和髓襻升支粗段：这部分肾小管以 H^+－Na^+ 交换或 H^+－Na^+ 逆向转运的方式向管腔中分泌 H^+。在肾小管上皮细胞内，CO_2 和 H_2O 在碳酸酐酶催化下生成 H_2CO_3，后者解离出 H^+ 和 HCO_3^-，H^+ 被分泌到肾小管管腔液中，同时一个 Na^+ 被逆向转运至上皮细胞内。此时，上皮细胞内新生成的 HCO_3^- 以 Na^+－HCO_3^- 同向转运或 Cl^-－HCO_3^- 逆向转运的方式进入细胞间隙和管周毛细血管中。进入到肾小管管腔液中的 H^+，与肾小球滤过的 HCO_3^-（无法被上皮细胞直接重吸收）结合并生成 H_2CO_3，后者在碳酸酐酶的作用下生成 CO_2 和 H_2O，CO_2 弥散进入上皮细胞内，与细胞内 H_2O 反应，重新生成 H_2CO_3，开始下一个循环。肾小管上皮细胞每向管腔中分泌一个 H^+，管腔中减少一个 HCO_3^-，而管周毛细血管血液中则增加一个 HCO_3^-，因此这部分肾小管上皮细胞分泌 H^+，实质上在进行对 HCO_3^- 的"重吸收"（图 3－1 左）。

（2）远端小管和集合管：远端小管和集合管的闰细胞通过 H^+－ATP 酶的作用向管腔泌氢，这种作用并不依赖 Na^+。与近端肾小管相同，CO_2 和 H_2O 在上皮细胞内反应生成 H_2CO_3，后者解离出 HCO_3^- 和 H^+，HCO_3^- 被吸收入血，H^+ 被分泌到肾小管管腔液中。管腔液中的 H^+ 可与管腔中尚存的 HCO_3^- 反应，完成对这部分 HCO_3^- 的重吸收（图 3－1 右）；如果 H^+ 仍有剩余，则被管腔中的磷酸盐缓冲系统和 NH_3 缓冲系统缓冲，此时入血的即为新生的 HCO_3^-。在酸中毒时，远端小管和集合管即可通过增加 H^+ 分泌，导致新生的 HCO_3^- 入血。正常情况下，这部分肾小管分泌 H^+ 相对较少（约占肾小管泌 H^+ 总量 5%），但却导致尿液不断酸化，被称为远端酸化作用。管腔中磷酸盐缓冲系统和 NH_3 缓冲系统对防止尿液过度酸化（$pH<4.5$）起到重要作用。

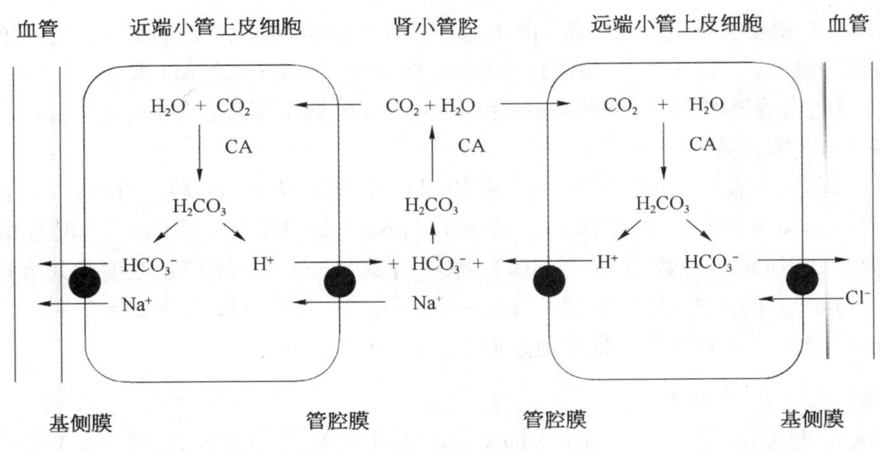

图 3－1　近端小管和远端小管上皮细胞泌 H^+ 和重吸收 HCO_3^- 示意图

2. 肾小管排 NH_4^+　肾脏可通过排 NH_4^+ 来调控体内 pH，排 NH_4^+ 时伴有新生 HCO_3^- 入血。酸中毒时，尿排 NH_4^+ 增多，特别是慢性酸中毒，肾脏排 NH_4^+ 是机体主要的代偿方式。

（1）近端小管、髓襻升支粗段和远端小管：其中近端小管上皮细胞是产 NH_4^+ 的主要场所。上皮细胞内，一个谷氨酰胺分子经过一系列代谢反应后，生成2个 HCO_3^- 和2个 NH_4^+，新生的 HCO_3^- 与 Na^+ 共同转运入血，NH_4^+ 则通过 NH_4^+ - Na^+ 交换进入管腔，并最终排出体外。因此这些肾小管泌 NH_4^+ 的结果是导致了新生的 HCO_3^- 入血。

(2) 集合管：集合管排 NH_4^+ 的机制与上述肾小管有所不同。集合管管腔膜对 NH_4^+ 的通透性较低。细胞内产生的 NH_3 通过扩散方式进入管腔液中，与集合管分泌的 H^+ 结合生成 NH_4^+，并排出体外。此时，集合管每排出一个 NH_4^+，上皮细胞内亦有一个 HCO_3^- 生成并入血。

肾脏泌 H^+、泌 NH_4^+ 受细胞外液 H^+ 浓度和 CO_2 含量的影响，此外醛固酮、血钾浓度及细胞外液容量等因素亦可影响肾脏泌 H^+。酸中毒时，肾小管泌 H^+ 和 NH_4^+ 增加，不仅完成对管腔中 HCO_3^- 的重吸收，还促进一些新生的 HCO_3^- 入血，以恢复细胞外液 pH。碱中毒时则相反，肾小管泌 H^+ 下降，以减少对 HCO_3^- 的重吸收，同时泌 NH_4^+ 停止，此时无新生 HCO_3^- 入血。细胞外液 CO_2 含量增加时，由于肾小管上皮细胞内有更多 H^+ 形成，因此肾小管泌 H^+ 增加；而当细胞外液 CO_2 含量减少时，肾小管泌 H^+ 减少。醛固酮可促进闰细胞泌 H^+，醛固酮增加时，常由于 H^+ 过度分泌，导致更多的新生 HCO_3^- 入血而引起碱中毒。由于在近端肾小管和髓襻升支粗段，Na^+ 的重吸收与 H^+ 分泌偶联在一起，因此能促进 Na^+ 重吸收的因素，如有效循环血量减少，也可促进 H^+ 分泌。低钾血症时，由于肾小管上皮细胞内 H^+ 含量增加，因而泌 H^+ 增加而诱导碱中毒；相反，高钾血症时，由于肾小管上皮细胞泌 H^+ 减少，机体易发生酸中毒。

第二节　酸碱平衡紊乱的常用指标

尽管体内存在一些调控机制来维持酸碱平衡，但当致病因素引起的酸碱度变化超出机体调节能力时，机体即发生了酸碱平衡紊乱。酸碱平衡紊乱分为酸中毒和碱中毒两大类，由于体内酸性及碱性物质含量可受代谢性和呼吸性因素的影响，因此酸中毒分为代谢性酸中毒和呼吸性酸中毒；而碱中毒则分为代谢性碱中毒和呼吸性碱中毒。临床上，常用一些指标来判断患者的酸碱平衡紊乱情况。

一、pH

溶液酸碱度取决于其所含 H^+ 浓度，由于血液中 H^+ 很少，因此广泛使用 H^+ 浓度的负对数即 pH 来进行表示，例如当 H^+ 浓度为 10^{-7} mol/L(0.000 000 1 mol/L)时，pH 即为 7。由于 pH 与 H^+ 浓度负相关，因此当溶液中 H^+ 浓度较高(酸中毒)时，pH 则低于正常水平；相反，溶液中 H^+ 浓度较低时(碱中毒)，pH 则升高。

根据反应式 $H_2CO_3 \rightleftharpoons H^+ + HCO_3^-$ 可知，H^+ 浓度取决于 HCO_3^- 与 H_2CO_3 比值。采用 Henderson-Hassalbach 方程式来计算 pH，即 $pH = pKa + lg[HCO_3^-/H_2CO_3]$。正常情况下，pKa ($H_2CO_3$ 电离常数 Ka 的负对数)为 6.1，HCO_3^- 浓度为 24 mmol/L，H_2CO_3 浓度为其溶解度α(0.03)与 $PaCO_2$(40 mmHg)的乘积，即 1.2，因此，$pH = 6.1 + lg[24/1.2] = 6.1 + lg20 = 7.4$。

Henderson-Hassalbach 方程式推导简述如下：

$$Ka = [H^+ \times HCO_3^-]/H_2CO_3$$

$$H^+ = Ka \times [H_2CO_3/HCO_3^-] = Ka \times [\alpha \times PaCO_2/HCO_3^-] = Ka \times [0.03 \times PaCO_2/HCO_3^-]$$

$$pH = -lgH^+ = -lgKa - lg[0.03 \times PaCO_2/HCO_3^-]$$

$$pH = pKa + lg[HCO_3^-/0.03 \times PaCO_2]$$

正常人动脉血 pH 为 7.35～7.45，平均值是 7.40，当 pH<7.35 时，表明机体发生酸中毒；当 pH>7.45 时，表明机体发生碱中毒。但 pH 本身不能区分酸碱平衡紊乱是代谢性的还是呼吸性的，需结合其他指标进一步判断。应该注意的是，pH 在正常范围内，并不能完全表明机体酸碱度正常。当酸、碱中毒处于代偿性阶段，或同时存在程度相近的混合性酸、碱中毒（pH 变动相互抵消）时，细胞外液 pH 也可能在正常范围内。

二、动脉血 CO_2 分压

动脉血 CO_2 分压（$PaCO_2$）是血浆中呈物理溶解状态的 CO_2 分子产生的张力。由于 CO_2 通过呼吸膜弥散速度快，$PaCO_2$ 相当于肺泡气 CO_2 分压（P_ACO_2），因此测定 $PaCO_2$ 可了解肺泡通气情况，通气不足时 $PaCO_2$ 升高；而通气过度时 $PaCO_2$ 降低，所以 $PaCO_2$ 是反映呼吸性酸碱平衡紊乱的重要指标。$PaCO_2$ 正常值为 33～46 mmHg（4.39～6.25 kPa），平均值为 40 mmHg（5.32 kPa）。当 $PaCO_2$＜33 mmHg（4.39 kPa）时，表示肺通气过度，CO_2 排出过多，见于呼吸性碱中毒或代偿后的代谢性酸中毒；当 $PaCO_2$＞46 mmHg（6.25 kPa）时，表示肺通气不足，有 CO_2 潴留，见于呼吸性酸中毒或代偿后代谢性碱中毒。

三、标准碳酸氢盐和实际碳酸氢盐

标准碳酸氢盐（standard bicarbonate，SB）指全血在标准条件下，即 $PaCO_2$ 为 40 mmHg（5.32 kPa），温度 38℃，血红蛋白氧饱和度为 100％时测得的血浆中 HCO_3^- 浓度。由于标准化后 HCO_3^- 不受呼吸性因素的影响，所以 SB 是判断代谢性因素的指标，正常范围是 22～27 mmol/L，平均值为 24 mmol/L。代谢性酸中毒时，SB 降低；代谢性碱中毒时，SB 升高。但在慢性呼吸性酸中毒或碱中毒时，由于肾脏的代偿作用，SB 也可以继发性增高或降低。

实际碳酸氢盐（actual bicarbonate，AB）指在隔绝空气的条件下，在实际 $PaCO_2$、体温和血氧饱和度条件下测得的血浆 HCO_3^- 浓度，因而该指标受呼吸性和代谢性两方面因素的影响。正常人 AB 与 SB 相等。两者数值均低表明有代谢性酸中毒；两者数值均高表明有代谢性碱中毒。AB 与 SB 的差值反映了呼吸性因素对酸碱平衡的影响，若 SB 正常，而当 AB＞SB 时，表明肺通气不足，有 CO_2 潴留；反之当 AB＜SB 时，则表明肺通气过度，CO_2 排出过多。

四、缓冲碱

缓冲碱（buffer base，BB）指标准条件下血液中一切具有缓冲作用的负离子碱的总和，包括 HCO_3^-、Pr^- 和 HPO_4^{2-}，正常值为 45～52 mmol/L（平均值为 48 mmol/L）。缓冲碱也是反映代谢性因素的指标，代谢性酸中毒时 BB 减少，而代谢性碱中毒时 BB 升高。

五、碱剩余

碱剩余（base excess，BE）指标准条件下，用酸或碱滴定全血标本至 pH 为 7.40 时所需的酸或碱的量（mmol/L）。若用酸滴定，使血液 pH 达 7.40，则表示被测血液的碱过多，BE 用正值表示；如需用碱滴定，说明被测血液的碱缺失，BE 用负值来表示。BE 正常值范围为－3.0～＋3.0 mmol/L，BE 主要反映代谢性因素对酸碱平衡的影响，代谢性酸中毒时 BE 负值增加；代谢性碱中毒时 BE 正值增加。BE 也可由全血 BB 和 BB 正常值（NBB）算出：即 BE＝BB－NBB＝BB－48。

六、阴离子间隙

阴离子间隙（anion gap，AG）指血浆中未测定的阴离子（undetermined anion，UA）与未测定的阳离子（undetermined cation，UC）的差值，即 AG＝UA－UC。由于正常机体血浆中的阳离子与阴离子总量相等（维持电荷平衡），故 AG 可用血浆中常规可测定的阳离子与常规可测定的阴离子的差值算出。Na^+ 占血浆阳离子总量的 90％，为可测定阳离子。HCO_3^- 和 Cl^- 占血浆阴离子总量的 85％，为可测定阴离子。

AG值计算方法如下：

$$Na^{+} + UC = HCO_3^{-} + Cl^{-} + UA$$
$$AG = UA - UC = Na^{+} - (HCO_3^{-} + Cl^{-})$$
$$AG = 140 - (24 + 104) = 12 \pm 2\ mmol/L$$

血浆中未测定的阴离子包括 HPO_4^{2-}、SO_4^{2-}、有机酸阴离子和 Pr^{-}，因此AG升高常意味着这些阴离子增多，即体内发生了代谢性酸中毒。目前多以AG>16 mmol/L，作为判断是否有代谢性酸中毒的界限。乳酸酸中毒、酮症酸中毒、水杨酸中毒及肾功能衰竭时引起磷酸等固定酸潴留，均可导致AG升高。此外，AG增高还可见于与代谢性酸中毒无关的情况，如脱水、使用大量含钠盐的药物和骨髓瘤患者释出本周蛋白过多等。

AG降低见于未测定阴离子减少或未测定阳离子增多，如低蛋白血症或高钾血症、高钙血症、高镁血症等，在诊断酸碱平衡紊乱方面并无意义。

第三节　单纯性酸碱平衡紊乱

单纯性酸碱平衡紊乱共包括代谢性酸中毒、呼吸性酸中毒、代谢性碱中毒和呼吸性碱中毒等4种情况。

一、代谢性酸中毒

代谢性酸中毒(metabolic acidosis)指细胞外液 H^{+} 增加和(或) HCO_3^{-} 丢失而引起的以血浆 HCO_3^{-} 原发性减少伴有pH降低为特征的酸碱平衡紊乱。

(一) 原因和机制

1. *固定酸产生过多*　主要见于乳酸酸中毒、酮症酸中毒及水杨酸中毒等，细胞外液 HCO_3^{-} 由于缓冲这些固定酸而浓度降低。

(1) 乳酸酸中毒(lactic acidosis)：乳酸酸中毒是最常见的代谢性酸中毒之一，由乳酸产生过多或去除减少所引起。任何原因引起的缺氧或组织低灌流时，都可以使细胞内糖酵解增强而引起乳酸产生增加。此外，严重的肝肾疾患使乳酸利用障碍也可引起血浆乳酸过多。休克、心搏骤停是引起乳酸酸中毒较为常见的原因，一方面由于组织缺血、缺氧以致乳酸产生增多；另一方面，肝灌流不足可导致乳酸清除障碍。

(2) 酮症酸中毒(keto-acidosis)：主要见于体内糖缺乏或糖利用障碍时，此时脂肪被大量动员，脂肪酸入肝，形成过多的酮体(其中β羟丁酸和乙酰乙酸为酸性物质)，当超过外周组织的氧化能力及肾脏排出能力时可发生酮症酸中毒。酮症酸中毒最常见的原因为糖尿病，由于胰岛素不足，使葡萄糖利用减少，脂肪分解加速。在饥饿或禁食情况下，机体由于缺糖而大量动用脂肪供能，也可出现酮症酸中毒。此外，乙醇中毒时，过多摄入的乙醇经代谢后，也可形成酮体。

(3) 水杨酸中毒：过量摄入阿司匹林(乙酰水杨酸)是引起水杨酸中毒最常见的原因。乙酰水杨酸在体内可被迅速转化成水杨酸。水杨酸盐可刺激呼吸中枢，引起通气过度及呼吸性碱中毒。

2. *肾排酸障碍*　严重肾功能衰竭患者，体内产生的固定酸不能由尿中排泄，在体内积蓄；而磷酸及 NH_4^{+} 排泄减少，可导致肾小管上皮细胞新生 HCO_3^{-} 减少。此外，在肾小球滤过功能正常情况下，远端小管和集合管泌 H^{+} 功能障碍，如Ⅰ型肾小管酸中毒(renal tubular acidosis, RTA)也可导致机体排酸减少。

3. *HCO_3^{-} 直接丢失过多*　肠液、胰液和胆液中均含有丰富的 HCO_3^{-}，严重腹泻、肠道瘘管或肠

道引流等均可引起 HCO_3^- 大量丢失。HCO_3^- 也可经肾脏丢失，Ⅱ型肾小管性酸中毒时，近端小管泌 H^+ 功能障碍，导致 HCO_3^- 重吸收减少而随尿液丢失，此时尿液可出现“反常性碱性尿”；应用碳酸酐酶抑制剂乙酰唑胺时，由于肾小管上皮细胞内碳酸酐酶活性降低，H_2CO_3 生成速度减慢，泌 H^+ 和重吸收 HCO_3^- 也随之减少。

4. 高氯血症和高钾血症　血浆 Cl^- 浓度升高时，常导致 HCO_3^- 浓度降低。肾脏过度重吸收 Cl^- 或机体摄入过多的含氯药物，如氯化铵、精氨酸或赖氨酸等，可引起高氯性代谢性酸中毒。高钾血症时，K^+ 向细胞内转移，细胞内 H^+ 转移到细胞外，此时细胞内呈碱中毒状态，而细胞外则发生酸中毒。另外，高钾血症时由于肾小管上皮细胞内 H^+ 含量减少，因而泌 H^+ 减少，此时患者尿液呈碱性。

(二) 分类

根据AG值的变化，代谢性酸中毒分为两类：AG增高型代谢性酸中毒和AG正常型代谢性酸中毒。

1. AG增高型代谢性酸中毒　指除了含氯以外的任何固定酸的血浆浓度增大时的代谢性酸中毒，包括乳酸酸中毒、酮症酸中毒、水杨酸中毒及肾功能衰竭时固定酸排泄障碍所引起的酸中毒。由于固定酸中的 H^+ 被 HCO_3^- 缓冲，其酸根离子(乳酸根、β羟丁酸根、乙酰乙酸根、水杨酸根、$H_2PO_4^-$)增高。这些酸根离子均属于未测定的阴离子，所以AG值增大。患者此时血 Cl^- 正常，故又称正常血氯性代谢性酸中毒。

2. AG正常型代谢性酸中毒　这类酸中毒常见于消化道直接丢失 HCO_3^-、肾小管酸中毒、应用碳酸酐酶抑制剂、高钾血症及高氯血症等情况。在这些情况下，HCO_3^- 浓度降低时常伴有血 Cl^- 升高，故AG可保持在正常范围内，此种类型代谢性酸中毒也被称为高血氯性代谢性酸中毒。

(三) 机体的代偿调节

急性代谢性酸中毒主要依赖于细胞内、外缓冲系统和肺进行调节；而慢性代谢性酸中毒则主要依赖于肾脏进行调节。

1. 细胞内、外缓冲系统的调节作用　代谢性酸中毒时，细胞外液中增多的 H^+ 立即被以 HCO_3^- 为主的缓冲碱缓冲。2～4 h后，部分 H^+ 以离子交换方式进入细胞内被细胞内蛋白质和磷酸盐缓冲系统缓冲，在此过程中，等量 K^+ 从细胞内转移至细胞外。HCO_3^- 缓冲所形成的 H_2CO_3 可分解出 CO_2，并由肺排出体外。

2. 肺的调节作用　血液 H^+ 浓度增加数分钟后，即可通过颈动脉体和主动脉体外周化学感受器，反射性兴奋呼吸中枢，提高呼吸的深度和频率，增加肺的通气量。此后随着脑脊液内pH降低，中枢化学感受器逐渐开始发挥作用，12～24 h后，肺部代偿可达高峰，代偿发挥最大极限作用时，$PaCO_2$ 可降到10 mmHg(1.33 kPa)。CO_2 排出增加有利于维持 HCO_3^-/H_2CO_3 的比值，使血液pH趋向正常。

3. 肾的调节作用　肾小管泌 NH_4^+ 增加是慢性代谢性酸中毒最主要的代偿机制。代谢性酸中毒时，肾小管上皮细胞中的碳酸酐酶和谷氨酰胺酶活性增强，促进肾小管泌 H^+ 和泌 NH_4^+，使新生成 HCO_3^- 增加，以恢复细胞外液 HCO_3^- 含量。肾的代偿作用较慢，一般需要3～5 d才能达高峰。应该注意的是，在肾功能障碍引起的代谢性酸中毒时，肾则不能发挥代偿作用。

代谢性酸中毒的血气分析参数如下：由于 HCO_3^- 降低，所以AB、SB、BB均降低，BE负值加大，pH下降，通过呼吸代偿，$PaCO_2$ 继发性下降，AB＜SB。

(四) 对机体的影响

代谢性酸中毒的临床表现包括两方面：H^+ 对机体造成的损害及机体代偿活动相关的症状及体征。

1. *心血管系统功能改变* 心血管系统改变是代谢性酸中毒主要的临床表现。①室性心律失常：严重的代谢性酸中毒能产生致死性室性心律失常，其机制与血钾升高相关。血钾升高一方面是由于细胞外液 H^+ 进入细胞内将 K^+ 交换至细胞外；另一方面，酸中毒时肾小管上皮细胞泌 H^+ 增加，而排 K^+ 则减少。②心肌收缩力降低：酸中毒时，心肌对儿茶酚胺的反应性降低，以致心肌收缩性减弱。此外，酸中毒时，心肌细胞肌浆网转运 Ca^{2+} 受到影响，心肌兴奋收缩偶联发生障碍。③血管系统对儿茶酚胺的反应性降低：H^+ 增多时，外周血管对儿茶酚胺的反应性降低，使血管扩张，患者可出现皮肤温暖、潮红及血压下降等症状。

2. *中枢神经系统功能改变* 代谢性酸中毒时，中枢神经系统功能被抑制，主要表现为意识障碍、昏睡甚至昏迷，其发生机制与下列因素有关。①酸中毒时生物氧化酶类的活性受到抑制，氧化磷酸化过程减弱，致使 ATP 生成减少，因而脑组织能量供应不足。②脑组织内谷氨酸脱羧酶活性增强，使抑制性神经递质 γ 氨基丁酸增多。

3. *机体代偿活动相关表现* ①呼吸中枢兴奋，以致呼吸加深加快，肺通气量增加。②肾脏泌 H^+ 和泌 NH_4^+ 增加，尿液 pH 降低。③慢性酸中毒时，骨骼缓冲以致钙磷释放，可引起一系列骨病，包括儿童纤维性骨炎、肾性佝偻病以及成人骨软化症。

（五）防治的病理生理基础

1. *病因学治疗* 积极治疗引起代谢性酸中毒的原发病，包括糖尿病、休克、肾功能衰竭、腹泻、高钾血症等。

2. *纠正水和电解质紊乱* 某些病因（如腹泻）引起的代谢性酸中毒，可伴随 K^+ 丢失，但由于酸中毒时细胞内 K^+ 外流，低钾血症不易被发现。当酸中毒被纠正后，细胞外液中的 K^+ 重新流入细胞内，患者可出现低钾血症症状。酸中毒伴有低钙时，由于 Ca^{2+} 与血浆蛋白亲和力降低，游离钙增多，可将病情掩盖。酸中毒纠正后，游离钙明显减少，则可出现手脚抽搐等症状。

3. *应用碱性药物* 碳酸氢钠是最常用药物，可直接补充血浆缓冲碱，作用迅速。然而目前对于 AG 增高型代谢性酸中毒是否给予补碱仍有争议，因为休克等原因引起的乳酸酸中毒时，补碱并不能改善组织细胞缺氧状态，反而可能引起高钠血症、渗透压升高及血红蛋白释放氧气减少等状况。一般只有在酸中毒较严重时（$HCO_3^- \leqslant 16$ mmol/L）才给予补碱，轻度的代谢性酸中毒，可以少补，甚至不补。补碱应在血气监护下分次进行，避免补碱过量形成碱中毒。

二、呼吸性酸中毒

呼吸性酸中毒（respiratory acidosis）指 CO_2 排出障碍或吸入过多引起的以血浆 $PaCO_2$（或 H_2CO_3 浓度）升高伴有 pH 降低为特征的酸碱平衡紊乱。

（一）原因和机制

$PaCO_2$ 原发性升高多见于各种原因引起的外呼吸通气障碍。

1. *呼吸中枢抑制* 主要见于脑血管意外、脑外伤、过量使用镇静剂、麻醉剂及催眠药物等。

2. *呼吸道阻塞* 急性阻塞见于喉头痉挛和水肿、溺水、气管内异物等；慢性气道阻塞主要见于慢性支气管炎、肺气肿等慢性阻塞性肺疾病（chronic obstructive pulmonary disease，COPD）。

3. *呼吸肌麻痹* 多种疾病或病理过程可导致呼吸肌麻痹，包括急性脊髓灰白质炎、脊神经根炎、有机磷中毒、重度低钾血症和重症肌无力等。

4. *肺部疾患* 支气管哮喘、重度肺气肿、肺部炎症、肺组织纤维化、肺水肿和急性呼吸窘迫综合征等，均可因通气障碍而引起呼吸性酸中毒。

5. *胸廓病变* 胸腔积液、气胸、胸部创伤及严重胸廓畸形等均可引起限制性通气障碍，以致 $PaCO_2$ 升高。

此外，外环境 CO_2 浓度过高，如在通风不良的环境下，可致吸入 CO_2 过多，导致 $PaCO_2$ 升高；呼吸机使用不当，通气量过小而使 CO_2 排出困难，也可引起呼吸性酸中毒，但这些情况均较为少见。

（二）分类

呼吸性酸中毒按发病进程可分为急性呼吸性酸中毒和慢性呼吸性酸中毒。

1. *急性呼吸性酸中毒* 常见于急性气道阻塞、呼吸中枢抑制、急性肺水肿、呼吸肌麻痹、气胸及急性呼吸窘迫综合征等。

2. *慢性呼吸性酸中毒* 主要见于 COPD、肺部慢性炎症、肺部广泛性纤维化或肺不张等。

（三）机体的代偿调节

呼吸性酸中毒主要由肺通气功能障碍所致，因此肺对呼吸性酸中毒失去调节能力，而碳酸氢盐缓冲系统不能缓冲挥发酸，故呼吸性酸中毒主要靠非碳酸氢盐缓冲系统和肾来进行代偿调节。

1. *急性呼吸性酸中毒* 由于肾的调节作用发生较慢，因此急性呼吸性酸中毒主要靠细胞内缓冲系统进行调节。急性呼吸性酸中毒时，由于 CO_2 在体内潴留，使血浆 H_2CO_3 浓度不断升高，进而解离出 H^+ 和 HCO_3^-，H^+ 以与细胞内 K^+ 交换的方式进入细胞内，进而被细胞内蛋白缓冲系统和磷酸盐缓冲系统缓冲。此时，血浆 HCO_3^- 浓度有所增加，有利于维持 HCO_3^- 与 H_2CO_3 的比值。此外，血液中 CO_2 可进入红细胞内，在碳酸酐酶催化下与 H_2O 反应而生成 H_2CO_3，后者解离出 H^+ 和 HCO_3^-，H^+ 与血红蛋白结合，而 HCO_3^- 通过与细胞外 Cl^- 交换而移到细胞外。由于急性呼吸性酸中毒时，肺、肾脏及碳酸氢盐缓冲系统均无法发挥调节作用，因此 pH 往往低于正常值，呈失代偿状态（图 3-2）。

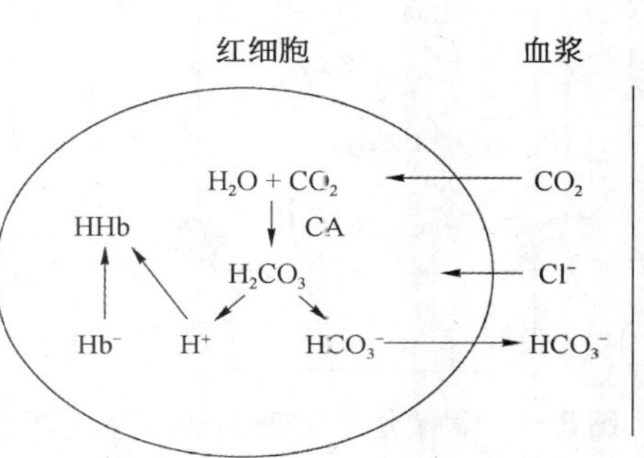

图 3-2 呼吸性酸中毒时血红蛋白缓冲过程示意图

2. *慢性呼吸性酸中毒* 肾小管上皮细胞内碳酸酐酶和谷氨酰胺酶活性增强，促使肾小管上皮细胞泌 H^+ 和泌 NH_4^+，不仅完成对管腔液中 HCO_3^- 的重吸收，同时导致新生的 HCO_3^- 入血，增加血浆 HCO_3^- 浓度，维持 HCO_3^- 与 H_2CO_3 的比值。肾的这种调节作用充分发挥常需 3～5 d 才能完成，作用较强大，因此慢性呼吸性酸中毒时，机体可能呈代偿状态。

呼吸性酸中毒血气分析的参数变化如下：由于 $PaCO_2$（H_2CO_3 浓度）增高，pH 降低。通过肾等代偿后，代谢性指标继发性升高，AB、SB、BB 值均升高，AB>SB，BE 正值加大。

（四）对机体的影响

呼吸性酸中毒对心血管系统的影响与代谢性酸中毒基本相似，也可引起心律失常、心肌收缩力减弱，外周血管扩张等。然而呼吸性酸中毒对中枢神经系统的影响要比代谢性酸中毒更加严重。高浓度的 CO_2 能直接引起脑血管扩张，使脑血流增加、颅内压增高。此外，严重失代偿性急性呼吸性酸中毒时可发生"CO_2 麻醉"，患者可出现精神错乱、震颤、谵妄或嗜睡，甚至昏迷。由于呼吸性酸中毒常伴有缺氧，因此其临床表现常有缺氧因素的参与。

（五）防治的病理生理基础

积极治疗原发病，改善肺的通气功能。必要时，可考虑使用机械通气，以促进体内 CO_2 排出，但切忌过快地使 $PaCO_2$ 下降到正常水平，因肾来不及作出反应，继续保碱而发生代谢性碱中毒，使病情复杂化。更应避免机械通气过度，使 $PaCO_2$ 过低而发生呼吸性碱中毒。

三、代谢性碱中毒

代谢性碱中毒（metabolic alkalosis）指细胞外液碱增多或 H^+ 丢失而引起的以血浆 HCO_3^- 原发

性增多伴有 pH 升高为特征的酸碱平衡紊乱。

(一) 原因和机制

1. HCO_3^- 过量负荷　常为医源性，多见于治疗代谢性酸中毒时滴注过量的 $NaHCO_3$。此外，乳酸盐、乙酸盐及库存血中的柠檬酸盐，在体内代谢均可产生 $NaHCO_3$。一般情况下，当血浆 HCO_3^- 浓度超出一定范围时，肾小管对 HCO_3^- 的重吸收开始下降，以避免发生代谢性碱中毒。通常只有当肾功能受损后服用大量碱性药物时才会发生代谢性碱中毒。

2. H^+ 丢失过多　H^+ 可经胃及肾脏丢失。

(1) 经胃丢失：常见于剧烈呕吐及胃液引流。正常情况下胃黏膜壁细胞内 CO_2 和 H_2O 在碳酸酐酶催化下生成 H_2CO_3，后者解离为 H^+ 和 HCO_3^-，H^+ 与来自血浆中的 Cl^- 形成 HCl，进食时分泌到胃腔中，而 HCO_3^- 则返回血液，造成血浆中 HCO_3^- 一过性增高，称为“餐后碱潮”(图 3－3)。酸性食糜进入十二指肠后，在 H^+ 刺激下，十二指肠上皮细胞与胰腺分泌大量 HCO_3^- 与肠道中 H^+ 中和，同时产生等量的 H^+ 入血与血液中的增多 HCO_3^- 结合，使血液 pH 重新恢复正常。胃液中 H^+ 丢失，使血液中 HCO_3^- 得不到 H^+ 中和而浓度升高。此外，胃液中 Cl^- 和 K^+ 丢失及胃液大量丢失(有效循环血量减少)所致继发性醛固酮增多等因素，均能促进代谢性碱中毒的发生。

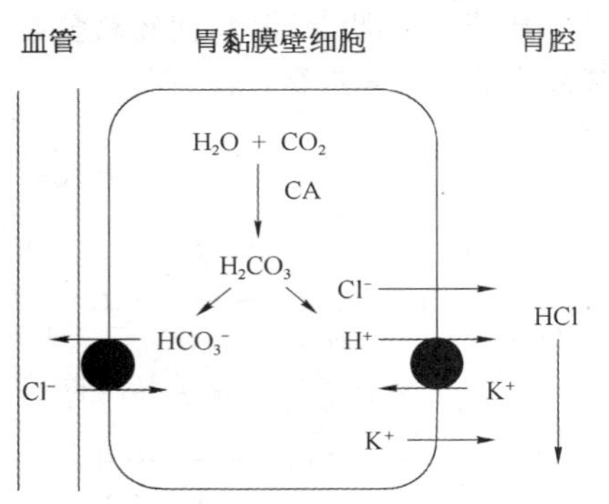

图 3－3　胃酸分泌及“餐后碱潮”示意图

(2) 经肾丢失：①应用利尿剂：髓襻利尿剂或噻嗪类利尿剂抑制肾小管对 Cl^- 和 Na^+ 的重吸收，使到达肾远端小管和集合管的尿流量增加，导致这部分肾小管对 Na^+ 的重吸收增加，促进肾小管上皮细胞泌 H^+ 泌 K^+。另外，由于肾小管远端尿流流速增加，使肾小管内 H^+ 浓度急剧降低，也促进了 H^+ 的分泌。大量 H^+ 分泌导致新生的 HCO_3^- 增多并入血，引起代谢性碱中毒。②肾上腺皮质激素过多：肾上腺皮质增生或肿瘤可引起原发性肾上腺皮质激素分泌增多，有效循环血量减少等刺激可引起继发性醛固酮分泌增多，这些激素尤其是醛固酮可通过刺激肾远端小管和集合管闰细胞的 H^+-ATP 酶，促进 H^+ 分泌；也可通过保 Na^+ 排 K^+ 进而促进 H^+ 分泌。此外，由于皮质醇也有盐皮质激素活性，皮质醇增多症时也可发生代谢性碱中毒。

3. 低氯血症和低钾血症　正常情况下，肾近端小管前半段不进行 Cl^- 重吸收，所以在近端小管后半段，管腔液中 Cl^- 浓度高于上皮细胞内，Cl^- 顺浓度梯度被重吸收。血 Cl^- 降低时，管腔液中与上皮细胞内 Cl^- 浓度差减小，因而 Cl^- 的重吸收减少。由于此处 Na^+ 的重吸收依赖于 Cl^- 重吸收所形成的电位差，故 Na^+ 重吸收也减少。在髓襻升支粗段和远端小管起始段，Na^+ 和 Cl^- 均以同向转运体的方式被重吸收，因此缺 Cl^- 时，Na^+ 的重吸收也受到影响。此时到达远端小管和集合管的尿液增多，Na^+ 含量增高，肾小管对 Na^+ 的重吸收增多，管腔中的负电位及尿流速度加快均促进这部分肾小管闰细胞泌 H^+ 和主细胞泌 K^+，使入血的 HCO_3^- 增多，形成碱中毒。

低钾血症时因细胞外液 K^+ 浓度降低，引起细胞内 K^+ 向细胞外转移，作为交换，细胞外的 H^+ 移入细胞内，导致细胞外 pH 升高；另外，肾小管上皮细胞内 K^+ 含量减少，而 H^+ 含量增加，导致肾小管上皮细胞 H^+ 排出增多，造成碱中毒。此时患者尿液呈酸性。

(二) 分类

通常按给予生理盐水后代谢性碱中毒能否能被纠正而将其分为两类，即盐水反应性碱中毒(saline-responsive alkalosis)和盐水抵抗性碱中毒(saline-resistant alkalosis)。

1. 盐水反应性碱中毒　呕吐、胃液吸引及应用利尿剂时，往往伴随有效循环血量不足和低氯，给予等张或半张的盐水来扩充细胞外液，补充 Cl^- 能促进过多的 HCO_3^- 经肾排出或减少 HCO_3^- 生成，使碱中毒得到纠正。

2. 盐水抵抗性碱中毒 常见于全身性水肿、原发性醛固醇增多症，严重低钾血症及皮质醇增多症等。碱中毒主要由盐皮质激素和低 K^+ 所引起，这种碱中毒患者给予盐水没有治疗效果。

（三）机体的代偿调节

如同代谢性酸中毒，急性代谢性碱中毒主要依赖细胞内、外缓冲系统和肺进行调节；而慢性代谢性碱中毒则主要依赖于肾脏进行调节。

1. 细胞内、外缓冲系统的调节作用 代谢性碱中毒时，细胞外液中增多的 OH^- 立即被以 H_2CO_3 为主的弱酸缓冲。数小时后，部分 H^+ 以离子交换方式从细胞内移出，细胞外液 K^+ 进入细胞内。

2. 肺的调节作用 血液 H^+ 浓度降低数分钟后，即可降低呼吸中枢兴奋性，呼吸变浅变慢，肺的通气量下降，$PaCO_2$ 或血浆 H_2CO_3 继发性升高，使 pH 有所降低。但通气下降往往伴有 PaO_2 降低，其可通过对呼吸中枢的兴奋作用，限制 $PaCO_2$ 过度升高，因而代谢性碱中毒呼吸系统代偿是有限度的，其上限通常不能超过 55 mmHg。

3. 肾的调节作用 代谢性碱中毒时，肾小管上皮细胞中的碳酸酐酶和谷氨酰胺酶活性降低，使肾小管泌 H^+ 和泌 NH_4^+ 减少，抑制 HCO_3^- 的重吸收和生成，使血浆 HCO_3^- 浓度有所下降。这种代偿作用一般需要几天才能达高峰，因此肾的调节主要在慢性碱中毒时发挥代偿作用。应该注意的是，在缺氯、缺钾和醛固酮分泌增多所致的代谢性碱中毒时，因肾泌 H^+ 增多，尿液呈酸性。

代谢性碱中毒的血气分析参数如下：由于 HCO_3^- 升高，所以 AB、SB、BB 均升高，BE 正值加大，pH 升高，通过呼吸代偿，$PaCO_2$ 继发性升高，AB＞SB。

（四）对机体的影响

轻度代谢性碱中毒患者通常无症状，或出现与细胞外液量减少、低钾血症等相关症状。中枢神经系统功能紊乱等临床表现往往见于严重的代谢性碱中毒。

1. 中枢神经系统功能改变 碱中毒时，由于 γ 氨基丁酸转氨酶活性增强，而谷氨酸脱羧酶活性降低，故抑制性神经递质 γ 氨基丁酸分解加强而生成减少，其对中枢神经系统抑制作用减弱，因而患者有烦躁不安、精神错乱、谵妄、意识障碍等中枢神经系统等症状。

2. 氧离曲线左移 血液 pH 升高可使血红蛋白与 O_2 的亲和力增强，以致血红蛋白不易将结合的 O_2 释出，造成组织供氧不足。

3. 神经肌肉兴奋性增高 碱中毒时，由于 Ca^{2+} 与血浆蛋白亲和力增加，使血浆游离 Ca^{2+} 减少，神经肌肉的兴奋性增高，表现为腱反射亢进、惊厥和手足搐搦等。

4. 低钾血症 碱中毒时，细胞外 H^+ 浓度降低，细胞内 H^+ 移出细胞，作为交换，细胞外 K^+ 进入细胞内；另一方面，肾小管上皮细胞 H^+ 含量减少而 K^+ 含量增加，因此肾小管排 H^+ 减少而排 K^+ 增加，导致低钾血症。

（五）防治的病理生理基础

代谢性碱中毒治疗原则包括病因学治疗及设法去除细胞外液中的 HCO_3^-。对于盐水反应性代谢性碱中毒，给予等张（0.9%）或半张（0.45%）的生理盐水即可恢复血浆 HCO_3^- 浓度。对于伴有高度缺钾患者，可考虑补充 KCl。严重代谢性碱中毒时，可直接给予盐酸进行治疗，HCl 在体内被缓冲后生成 H_2CO_3 和 NaCl，即 $HCl+NaHCO_3 \longrightarrow NaCl+H_2CO_3$。对于盐水抵抗性碱中毒，可考虑应用碳酸酐酶抑制剂乙酰唑胺，由于乙酰唑胺可抑制肾小管上皮细胞内的碳酸酐酶活性，故能减少肾小管对 HCO_3^- 重吸收。肾上腺皮质激素过多引起的代谢性碱中毒，可使用抗醛固酮药物，如果伴有缺 K^+，应适当补 K^+。

四、呼吸性碱中毒

呼吸性碱中毒(respiratory alkalosis)指肺通气过度引起的血浆 $PaCO_2$(或 H_2CO_3 浓度)降低伴有 pH 升高为特征的酸碱平衡紊乱。

(一) 原因和机制

呼吸性碱中毒由各种原因所致的肺通气过度引起。

1. 呼吸中枢过度兴奋　中枢神经系统疾病如脑炎和脑外伤、水杨酸和氨盐类药物、败血症、发热、疼痛等因素均可直接兴奋呼吸中枢导致肺通气量过度增加。

2. 低氧血症和肺疾患　吸入气氧分压过低情况下,降低的 PaO_2 可通过外周化学感受器兴奋呼吸中枢;某些肺疾病亦可反射性引起呼吸中枢兴奋。

3. 呼吸机使用不当　可因通气量过大而引起呼吸性碱中毒。

4. 精神、心理因素　常见于焦虑、癔病等情况。

(二) 分类

呼吸性碱中毒按发病进程可分为急性呼吸性碱中毒和慢性呼吸性碱中毒。

1. 急性呼吸性碱中毒　一般指 $PaCO_2$ 在 24 h 内急剧下降而导致 pH 升高。例如高热、呼吸机使用不当、低氧血症等。

2. 慢性呼吸性碱中毒　常见于慢性颅脑疾病与肺部疾病等因素所引起的持久的 $PaCO_2$ 下降而导致 pH 升高。

(三) 机体的代偿调节

如同呼吸性酸中毒,呼吸性碱中毒主要靠非碳酸氢盐缓冲系统和肾来进行代偿调节。

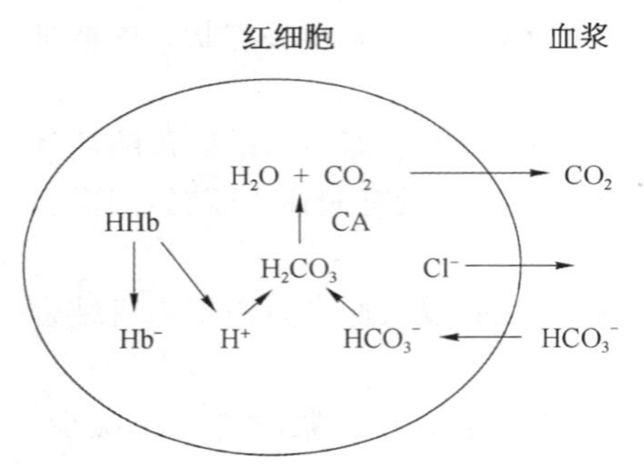

图 3-4　呼吸性碱中毒时血红蛋白缓冲过程示意图

1. 急性呼吸性碱中毒　由于肾的调节作用发生较慢,因此急性呼吸性碱中毒主要靠细胞内缓冲系统进行调节。急性呼吸性碱中毒时,H^+ 从细胞内移出至细胞外并与 HCO_3^- 结合,因而血浆 HCO_3^- 浓度下降,H_2CO_3 浓度有所回升,有利于维持 HCO_3^- 与 H_2CO_3 的比值。另一方面部分 HCO_3^- 进入红细胞,Cl^- 和 CO_2 逸出红细胞,促使血浆 HCO_3^- 降低,H_2CO_3 回升。由于此时肺、肾脏及碳酸氢盐缓冲系统均无法发挥调节作用,因此 pH 往往高于正常值,呈失代偿状态(图 3-4)。

2. 慢性呼吸性碱中毒　肾小管上皮细胞内碳酸酐酶和谷氨酰胺酶活性降低,抑制肾小管上皮细胞泌 H^+ 和 NH_4^+,减少 HCO_3^- 入血,降低血浆 HCO_3^- 浓度。这个调节过程较为缓慢,需几天时间才能达到完善。

呼吸性碱中毒血气分析的参数变化如下:由于 $PaCO_2$(H_2CO_3 浓度)降低,pH 升高。通过肾等代偿后,代谢性指标继发性降低,AB、SB、BB 值均降低,AB<SB,BE 负值加大。

(四) 对机体的影响

如同代谢性碱中毒,呼吸性碱中毒也可引起神经肌肉兴奋性增高(血浆游离 Ca^{2+} 减少)、氧离曲线左移及低钾血症等临床表现。由于低碳酸血症可引起脑血管收缩,因此呼吸性碱中毒引起的中枢神经系统功能障碍除与碱中毒对脑功能直接损伤有关外,还与脑血流量减少有关。

(五) 防治的病理生理基础

在病因学治疗的基础上，急性呼吸性碱中毒患者必要时可吸入含5%CO_2的混合气体或用塑料袋罩于患者口鼻上使其反复吸入呼出的CO_2以维持血浆H_2CO_3浓度。

第四节 混合性酸碱平衡紊乱

指患者体内同时存在两种或三种单纯性酸碱平衡紊乱。

一、双重性酸碱平衡紊乱

双重性酸碱平衡紊乱(double acid-base disorders)指机体同时存在两种单纯性酸碱平衡紊乱。由于呼吸性酸中毒不能与呼吸性碱中毒同时发生，因此共有5种不同的组合的形式。通常将两种酸中毒或两种碱中毒合并存在，使pH向同一方向移动的情况称为酸碱一致性酸碱平衡紊乱，包括呼吸性酸中毒合并代谢性酸中毒、呼吸性碱中毒合并代谢性碱中毒；如果是一种酸中毒与一种碱中毒合并存在，使pH朝相反方向移动，称为酸碱混合性酸碱平衡紊乱，包括呼吸性酸中毒合并代谢性碱中毒、代谢性酸中毒合并呼吸性碱中毒、代谢性酸中毒合并代谢性碱中毒。

(一) 酸碱一致性酸碱平衡紊乱

酸碱一致性酸碱平衡紊乱的重要特点是$PaCO_2$与HCO_3^-变化方向相反。

1. 呼吸性酸中毒合并代谢性酸中毒

(1) 原因：是临床上常见的一种混合性酸碱平衡紊乱类型。常见于心跳和呼吸骤停、急性肺水肿、严重慢性阻塞性肺疾病、糖尿病酮症酸中毒患者因肺部感染合并呼吸衰竭等。

(2) 特点：由于呼吸性和代谢性因素指标均朝酸性方面变化，因此HCO_3^-减少时呼吸不能代偿，$PaCO_2$增多时，肾也不能代偿，两者不能相互代偿，呈严重失代偿状态，pH明显降低。患者SB、AB及BB均降低、AB>SB、血浆K^+浓度升高，AG增大。

2. 代谢性碱中毒合并呼吸性碱中毒

(1) 原因：常见于高热伴呕吐患者。此外肝功能衰竭、败血症和严重创伤的患者分别因高血氨、细菌毒素和疼痛刺激呼吸中枢而发生通气过度，如果合并利尿剂应用不当或呕吐，即可发生代谢性碱中毒合并呼吸性碱中毒。

(2) 特点：因呼吸性和代谢性因素指标均朝碱性方面变化，$PaCO_2$降低，血浆HCO_3^-浓度升高，两者之间看不到相互代偿的关系，呈严重失代偿状态，pH明显升高。SB、AB、BB均升高，AB<SB，血浆K^+浓度降低。

(二) 酸碱混合性酸碱平衡紊乱

在酸碱混合性酸碱平衡紊乱中，$PaCO_2$与$H_2CO_3^-$变化方向一致。

1. 呼吸性酸中毒合并代谢性碱中毒

(1) 原因：常见于慢性阻塞性肺疾病合并呕吐或因心力衰竭而应用大量利尿剂。

(2) 特点：$PaCO_2$和血浆HCO_3^-浓度均升高而且升高的程度均已超出彼此正常代偿范围，AB、SB、BB均升高，BE正值加大，pH变动不大。

2. 代谢性酸中毒合并呼吸性碱中毒

(1) 原因：常见于糖尿病、肾功能衰竭、休克及心肺疾病等危重患者伴有发热或机械通气过度；慢性肝病(高血氨)伴有肾功能衰竭、水杨酸盐中毒等。

(2) 特点：HCO_3^-和$PaCO_2$均降低，两者不能相互代偿，均小于代偿的最低值，AB、SB、BB均降低，BE负值加大，pH变动不大。

3. 代谢性酸中毒合并代谢性碱中毒

(1) 原因:常见于尿毒症或糖尿病伴有频繁呕吐、严重胃肠炎时呕吐加严重腹泻并伴有低钾和脱水等。

(2) 特点:由于导致血浆 HCO_3^- 升高和降低的原因同时存在,彼此相互抵消,常使血浆 HCO_3^- 及血液 pH 在正常范围内,$PaCO_2$ 也常在正常范围内或略高略低变动。

由于单纯性酸碱平衡紊乱经机体代偿后,$PaCO_2$ 与 HCO_3^- 也出现方向一致性变化,因此机体是否发生酸碱混合性酸碱平衡紊乱,需要从代偿预计值和代偿限度来进一步分析判断。采用代偿预计值公式计算后,如果 $PaCO_2$ 或 HCO_3^- 的变化幅度在代偿预计范围内则是单纯性酸碱平衡紊乱,如超过代偿范围即为混合性酸碱平衡紊乱(表 3-1)。

表 3-1 常用单纯性酸碱失衡的预计代偿公式

原发失衡	原发变化	继发代偿	预计代偿公式	代偿时限	代偿极限
代谢性酸中毒	$[HCO_3^-]\downarrow$	$PaCO_2\downarrow$	$\Delta PaCO_2\downarrow=1.2\Delta[HCO_3^-]\pm2$	12～24 h	10 mmHg
代谢性碱中毒	$[HCO_3^-]\uparrow$	$PaCO_2\uparrow$	$\Delta PaCO_2\uparrow=0.7\Delta[HCO_3^-]\pm5$	12～24 h	55 mmHg
呼吸性酸中毒	$PaCO_2\uparrow$	$[HCO_3^-]\uparrow$			
急性			$\Delta[HCO_3^-]=0.1\Delta PaCO_2\pm1.5$	数分钟	30 mmol/L
慢性			$\Delta[HCO_3^-]=0.35\Delta PaCO_2\pm3$	3～5 d	42～45 mmol/L
呼吸性碱中毒	$PaCO_2\downarrow$	$[HCO_3^-]\downarrow$			
急性			$\Delta[HCO_3^-]=0.2\Delta PaCO_2\pm2.5$	数分钟	18 mmol/L
慢性			$\Delta[HCO_3^-]=0.5\Delta PaCO_2\pm2.5$	3～5 d	12～15 mmol/L

注:有"Δ"者为变化值,无"Δ"表示绝对值;代偿极限:指单纯性酸碱失衡代偿所能达到的最小值或最大值;代偿时限:指体内达到最大代偿反应所需的时间。

AG 增高型的代谢性酸中毒合并代谢性碱中毒时,可通过计算 AG 值来进行判断。但 AG 正常型代谢性酸中毒合并代谢性碱中毒则无法采用血气指标来分析,需结合病史全面判断。

二、三重性酸碱平衡紊乱

同样由于呼吸性酸中毒和呼吸性碱中毒不能同时存在,因此三重性酸碱平衡紊乱只存在两种类型,即呼吸性酸中毒合并代谢性酸中毒和代谢性碱中毒;呼吸性碱中毒合并代谢性酸中毒和代谢性碱中毒。三重性酸碱平衡紊乱比较复杂,必须结合病史,利用血气指标进行综合分析。由于 AG 值升高在临床上常可用来判断代谢性酸中毒,因此在病情较为复杂的患者,计算 AG 值能将潜在的代谢性酸中毒显露出来。

复 习 题

【A 型题】

1. 细胞外液中含量最高的缓冲系统是: ( )

A. 血红蛋白缓冲系统 B. 氧合血红蛋白缓冲系统 C. 血浆蛋白缓冲系统

D. 碳酸氢盐缓冲系统 E. 磷酸盐缓冲系统

2. 下列为反映呼吸性因素的指标的是： （ ）
A．AG B．动脉血 CO_2 分压 C．缓冲碱
D．碱剩余 E．标准碳酸氢盐
3. 下列情况能引起酮症酸中毒的是： （ ）
A．乙醇中毒 B．休克 C．过量摄入阿司匹林
D．CO 中毒 E．严重肾功能衰竭
4. 机体代谢过程中产生最多的酸性物质是： （ ）
A．碳酸 B．丙酮酸 C．硫酸 D．磷酸 E．乙酰乙酸
5. $PaCO_2$ 高于正常表明可能有： （ ）
A．AG 正常型代谢性酸中毒 B．呼吸性酸中毒 C．呼吸性碱中毒
D．AG 增高型代谢性酸中毒 E．高钾血症
6. 下列情况可引起 AG 增高型代谢性酸中毒的是： （ ）
A．严重腹泻 B．肾小管酸中毒 C．过量摄入含氯药物
D．应用碳酸酐酶抑制剂 E．水杨酸中毒
7. AG 值升高在临床上可用来判断： （ ）
A．代谢性酸中毒 B．呼吸性酸中毒 C．盐水反应性代谢性碱中毒
D．呼吸性碱中毒 E．盐水抵抗性代谢性碱中毒
8. AG 正常性代谢性酸中毒可见于： （ ）
A．心跳骤停 B．饥饿 C．严重的肾功能障碍
D．腹泻 E．摄入大量阿司匹林
9. 下列情况通常不会引起代谢性酸中毒的是： （ ）
A．过量摄入阿司匹林 B．休克 C．呕吐
D．乙醇中毒 E．严重肾功能衰竭
10. 下列不是代谢性酸中毒的临床表现的是： （ ）
A．心律失常 B．心肌收缩力下降 C．意识障碍
D．氧解离曲线左移 E．血管扩张，血压下降
11. 慢性呼吸性碱中毒机体主要的代偿方式是： （ ）
A．细胞外缓冲 B．肺的代偿调节 C．细胞内缓冲
D．骨骼缓冲 E．肾的代偿调节
12. 下列不是呼吸性酸中毒的病因的是： （ ）
A．呼吸中枢麻痹 B．呼吸肌麻痹 C．气道阻塞
D．低氧血症 E．气胸
13. 急性呼吸性酸中毒时，机体主要的代偿方式是： （ ）
A．细胞外缓冲 B．肺的代偿调节 C．细胞内缓冲
D．骨骼缓冲 E．肾的代偿调节
14. 代谢性碱中毒常伴有下列哪种紊乱： （ ）
A．低钾血症 B．高钾血症 C．低钠血症
D．高钠血症 E．水肿
15. 下列通常不会引起呼吸性碱中毒的是： （ ）
A．低氧血症 B．呕吐 C．疼痛 D．发热 E．水杨酸中毒
16. 碱中毒时出现手足搐搦是因为： （ ）
A．血清 K^+ 减少 B．血清 Cl^- 减少 C．血清 Na^+ 减少

D．血清 Ca^{2+} 减少　　E．血清 Mg^{2+} 减少

17. 下列情况不会引起代谢性碱中毒的是：（　）
A．皮质醇增多症　　B．大量使用噻嗪类利尿剂　　C．高钾血症
D．醛固酮增多　　E．剧烈呕吐

18. 下列情况可引起盐水反应性碱中毒的是：（　）
A．严重低钾血症　　B．醛固酮增多　　C．长期使用呋塞米
D．皮质醇增多症　　E．全身性水肿

19. 高钾血症常伴有：（　）
A．AG 正常型代谢性酸中毒　　B．AG 增高型代谢性酸中毒　　C．盐水反应性代谢性碱中毒
D．盐水抵抗性代谢性碱中毒　　E．呼吸性碱中毒

20. 血气分析测定结果为 $PaCO_2$ 降低，而 HCO_3^- 升高，可诊断为：（　）
A．呼吸性酸中毒　　B．呼吸性碱中毒
C．代谢性酸中毒　　D．呼吸性碱中毒合并代谢性酸中毒
E．呼吸性碱中毒合并代谢性碱中毒

【名词解释】

1. 标准碳酸氢盐　2. 实际碳酸氢盐　3. 缓冲碱　4. AG　5. 代谢性酸中毒
6. 呼吸性酸中毒　7. 代谢性碱中毒　8. 呼吸性碱中毒

【简答题】

1. 简述代谢性酸中毒对心血管系统的影响。
2. 简述代谢性碱中毒对机体的影响。
3. 简述呕吐引起代谢性碱中毒的机制。
4. 简述长期应用利尿剂引起代谢性碱中毒的机制。
5. 简述酸中毒常伴有高钾血症的机制。

第四章
缺　　氧

导　学

内容及要求

本章内容总共包括4个部分，常用的血氧指标及其意义、缺氧的类型、原因和发病机制、缺氧对机体的影响以及缺氧治疗的病理生理基础。

常用的血氧指标包括血氧分压、血氧容量、血氧含量和血红蛋白氧饱和度。在学习中，应掌握这些指标的概念；熟悉这些指标的意义、影响因素及缺氧过程中这些指标的变化。

缺氧的类型、原因和发病机制这部分内容主要介绍4种类型的缺氧，包括低张性缺氧、血液性缺氧、循环性缺氧和组织性缺氧。在学习中应掌握4种类型缺氧的基本概念、发病原因和机制；熟悉各型缺氧时血氧变化特点。

缺氧对机体的影响主要介绍了缺氧时呼吸系统、循环系统、血液系统、中枢神经系统以及组织细胞的变化。在学习中应熟悉缺氧时这些系统发生的代偿性反应；了解缺氧对这些系统所造成的损伤。

缺氧治疗的病理生理基础这部分内容应了解氧疗、氧中毒的概念与氧疗的意义。

重点、难点

本章重点内容包括缺氧的概念、常用血氧指标的概念及其意义、缺氧的类型、原因机制和血氧变化特点及缺氧时机体的代偿性反应。本章难点内容为各型缺氧时血氧变化特点、缺氧机制与缺氧对循环系统的影响。

- 常用的血氧指标及其意义
- 缺氧的类型、原因和发病机制
- 缺氧对机体的影响
- 缺氧治疗的病理生理基础

氧是生命活动所必需的物质。因组织供氧减少或利用氧障碍引起细胞代谢、功能和形态结构异常变化的病理过程称为缺氧(hypoxia)。成年人安静状态下每分钟需氧量约为250 ml，而体内储存的氧量约有1 500 ml，因此机体在停止氧气供应状态下数分钟内即可死亡。缺氧是临床多种疾病中基本的病理过程，是造成细胞损伤最常见的原因。

第一节　常用的血氧指标及其意义

一般来说，判断组织获得和利用氧的状态要检测两方面因素：组织的供氧量和组织的耗氧量。

组织的供氧量 = 动脉血氧含量 × 组织血流量

组织的耗氧量 =（动脉血氧含量 − 静脉血氧含量）× 组织血流量

临床上常用一些血氧指标来反映组织供氧和耗氧量的变化，为了更好地了解机体氧的获得和消耗，测量血氧指标是必要的。

一、血氧分压

血氧分压（partial pressure of oxygen，PO_2）为物理溶解于血液中的氧所产生的张力。正常人动脉血氧分压（arterial partial pressure of oxygen，PaO_2）约为 100 mmHg；静脉血氧分压（venous partial pressure of oxygen，PvO_2）约为 40 mmHg。动脉血氧分压主要取决于吸入气体的氧分压和外呼吸功能，是氧向组织弥散的动力因素；静脉血氧分压主要取决于组织摄氧和用氧的能力，是反映内呼吸功能状态的血氧指标。

二、血氧容量

血氧容量（oxygen binding capacity in blood，CO_2max）指 100 ml 血液中的血红蛋白（hemoglobin，Hb）被氧充分饱和时最大的携氧量。血氧容量主要取决于单位容量血液中所含血红蛋白的数量，此外血红蛋白与氧结合能力的改变也可影响血氧容量。血氧容量的高低反映血液携氧能力的强弱，在血红蛋白被氧充分饱和时，1 g 血红蛋白可结合 1.34 ml 氧，按 100 ml 血液中含 15 g 血红蛋白计算，血氧容量的正常值约为 20 ml/dl。

三、血氧含量

血氧含量（oxygen content in blood，CO_2）为 100 ml 血液的实际携氧量，包括血红蛋白结合的氧量和血浆中物理溶解的氧量。当血氧分压为 100 mmHg 时，由于物理溶解氧的量仅有 0.14 mmol/L，一般可以忽略不计，故血氧含量主要是指 100 ml 血液中的血红蛋白结合的氧量。正常人动脉血氧含量（CaO_2）约为 8.47 mmol/L；静脉血氧含量（CvO_2）约为 6.24 mmol/L。血氧含量主要取决于血氧分压和血氧容量。

动-静脉血氧含量差不是血氧指标而是计算值，是动脉血氧含量减去静脉血氧含量的差值，差值的变化主要反映组织从单位容积血液内摄取氧的量和组织对氧利用的能力。正常时约为 2.23 mmol/L。

四、血红蛋白氧饱和度

血红蛋白氧饱和度（oxygen saturation of Hb，SO_2）是指血红蛋白与氧结合的百分数，简称血氧饱和度。

$$SO_2 = (\text{血氧含量} - \text{物理溶解的氧量}) / \text{血氧容量} \times 100\%$$

正常动脉血氧饱和度（SaO_2）为 95%～97%；静脉血氧饱和度（SvO_2）为 75%。血红蛋白氧饱和度主要取决于血氧分压，两者的关系可用氧合血红蛋白解离曲线表示。

P_{50} 指血红蛋白氧饱和度为 50% 时的氧分压，正常值为 26～27 mmHg，是反映血红蛋白与氧亲和力的指标。P_{50} 增大反映血红蛋白与 O_2 的亲和力减小，此时氧解离曲线向右移动；相反，P_{50} 减小

反映血红蛋白与 O_2 的亲和力增大，氧解离曲线向左移动。

当红细胞内 2,3-二磷酸甘油酸(2,3-diphosphoglyceric acid, 2,3-DPG)增多、酸中毒、CO_2 增多及血液温度升高时，血红蛋白与氧的亲和力降低，氧解离曲线右移，P_{50} 增加；反之氧解离曲线则左移(图 4-1)。

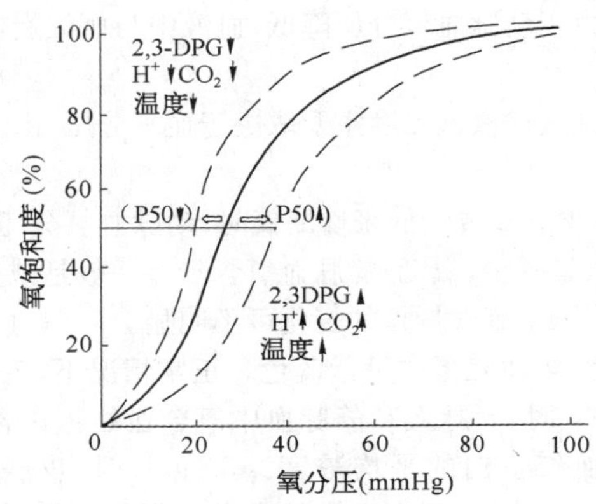

图 4-1 氧离曲线及其影响因素

第二节 缺氧的类型、原因和发病机制

空气中的氧被机体细胞利用要经过外呼吸、血液携氧、循环运氧和组织利用氧(内呼吸)等环节，其中任一环节发生障碍，均可以引起缺氧，分别称之为低张性缺氧、血液性缺氧、循环性缺氧和组织性缺氧。

一、低张性缺氧

低张性缺氧(hypotonic hypoxia)，又称为乏氧性缺氧(hypoxic hypoxia)，其基本特征为动脉血氧分压降低。

(一) 原因

1. 外环境氧分压过低 常见于久居平原的人突然到海拔 3 000～4 000 m 以上的高原或高空。大气压随着海拔的升高而降低，吸入气中的氧分压(PiO_2)也随之降低。另外，通气不良的矿井或坑道中也可因 PiO_2 降低而发生低张性缺氧。PiO_2 过低进而导致肺泡氧分压(P_AO_2)及 PaO_2 降低，使氧由血液向组织弥散的速度减慢，导致组织细胞氧供应不足。因吸入过低氧分压气体所引起的缺氧，也称为大气性缺氧(atmospheric hypoxia)。

2. 外呼吸功能障碍 常见于各种原因引起的肺通气障碍和肺换气障碍(详见呼吸衰竭)。肺通气障碍可引起外界氧进入肺泡减少；肺换气功能障碍则导致氧由肺泡扩散到血液中减少。肺通气和肺换气均导致 PaO_2 降低，又称为呼吸性缺氧(respiratory hypoxia)。

3. 静脉血掺入动脉血中 见于右向左分流的先天性心脏病(如法洛四联症)，因室间隔缺损伴有肺动脉狭窄或肺动脉高压，使得右心室的压力高于左心室，右心室中的静脉血可通过室间隔缺损直接掺入左心室的动脉血中，导致 PaO_2 降低。

(二) 血氧变化的特点及缺氧的机制

1. 动脉血氧分压降低 动脉血氧分压主要取决于吸入气体的氧分压和外呼吸功能。由于吸入气体的氧分压降低和(或)外呼吸功能障碍,使弥散入动脉血中的氧减少,血液中物理溶解的氧量也减少,导致动脉血氧分压降低。

2. *血氧容量正常或增加* 低张性缺氧时,因血红蛋白通常没有发生变化,因此血氧容量一般可在正常范围内;但慢性缺氧时,患者常常会因为红细胞和血红蛋白代偿性增多而使血氧容量增加。

3. *动脉血氧含量减少* 由于动脉血氧分压降低,血液中与血红蛋白结合的氧量减少,导致动脉血氧含量减少。

4. *血氧饱和度降低* 血红蛋白氧饱和度主要取决于血氧分压,由于动脉血氧分压降低,故血氧饱和度降低。

5. *动-静脉血氧含量差减少或正常* 低张性缺氧时,动脉血氧分压降低,动脉血氧含量减少,使同等量的血液向组织弥散的氧量减少,故动-静脉血氧含量差一般是减少的。但慢性缺氧时,组织利用氧的能力代偿性增强,动-静脉血氧含量差的变化可不明显。

氧合血红蛋白呈鲜红色,脱氧血红蛋白呈紫蓝色。正常情况下,毛细血管中脱氧血红蛋白的平均浓度为 2.6 g/dl。低张性缺氧时,动脉血和静脉血中氧合血红蛋白含量降低,而脱氧血红蛋白增多。当毛细血管血液中脱氧血红蛋白的平均浓度>50 g/L 时,皮肤和黏膜呈青紫色,称为发绀(cyanosis)。发绀是低张性缺氧的表现,但有发绀的患者也可无缺氧,如真性红细胞增多症患者,由于血红蛋白异常增多,使毛细血管内脱氧血红蛋白含量很容易超过 50 g/L,故易出现发绀而无缺氧症状。

二、血液性缺氧

血液性缺氧(hemic hypoxia)是指由于血红蛋白数量减少或性质改变,以致血液携带氧的能力降低或血红蛋白结合的氧不易释出所引起的缺氧。血液性缺氧时由于外呼吸功能正常,患者动脉血氧分压也在正常范围内,故又称为等张性缺氧(isotonic hypoxia)。

(一) 原因

1. *贫血* 各种原因引起严重贫血时,红细胞数量和血红蛋白含量减少,血液携氧量降低,以致细胞的氧供应不足,又称为贫血性缺氧(anemic hypoxia)。

2. *一氧化碳中毒* 一氧化碳(carbon monoxide, CO)中毒可引起缺氧,其机制如下。①CO 可与血红蛋白结合生成碳氧血红蛋白(carboxy hemoglobin, HbCO)。CO 与 Hb 结合速率为 O_2 与 Hb 结合速率的 1/10,但碳氧血红蛋白的解离速度却是氧合血红蛋白的解离速度的 1/2 100,因此 CO 与 Hb 的亲和力是 O_2 与 Hb 的亲和力的 210 倍。当吸入气中含有 0.1%的 CO 时,血液中约有 50%的 Hb 与 CO 形成碳氧血红蛋白而失去携带氧的能力。②当 CO 与 Hb 分子的 4 个血红素中的一个结合后,将增加其余 3 个血红素对氧的亲和力,使 Hb 中已结合的氧释放减少。③CO 还能抑制红细胞内糖酵解,使 2,3 - DPG 生成减少,氧离曲线左移。

3. *高铁血红蛋白血症* 临床上常见于亚硝酸盐、硝基苯、过氯酸盐、磺胺等氧化剂中毒。血红素中的二价铁在氧化剂的氧化作用下可转化成三价铁,形成高铁血红蛋白($Hb\text{-}Fe^{3+}\text{-}OH$, methemoglobin)。正常情况下,血液中也不断生成少量的高铁血红蛋白,但可以通过血液中还原剂如 NADH、维生素 C 和还原型谷胱甘肽等物质不断将高铁血红蛋白还原成二价铁的血红蛋白($Hb-Fe^{2+}$)。高铁血红蛋白中的 Fe^{3+} 因与羟基(—OH)牢固结合而失去携带氧的能力;而且当血红蛋白分子的 4 个二价铁中有一部分被氧化成三价铁后,还可增强其余的二价铁与氧的亲和力,导致氧解离曲线左移,血红蛋白释氧减少。

当食用大量含硝酸盐的腌菜或变质剩菜后,经胃肠道细菌作用将硝酸盐还原成亚硝酸盐,经肠道黏膜吸收后,可使大量血红蛋白氧化成高铁血红蛋白,引起高铁血红蛋白血症,患者皮肤、黏膜呈现咖啡色，称为肠源性发绀(enterogenous cyanosis)。

4. *血红蛋白与氧的亲和力异常增加* 见于输入大量库存血液或碱性液体，也见于某些血红蛋白病。用抗凝剂枸橼酸-葡萄糖液保存3周以上的库存血，无氧糖酵解停止，红细胞内2,3-DPG含量下降，使氧离曲线左移。输入碱性液体也可使氧离曲线左移。某些血红蛋白病，由于基因突变，可导致血红蛋白与氧的亲和力比正常高几倍。血红蛋白与氧的亲和力异常增加，不利于将结合的氧向组织细胞释放，从而引起细胞缺氧。

(二) 血氧变化的特点及缺氧的机制

1. *动脉血氧分压正常* 由于吸入气体的氧分压和外呼吸功能无异常，故动脉血氧分压正常。

2. *血氧容量减少或正常* 贫血、CO中毒及高铁血红蛋白血症时，能够结合氧的血红蛋白数量均减少，因而血氧容量降低。但CO中毒时，由于血液样本在体外被氧进行了充分平衡，氧已完全竞争取代CO，碳氧血红蛋白则均转变为氧合血红蛋白，所以在体外检测时血氧容量可显示正常。Hb与O_2亲和力增强引起缺氧时，血氧容量并不降低。

3. *动脉血氧含量减少* 贫血、CO中毒及高铁血红蛋白血症时，血氧容量降低，以致动脉血氧含量减少。血红蛋白与氧亲和力增强引起缺氧时，由于血氧容量并不降低，因此此时动脉血氧含量也未减少。

4. *动脉血氧饱和度正常* 血液性缺氧时动脉血氧分压正常，故血氧饱和度也正常。

5. *动-静脉血氧含量差下降* 贫血患者虽然动脉血氧分压正常，但由于动脉血氧含量降低，血液流经毛细血管时，血氧分压降低较快，氧向组织弥散的速度也很快减慢，使组织在单位时间内获得的氧减少，动-静脉血氧含量差低于正常。CO中毒和高铁血红蛋白血症时，由于动脉血氧含量明显减少且血红蛋白与氧的亲和力增加，结合的氧不易释放，动-静脉血氧含量差下降。血红蛋白与氧的亲和力异常增加时，血红蛋白结合的氧不易释放，动-静脉血氧含量差也降低。

血液性缺氧时，患者的皮肤、黏膜颜色可有不同表现。严重贫血的患者，由于Hb明显降低，氧合血红蛋白减少，所以皮肤、黏膜颜色较为苍白；CO中毒的患者由于碳氧血红蛋白为鲜红色的，皮肤、黏膜呈现樱桃红色；高铁血红蛋白血症时，由于高铁血红蛋白呈棕褐色，患者的皮肤、黏膜呈咖啡色。贫血、CO中毒及高铁血红蛋白血症时，由于正常血红蛋白数量下降，患者脱氧血红蛋白浓度也不能高于正常。血红蛋白与氧的亲和力增高时，由于血红蛋白结合的氧不易释放，毛细血管中脱氧血红蛋白量少于正常，所以患者皮肤、黏膜也无发绀。

三、循环性缺氧

循环性缺氧(circulatory hypoxia)又称为低动力性缺氧(hypokinetic hypoxia)，是指因组织有效血流量减少引起的组织细胞供氧不足。循环性缺氧还可以分为缺血性缺氧(ischemic hypoxia)和淤血性缺氧(congestive hypoxia)。缺血性缺氧是由于动脉供血不足所致；淤血性缺氧是由于静脉回流受阻所致。

(一) 原因

1. *全身性循环障碍* 主要见于心力衰竭和休克。心力衰竭时，心排血量减少，导致的全身组织细胞缺氧；休克时，全身微循环出现障碍，导致有效循环血量下降，组织细胞缺氧。

2. *局部性循环障碍* 动脉栓塞、动脉粥样硬化或动脉炎可造成动脉狭窄或阻塞，以致组织细胞发生缺血性缺氧；静脉血管栓塞、静脉炎等可导致局部静脉回流障碍，引起该区域发生淤血性缺氧。心、脑等重要部位发生局部性循环障碍可造成严重后果，如心肌梗死、脑血管意外。

(二) 血氧变化的特点及缺氧的机制

1. *动脉血氧分压正常* 循环性缺氧的患者若未累及肺循环，氧可以正常的进入肺毛细血管与血红蛋白结合，因此动脉血氧分压正常。

2. 血氧容量正常　因血红蛋白的质和量均未受到影响，故血氧容量正常。

3. 动脉血氧含量正常　由于动脉血氧分压和血氧容量正常，故动脉血氧含量正常。

4. 动脉血氧饱和度正常　动脉血氧分压正常，因此动脉血氧饱和度也无异常。

5. 动-静脉血氧含量差增大　这是循环性缺氧特征性变化。无论是缺血性还是淤血性循环障碍，患者血流缓慢，使血液流经组织细胞时间延长，细胞从单位容积的血液中摄取的氧量增多，导致静脉血氧含量减少，动-静脉血氧含量差增大。但由于血流速度慢，此时细胞单位时间内获取的氧仍然是减少的。

全身性循环障碍累及肺时，如休克引起的急性呼吸窘迫综合征或左心衰竭引起肺水肿，患者可因外呼吸障碍而合并低张性缺氧，此时患者动脉血氧分压、动脉血氧含量和血氧饱和度均可降低。血液性缺氧时，由于血液淤滞在毛细血管床内，单位容量的血液释放出的氧增加，以致脱氧血红蛋白增多，患者可出现发绀。

四、组织性缺氧

组织性缺氧（histogenous hypoxia）又称为氧利用障碍性缺氧（dysoxidative hypoxia），指在组织供氧正常的情况下，因细胞利用氧发生障碍而导致的缺氧。

（一）原因

1. 组织中毒　因毒性物质抑制细胞生物氧化引起的缺氧又称为组织中毒性缺氧（histotoxic hypoxia），常见于氰化物、砷化物、硫化物及某些药物过量而引起的组织中毒。这些毒性物质可通过干扰、抑制细胞色素氧化酶等生物氧化相关酶类，阻断或抑制呼吸链，导致组织细胞利用氧障碍和ATP生成减少。

2. 维生素缺乏　许多维生素是呼吸链中辅酶的组成成分。如维生素 B_1 是丙酮酸脱氢酶的辅酶成分，维生素 B_2 是黄素酶的辅酶成分，维生素PP是辅酶Ⅰ和辅酶Ⅱ的组成成分。这些维生素严重缺乏时，可使细胞生物氧化受到抑制，ATP生成减少。

3. 线粒体损伤　线粒体是生物氧化的主要场所，多种因素如严重缺氧、细菌毒素、钙超载和大剂量放射线照射等均可以抑制线粒体呼吸功能或造成线粒体结构损伤，导致组织细胞利用氧障碍和ATP生成减少。

（二）血氧变化的特点及缺氧的机制

1. 动脉血氧分压正常　吸入气体的氧分压和外呼吸功能正常，故动脉血氧分压正常。

2. 血氧容量正常　血红蛋白未受影响，因此血氧容量正常。

3. 动脉血氧含量正常　动脉血氧分压和血氧容量正常，因而动脉血氧含量正常。

4. 动脉血氧饱和度正常　动脉血氧分压正常，动脉血氧饱和度正常。

5. 动-静脉血氧含量差减小　由于细胞生物氧化过程受损，组织细胞不能充分利用及摄取氧，故静脉血氧含量高于正常，动-静脉血氧含量差减小，这是组织性缺氧特征性血氧变化。

由于组织细胞摄氧减少，患者毛细血管中氧合血红蛋白增加，脱氧血红蛋白减少，皮肤和黏膜可呈现红色或玫瑰红色，无发绀。

在临床上，某些疾病或病理过程常引起混合性缺氧。例如，心力衰竭引起肺水肿时，即可发生循环性缺氧合并低张性缺氧。感染性休克影响到肺功能时，除可发生循环性缺氧合并低张性缺氧外，还可因细菌毒素损伤细胞而引起组织性缺氧。失血性休克不仅能引起循环性缺氧，大量失血后还可因为贫血造成血液性缺氧。各型缺氧血氧变化特点见表4-1。

表 4-1 各型缺氧的血氧变化特点

缺氧类型	动脉血氧分压	血氧容量	动脉血氧含量	动脉血氧饱和度	动-静脉血氧含量差
低张性缺氧	↓	N或↑	↓	↓	↓或N
血液性缺氧	N	↓或N	↓或N	N	↓
循环性缺氧	N	N	N	N	↑
组织性缺氧	N	N	N	N	↓

注：↓示降低；↑示升高；N示不变。

第三节 缺氧对机体的影响

缺氧对机体的影响取决于缺氧的速度、程度、持续时间及机体的反应性。轻度缺氧主要表现为机体的代偿反应，而重度缺氧因机体代偿不全而造成组织细胞的功能和代谢障碍结构破坏，甚至死亡。急性缺氧时机体因为来不及充分发挥代偿作用，而出现以损伤为主的表现；慢性缺氧时机体表现为代偿反应和缺氧的损伤作用并存。下面主要是以低张性缺氧为例来说明缺氧对机体的影响。

一、呼吸系统的变化

(一) 代偿性反应

肺通气量增加是急性低张性缺氧时机体最重要的代偿反应，其机制与低动脉血氧分压(＜60 mmHg)作用颈动脉体和主动脉体上外周化学感受器有关。外周化学感受器受到刺激后，冲动分别通过窦神经和迷走神经传入延髓，反射性地引起呼吸加深加快，肺通气量增加。例如，久居平原的人刚到达海拔 4 000 m 的高原时(空气氧分压为 98 mmHg，肺泡气氧分压为 50 mmHg 左右)，肺通气量可迅速增加 65%，然而此时通气量增加会使 CO_2 排出增多，引起呼吸性碱中毒，对呼吸中枢产生抑制作用，限制了肺通气量的明显增加。2～3 d 后，肾脏代偿性排出 HCO_3^-，脑脊液中 HCO_3^- 也逐渐通过血脑屏障进入血液，使脑组织 pH 逐渐恢复正常，此时缺氧对呼吸的兴奋作用充分表现出来，肺通气量可达到居住在海平面时的 5～7 倍。

由于肺通气量每增加 1L，呼吸肌耗氧量增加 0.5 ml，因此长期的呼吸运动增强，由于耗氧量增加，显然对机体不利。长期的低张性缺氧时，外周化学感受器的敏感性降低，肺通气反应减弱，肺通气量逐渐下降，因此久居高原后，其肺通气量又会逐渐下降，仅比居住在海平面时高 15%左右。

呼吸运动增强不仅增加肺泡通气量，进而增加动脉血氧分压，还可因胸腔负压增大而促进静脉回流，增加回心血量，使心排血量增加。血液性缺氧和组织性缺氧的患者，由于动脉血氧分压正常，呼吸系统一般不出现代偿反应。循环性缺氧因心排血量减少或腔静脉、右心房淤血，可通过压力感受器反射性的引起呼吸运动增强。

(二) 损伤性变化

1. 高原肺水肿　高原肺水肿(high altitude pulmonary edema，HAPE)指机体进入 4 000 m 高原后 1～4 d 内，出现头痛、胸闷、呼吸困难、发绀、咳嗽、血性泡沫痰，甚至神志不清的临床综合征，病理特点主要呈片状分布的肺泡水肿、微动脉和毛细血管充血。高原性肺水肿发病机制目前仍不清楚，可能与缺氧所引起肺动脉高压和肺微血管壁通透性增高有关。

2. 中枢性呼吸衰竭　低氧对呼吸运动的刺激作用是通过外周化学感受器来实现的，但低氧对中枢的直接作用是抑制。严重缺氧时(PaO_2＜30 mmHg)，缺氧对呼吸中枢的直接抑制作用超过对外周化学感受器的兴奋作用，进而发生中枢性呼吸衰竭，表现为呼吸抑制，呼吸节律和频率不规则，肺通气量减少。

二、循环系统的变化

(一) 代偿性反应

低张性缺氧引起的循环系统的代偿反应，主要表现为心排血量增加、肺血管收缩、血流重新分布和毛细血管增生。

1. *心排血量增加* 心排血量增加提高了组织细胞的供血量，因而使组织细胞的供氧量增加，对急性缺氧有一定的代偿意义。

心排血量增多的机制包括：①心率加快。PaO_2 降低引起肺通气增加时，胸廓运动增强，刺激了肺的牵张感受器，反射性地引起交感神经兴奋，使心率加快。②心肌收缩力增强。交感神经兴奋，儿茶酚胺释放增加，引起正性肌力作用，心肌收缩性增强。③回心血量增多。缺氧时胸廓运动幅度增大，胸腔内负压增加，有利于静脉血回流心脏，使心排血量增多。

2. *肺血管收缩* 当某部分肺泡气氧分压降低时，可引起该部位肺小动脉收缩，使血流转向通气充分的肺泡，这是肺循环特有的生理现象，称为缺氧性肺血管收缩(hypoxic pulmonary vasoconstriction, HPV)。部分肺泡通气不足所引起的肺血管收缩有利于保持这部分肺泡通气和血流相匹配，使血液充分动脉化，因而肺血管收缩是一种代偿性保护。

急性缺氧引起肺血管收缩可能与以下机制有关：①缺氧可引起肺动脉平滑肌细胞 Ca^{2+} 内流增多，肺血管出现收缩。②缺氧时可导致局部缩血管物质释放，如血管紧张素Ⅱ、血栓素 A2 和内皮素等。③缺氧可引起交感神经兴奋。肺血管 α 肾上腺素能受体密度较高，交感神经兴奋可引起肺小动脉收缩。

3. *血流重新分布* 缺氧时心、脑供血量增多，而皮肤、胃肠道、肾脏和骨骼肌血流量减少，这种全身性血流分布的改变，对于保证生命重要器官供氧具有重要意义。血流重新分布的机制如下。①缺氧时交感神经兴奋，儿茶酚胺释放增多。但由于不同器官血管的 α 肾上腺素能受体密度不同，其对儿茶酚胺的反应性也有所差异。例如皮肤、骨骼肌和肾脏的血管 α 肾上腺素受体密度较高，对儿茶酚胺的敏感性较高，这些部位的血管收缩明显，血流量减少，而心、脑的血管对儿茶酚胺则不敏感。②心和脑组织缺氧时局部生成了大量的乳酸、腺苷和 PGI_2 等扩血管物质，从而导致心脑血管扩张，供血增加。③与肺血管不同，缺氧可引起心、脑血管平滑肌细胞 Ca^{2+} 内流减少，心、脑血管出现扩张。

4. *组织毛细血管密度增加* 长期缺氧时，缺氧组织出现毛细血管增生、密度增加，特别是心、脑和骨骼肌的毛细血管增生明显。毛细血管密度增加缩短了氧从血管向细胞弥散的距离，增加了组织细胞的供氧量。毛细血管增生的机制可能与缺氧诱导因子-1(hypoxia inducible factor-1, HIF-1)有关，长期缺氧可诱导 HIF 生成增多，后者可进一步促进血管内皮生长因子(vascular endothelial growth factor, VEGF)生成。

(二) 损伤性变化

1. *肺动脉高压* 慢性阻塞性肺疾病(chronic obstructive pulmonary disease, COPD)等引起慢性缺氧时，肺小动脉持续收缩，导致肺循环阻力增加，形成肺动脉高压，增加右心室后负荷，久之将引起肺源性心脏病。

2. *心肌舒缩功能降低* 严重缺氧可使心肌 ATP 生成减少，能量供应不足，也可使心肌收缩蛋白破坏，心肌挛缩或断裂，以致心肌舒缩功能降低。

3. *心律失常* 严重的动脉血氧分压降低可经颈动脉体反射性地引起迷走神经兴奋，导致窦性心动过缓。缺氧可引起细胞内外离子分布异常，静息膜电位下降，心肌兴奋性和自律性增高，传导性降低，从而发生传导阻滞，甚至心室纤颤等多种心律失常。

4. 回心血量减少　严重缺氧对呼吸中枢表现出直接的抑制作用，使胸廓运动减弱，回心血量减少。另外，缺氧时细胞生成的扩血管物质，如乳酸和腺苷等，可导致血管扩张，血液淤滞，也能引起回心血量减少。

三、血液系统的变化

(一) 代偿性反应

1. 红细胞和血红蛋白增多　久居高原或长期慢性缺氧的人，红细胞和血红蛋白的量增多，其机制与慢性缺氧时肾脏生成和释放促红细胞生成素(erythropoietin, EPO)增加有关。EPO能促进干细胞分化成原红细胞，并促进原红细胞分化、增殖和成熟，加速血红蛋白合成，使骨髓中的网织红细胞和红细胞释放入血。红细胞和血红蛋白的增加可提高血液的携氧能力，增加血氧容量和动脉血氧含量，增强组织细胞氧的供应。

2. 2,3-DPG增多　2,3-DPG是红细胞内无氧糖酵解过程的中间产物(一种不能透过红细胞的有机酸)。在慢性缺氧、贫血等情况时，红细胞内无氧糖酵解增加，2,3-DPG增多，血红蛋白与氧亲和力降低，氧解离曲线右移，有利于红细胞结合的氧向组织细胞释放，改善组织细胞的缺氧状态。

(二) 损伤性变化

血液中红细胞过度增加，可使血液黏滞度增高，导致循环阻力增大，心脏的后负荷增高，严重时可引起心力衰竭。尽管2,3-DPG可通过降低血红蛋白与氧的亲和力，促进氧的释放，但在吸入气氧分压明显降低的情况下，红细胞内过多的2,3-DPG将妨碍血红蛋白与氧结合，使动脉血氧含量过低，导致组织细胞氧供严重不足。

四、中枢神经系统的变化

大脑是对缺氧最为敏感的器官。脑重约为体重的2%，但脑血流量约占心排血量的15%，脑耗氧量约为机体总耗氧量的23%。大脑所需能量主要来自葡萄糖的氧化，而脑内葡萄糖和氧的贮备甚少，如果脑血流完全阻断，数分钟内部分脑细胞就可以发生不可逆的损害。正常人脑静脉血氧分压约为34 mmHg，缺氧时当降至28 mmHg以下可出现精神错乱，降至19 mmHg以下可出现意识丧失，降至12 mmHg时则将危及生命。

缺氧可直接损害中枢神经系统的功能，出现一系列中枢神经功能紊乱的症状。急性缺氧可出现头痛、思维力、记忆力、判断力下降或丧失以及运动不协调，严重时可出现昏迷甚至死亡。慢性缺氧时症状比较缓和，主要表现有易疲劳、注意力不集中和嗜睡等。

五、组织细胞的变化

(一) 代偿性反应

1. 细胞利用氧的能力增强　长期或慢性缺氧时，细胞内线粒体的数目增多，膜的表面积增加，线粒体呼吸链中的细胞色素氧化酶、琥珀酸脱氢酶等活性增高，含量增多，细胞利用氧的能力增强。例如，胎儿在母体内处于相对缺氧的环境，其细胞线粒体的呼吸功能可达成年人的3倍。

2. 糖酵解增强　缺氧时机体各种糖酵解酶的活性增强、数量增加，糖酵解增强。例如，缺氧时，线粒体的有氧代谢发生障碍，ATP生成减少，ATP/ADP比值降低，可激活磷酸果糖激酶(糖酵解的限速酶)，使糖酵解增强；缺氧时丙酮酸氧化脱羧障碍，丙酮酸和NADH增多可使乳酸脱氢酶活性增加。糖酵解过程可产生少量ATP，在一定程度上能够补偿细胞的能量的不足，但酸性产物增加，严重时可引起代谢性酸中毒。

3. *肌红蛋白增加* 慢性缺氧的患者骨骼肌中肌红蛋白(myoglobin, Mb)含量明显增多。肌红蛋白与血红蛋白的结构相似,但肌红蛋白与氧的亲和力明显高于血红蛋白。当氧分压为 40 mmHg 时,血红蛋白的氧饱和度约为 75%,而肌红蛋白的氧饱和度可达 95%;当氧分压降低至 10 mmHg 时,血红蛋白的氧饱和度约为 10%,而肌红蛋白的氧饱和度可达 70%。因此肌红蛋白在氧分压很低时,也能从血液中摄取更多的氧,迅速被氧饱和,增加氧在体内的贮存。当氧分压进一步降低时,肌红蛋白可释放出一定量的氧供组织细胞利用。故慢性缺氧时肌肉中肌红蛋白含量增加,有助于氧的贮备、释放和传送。

4. *低代谢状态* 缺氧可使细胞的耗能过程减弱,如离子泵功能抑制,糖、蛋白质、脂肪的合成减少等,组织细胞处于一种低代谢状态,能量的消耗减少,有利于机体在缺氧时的长期生存。

(二) 损伤性变化

缺氧性细胞损伤主要见于细胞膜、线粒体及溶酶体。

1. *细胞膜的损伤* 细胞缺氧最早发生损伤的部位是细胞膜。细胞膜损伤包括离子泵功能障碍、膜通透性增加、膜流动性下降和膜受体功能障碍等。离子泵功能障碍使离子顺浓度梯度通过细胞膜,继而出现内流、外流、Ca^{2+} 内流和细胞水肿等一系列改变。

(1) Na^+ 内流:缺氧时,ATP 生成减少,Na^+-K^+ 泵功能出现障碍,Na^+ 随着浓度梯度从细胞外流入细胞内,同时导致水伴随着进入细胞内,引起细胞内钠水潴留,细胞肿胀。

(2) K^+ 外流:Na^+-K^+ 泵功能存在障碍时,细胞外 K^+ 不能被泵到胞质内;同时细胞膜通透性增加,细胞内 K^+ 可顺浓度差流出细胞,使细胞外 K^+ 浓度升高。细胞内 K^+ 缺乏,将引起酶的功能障碍及代谢障碍。

(3) Ca^{2+} 内流:细胞内外 Ca^{2+} 浓度相差约 1 000 倍,细胞内低 Ca^{2+} 浓度的维持依赖细胞膜上 Ca^{2+} 泵功能。缺氧时由于 ATP 生成减少,细胞膜钙泵出现功能障碍;细胞膜通透性增加,细胞外 Ca^{2+} 可顺浓度差进入到细胞内,这些都可导致细胞内 Ca^{2+} 浓度升高。细胞内 Ca^{2+} 增加可激活磷脂酶促进膜磷脂的降解,进而损伤细胞膜和细胞器膜;Ca^{2+} 进入线粒体可形成不溶性磷酸钙,抑制呼吸链功能,加重 ATP 生成不足;细胞内 Ca^{2+} 增加还可以激活一些 Ca^{2+} 依赖性蛋白激酶,导致多种细胞损伤和功能障碍,例如,细胞内 Ca^{2+} 超载可通过蛋白激酶激活黄嘌呤氧化酶,促进氧自由基生成。

2. *线粒体的损伤* 缺氧可损伤线粒体,线粒体损伤又可导致缺氧,两者互为因果。细胞内大部分氧在线粒体内进行氧化磷酸化生成 ATP,仅一小部分在线粒体外用于生物合成、降解及生物转化等。轻度缺氧时,线粒体的呼吸功能可出现代偿性增强。严重缺氧则可对线粒体功能、结构造成严重的损伤。缺氧导致的线粒体损伤与缺氧时氧自由基生成及线粒体内 Ca^{2+} 超载等因素有关。

3. *溶酶体的损伤* 缺氧所致的酸中毒和钙超载可激活磷脂酶活性,分解膜磷脂,使溶酶体膜的稳定性降低,膜的通透性增高,严重时可引起溶酶体肿胀、破裂。溶酶体内蛋白水解酶逸出将引起细胞自溶及其周围组织的溶解、坏死;溶酶体酶进入血液循环可破坏多种组织,造成广泛性组织细胞损伤。

第四节 缺氧治疗的病理生理基础

治疗原发病、消除缺氧的原因是缺氧治疗的重要环节,如改善肺的外呼吸功能、应用还原剂促使高铁血红蛋白还原;手术治疗先天性心脏患者及对急性组织性缺氧及时解毒等。

吸氧是治疗缺氧的最基本的方法,对各种类型的缺氧均有一定疗效,但氧疗的效果因缺氧的类型不同而有较大差异。吸氧可以提高肺泡气氧分压,促进氧向血液弥散,提高动脉血氧分压和血氧饱和度,从而增加动脉血氧含量,因此吸氧对低张性缺氧患者最有效。

血液性缺氧、循环性缺氧和组织性缺氧时，患者动脉血氧分压和氧饱和度均正常，吸入高浓度氧可增加物理溶解在血浆内的氧量。对于CO中毒的患者，进入血液的O_2可与CO竞争与Hb结合，加速CO与Hb解离。组织性缺氧时，氧疗可提高血液和组织细胞之间氧分压差，促进氧向组织细胞弥散，具有一定治疗作用。

此外，当吸入气氧分压过高时，可引起组织、细胞损伤，称为氧中毒(oxygen intoxication)。氧中毒的发生取决于氧分压而不是氧浓度。吸入气氧分压过高时，由于血液与组织细胞之间的氧分压差增大，以致氧的弥散速度加快，组织细胞因获得过多的氧而导致氧中毒。目前一般认为氧中毒时细胞受损的机制主要与活性氧(reactive oxygen species，ROS)产生过多有关。

复 习 题

【A 型题】

1. 呼吸功能不全发生的缺氧，其动脉血中最具特征性的变化是：（ ）

A．氧容量降低 B．氧分压降低 C．氧含量降低
D．氧饱和度降低 E．氧解离曲线右移

2. 引起肠源性发绀的原因是：（ ）

A．CO中毒 B．亚硝酸盐中毒 C．氰化物中毒
D．肠系膜血管痉挛 E．肠道淤血水肿

3. 最能反映组织性缺氧的指标是：（ ）

A．血氧容量正常 B．动脉血氧分压降低 C．动脉血氧含量降低
D．静脉血氧含量升高 E．动-静脉血氧含量差增大

4. 大叶性肺炎患者引起低张性缺氧时血氧改变是：（ ）

A．血氧容量降低 B．动脉血氧分压降低 C．静脉血氧含量升高
D．动脉血氧饱和度正常 E．动-静脉血氧含量差增大

5. 贫血患者的血氧指标变化是：（ ）

A．动脉血氧分压降低 B．动脉血氧含量正常 C．动脉血氧饱和度降低
D．血氧容量降低 E．动-静脉血氧含量差增大

6. 健康人进入高原地区或通风不良的矿井发生缺氧的主要原因是：（ ）

A．吸入气氧分压低 B．肺部气体交换差 C．肺循环血流量少
D．血液携氧能力低 E．组织血流量少

7. 下列情况导致的缺氧有发绀的是：（ ）

A．休克 B．贫血 C．CO中毒 D．氰化物中毒 E．亚硝酸盐中毒

8. 急性低张性缺氧时，下列变化通常不会出现的是：（ ）

A．肺的通气量增加 B．心率加快 C．心肌收缩力增强
D．肺血管收缩 E．毛细血管增生

9. 动-静脉血氧含量差增大见于：（ ）

A．心力衰竭 B．慢性阻塞性肺气肿 C．CO中毒
D．氰化物中毒 E．亚硝酸盐中毒

10. 下列可使氧解离曲线右移的是：（ ）

A．2,3-DPG浓度升高 B．血液H^+减少 C．血液CO_2分压降低
D．血液温度降低 E．低钾血症

11. CO中毒造成缺氧类型是： ( )
A．低张性缺氧 B．血液性缺氧 C．缺血性缺氧
D．组织性缺氧 E．淤血性缺氧

12. 慢性缺氧可使红细胞及血红蛋白明显增加的主要机制是： ( )
A．刺激肝脏使促红细胞生成素原生成增加
B．抑制促红细胞生成素降解
C．抑制脾脏和肝脏对红细胞的破坏
D．刺激肾脏近球细胞促红细胞生成素的形成与释放
E．交感神经兴奋，肝脾储血库收缩

13. 严重缺氧致细胞损伤时，细胞膜内外的离子浓度变化为： ( )
A．细胞内 Na^+ 增多 B．细胞外 K^+ 减少 C．细胞内 Ca^{2+} 减少
D．细胞内 K^+ 增多 E．细胞外 Ca^{2+} 增多

14. 吸氧疗法改善下列何种病变引起的缺氧效果最佳： ( )
A．严重缺铁性贫血 B．先天性心脏病而致的右-左分流
C．肺间质纤维化 D．氰化物中毒
E．亚硝酸盐中毒

15. 循环性缺氧患者进行氧疗的主要目的是： ( )
A．提高动脉血氧分压 B．提高肺泡气氧分压 C．提高动脉血氧饱和度
D．增加血浆中溶解的氧 E．促使 CO_2 的排出

16. 以下何种情况时，红细胞内2，3－DPG不增加： ( )
A．阻塞性肺气肿 B．肺水肿 C．肺纤维化
D．心力衰竭 E．严重维生素 B_2 缺乏

17. 血氧容量正常，动脉血氧分压和氧含量正常，静脉血氧分压与氧含量高于正常见于： ( )
A．心力衰竭 B．呼吸衰竭 C．失血性休克
D．氰化物中毒 E．慢性贫血

18. 急性低张性缺氧时机体最重要的代偿方式是： ( )
A．心率加快 B．心肌收缩性增强 C．肺通气量增加
D．脑血流量增加 E．腹腔内脏血流量减少

19. 支气管哮喘引起的缺氧中，下列哪一项血氧指标的变化不存在： ( )
A．动脉血氧分压降低 B．动脉血氧含量降低
C．动脉血氧饱和度正常 D．动、静脉血氧含量差正常或下降
E．静脉血氧分压降低

20. 下列中毒不引起血液性缺氧的是： ( )
A．亚硝酸盐中毒 B．煤气中毒 C．磺胺中毒
D．三氧化二砷中毒 E．过氯酸钾中毒

【名词解释】

1. 缺氧 2. 血氧分压 3. 血氧容量 4. 血氧含量 5. 血红蛋白氧饱和度
6. 肠源性发绀 7. 发绀

【简答题】

1. 缺氧可分为几种类型？各型的血氧变化特点是什么？

2. 简述一氧化碳中毒引起缺氧的机制。
3. 什么是发绀？缺氧患者都会出现发绀吗？
4. 简述高铁血红蛋白血症引起缺氧的机制。
5. 试述缺氧时循环系统的代偿反应。
6. 简述缺氧时组织细胞的代偿反应。

第五章 发　热

- 概述
- 病因和发病机制
- 机体代谢与功能改变
- 防治的病理生理基础

导　学

内容及要求

发热包括4个部分的内容，概述、病因和发病机制、机体代谢与功能改变和防治的病理生理基础。

概述主要介绍了发热、过热的概念，发热与过热、生理性体温升高的区别。在学习中，应掌握发热的概念；熟悉过热的概念；了解发热和过热的区别。

病因和发病机制主要包括发热激活物、内生致热原及发热时的体温调节机制。体温调节机制内容包括体温调节中枢、致热信号传入中枢的途径、发热中枢调节介质和体温调节的方式及发热的时相。在学习中，应掌握发热激活物、内生致热原的概念和种类及体温调节方式和时相；熟悉发热中枢介质的概念和种类；了解致热信号传入中枢的途径。

机体代谢与功能改变主要介绍发热时物质代谢、生理功能和防御功能的改变。在学习中，应熟悉发热时机体物质代谢、生理功能改变；了解机体防御功能的改变。

防治的病理生理基础主要介绍发热的退热原则和退热措施。在学习中，应掌握发热的退热原则；熟悉发热的退热措施。

重点、难点

本章的重点内容包括发热概念、发热激活物、内生致热原的概念和种类、体温调节方式和时相、发热时机体物质代谢、生理功能改变及发热的退热原则。本章难点内容是致热信号传入中枢的途径。

第一节 概 述

相对稳定的体温是人和哺乳类动物适应正常生命活动所必需的。体温调节中枢调控体温的相对稳定性。体温调节的高级中枢位于视前区下丘脑前部（preoptic anterior hypothalamus，POAH），次级中枢位于延髓、脊髓等部位。另外，大脑皮质也参与体温的行为性调节。目前主要以"调定点(set point，SP)"学说来解释体温调节中枢的调节方式。

正常成人体温维持在37℃左右，24 h上下波动不超过1℃。不同部位测量值不同，口腔温度36.7～37.7℃，腋窝温度为36.0～37.4℃，直肠温度为36.9～37.9℃。个体间差异一般也在1℃左右。在致热原作用下，促使体温调节中枢的调定点(set point)上移而引起调节性体温升高，并超过正常值0.5℃时称为发热(fever)。

体温升高可分为调节性体温升高和非调节性体温升高。发热是调节性体温升高，体温调节功能正常，由于调定点上移，体温随之升高并在高水平上进行调节。非调节性体温升高是由体温调节障碍引起，调定点不发生移动，体温调节机制失灵，从而不能将体温控制在与调定点相适应的水平上，是被动性体温升高，因此把这类体温升高称为过热(hyperthermia)。例如，甲状腺功能亢进(简称甲亢)时可因大量产热，使患者体温升高；先天性汗腺缺陷患者，则可因散热存在障碍，导致体温上升；环境高温所引起的中暑也是由于散热障碍而引起，这些情况均属过热。

此外，某些生理情况也能引起体温升高，如剧烈运动、妊娠和月经前期等，由于它们属于生理性反应，所以称之为生理性体温升高(图5-1)。

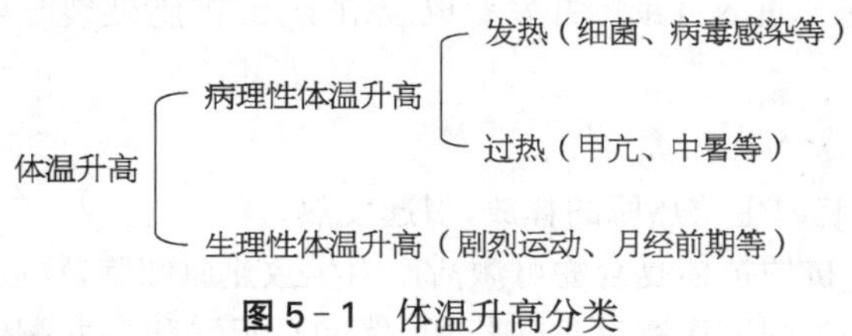

图5-1 体温升高分类

值得注意的是，发热是一种病理过程，而不是一种独立的疾病。发热常常出现于多种疾病的早期，容易被患者察觉而就诊，所以发热是疾病的信号之一，也是重要的临床表现之一，其对判断病情及评价疗效具有重要参考价值。

第二节 病因和发病机制

一、发热激活物

发热激活物指能够作用于机体，促使产内生致热原细胞产生和释放内生致热原引起发热的外致热原和某些体内产物。

(一) 外致热原

外致热原是来自体外的致热物质，主要是各种病原生物。

1. *病毒* 很多病毒感染可引起发热，常见的有流感病毒、麻疹病毒、SARS(severe acute respiratory syndrome)病毒、柯萨奇病毒等。流感最主要的症状之一就是发热。给动物静脉内注射病毒在引起发热的同时外周血中出现内生致热原；将白细胞与病毒在体外共培育也可产生内生致热原。病毒的致热性与全病毒体及其所含的血细胞凝集素有关。

2. 细菌　细菌感染是临床上最常见的发热原因。

(1) 革兰阴性细菌：主要有大肠杆菌、脑膜炎球菌、伤寒沙门菌、霍乱弧菌、淋病奈瑟球菌、志贺菌等。全菌体、细菌细胞壁中所含的肽聚糖和内毒素均具有致热性。内毒素是所有革兰阴性细菌细胞壁的组成部分，是具有强效应的发热激活物。内毒素的致热性和耐热性较强，只有在干热 160℃、2 h 以上才能将其灭活，由于一般方法虽可杀灭细菌，但是难以清除内毒素，因此内毒素可能污染血液制品和输液器材引起发热。

(2) 革兰阳性细菌：革兰阳性细菌引起发热也较为常见，主要有葡萄球菌、白喉棒状杆菌、肺炎链球菌和枯草杆菌等。全菌体及其代谢产物是重要的致热物质，此外革兰阳性细菌的细胞壁碎片中也存在致热性物质，例如与致热有关的葡萄球菌释放的可溶性外毒素、金黄色葡萄球菌释放的肠毒素、白喉杆菌释放的白喉毒素以及 A 族链球菌产生的致热外毒素等。

(3) 分枝杆菌：如结核杆菌，其全菌体及细胞壁中所含的肽聚糖、多糖和蛋白质均有致热作用。结核杆菌活动性感染者多数有明显发热。

3. 螺旋体　常见的有钩端螺旋体、梅毒螺旋体和回归热螺旋体等。钩端螺旋体引起钩体病，发热是其主要表现之一；梅毒螺旋体感染后可伴有较低的发热；回归热螺旋体感染则表现为周期性高热。

4. 真菌　许多真菌感染也能引起发热，如白色念珠菌感染所致的鹅口疮、肺炎、脑膜炎；组织胞浆菌和球孢子菌引起的深部感染；新型隐球菌所致的慢性脑膜炎等。真菌的全菌体及菌体内所含的荚膜多糖和蛋白质均具有致热性。

5. 寄生虫　常见的有疟原虫、血吸虫、华支睾吸虫、旋毛虫等，其中疟原虫引起的发热较明显。疟原虫感染人体后，其潜隐子进入红细胞并发育成裂殖子，红细胞破裂时可释放出大量裂殖子和代谢产物引起发热。

(二) 体内产物

一些体内产物也可引起内生致热原的释放，引起发热。

1. 抗原抗体复合物　抗原抗体复合物可激活产内生致热原细胞，释放内生致热原。

2. 类固醇　体内某些类固醇产物有致热作用，例如石胆酸和睾丸酮的中间代谢产物——本胆烷醇酮。研究表明给人体肌内注射本胆烷醇酮，可引起明显的发热反应。本胆烷醇酮与人体白细胞一起培育，几小时后白细胞也能产生和释放内生致热原。值得注意的是，本胆烷醇酮并不能引起一些动物发热。

3. 其他　尿酸结晶、硅酸盐等对产内生致热原细胞也具有一定的激活作用。

二、内生致热原

发热激活物激活产内生致热原细胞，后者产生和释放的能引起体温升高的物质称内生致热原(endogenous pyrogen, EP)。

(一) 内生致热原的种类

在发热激活物的作用下，产内生致热原细胞可产生各种类型的细胞因子，尽管很多细胞因子可引起发热，但目前认为的主要内生致热原是白细胞介素-1、肿瘤坏死因子、干扰素和白细胞介素-6。

1. 白细胞介素-1　白细胞介素-1(interleukin-1, IL-1)是由激活的单核细胞、星状细胞、内皮细胞、巨噬细胞、角质细胞及肿瘤细胞等多种细胞产生的多肽类物质。IL-1 受体广泛分布于脑内，但最靠近体温调节中枢的下丘脑外侧密度最大。实验发现，IL-1 对体温中枢的活动有明显影响，给实验动物静脉注射 IL-1 可引起发热反应，而内毒素引起发热时，动物外周血中也伴有 IL-1 含量升高。IL-1 不耐热，70℃、30 min 即可丧失活性。

2. *肿瘤坏死因子* 多种外致热原,如内毒素、葡萄球菌、链球菌等都可诱导淋巴细胞、巨噬细胞等产生和释放肿瘤坏死因子(tumor necrosis factor, TNF)。TNF具有广泛的生物学活性,引起发热只是其中之一。将TNF给家兔、大鼠等动物静脉内注射可引起明显的发热反应,并可被环加氧酶抑制剂布洛芬阻断。TNF也不耐热,如同IL-1,在70℃、30 min即可失活。

3. *干扰素* 干扰素(interferon, IFN)具有重要的抗病毒和抗肿瘤作用。目前认为IFN也是EP之一。IFN主要由白细胞所产生,有多种亚型,其中与发热有关的亚型是IFN-α和IFN-γ。提纯的和人工重组的IFN对人和动物都具有一定的致热性,可引起剂量依赖性的发热反应。IFN在60℃、40 min失活。

4. *白细胞介素-6* 白细胞介素-6(interleukin-6, IL-6)是由单核细胞、内皮细胞和成纤维细胞等分泌的细胞因子,IL-1、TNF、病毒、血小板生长因子等都可诱导其产生和释放。IL-6也能引起各种动物的发热反应,但作用要弱于IL-1和TNF。一些研究表明,给动物注射IL-6可引起体温升高,而这种致热反应也可被布洛芬等阻断。

此外,巨噬细胞炎症蛋白-1、白细胞介素-8以及内皮素等也被认为与发热有一定的关系,但尚需进一步研究。

(二) 内生致热原的产生和释放

EP的产生和释放涉及到复杂的细胞信息传递和基因表达调控。所有能够产生和释放EP的细胞都称之为产EP细胞,包括单核细胞、巨噬细胞、淋巴细胞、内皮细胞、星状细胞以及肿瘤细胞等。当这些细胞与发热激活物如内毒素脂多糖(lipopolysaccharide, LPS)结合后,可被激活,从而启动EP的合成并释放入血。

三、发热时的体温调节机制

(一) 体温调节中枢

一般认为体温调节中枢位于POAH,该区含有温度敏感神经元,可以整合外周和深部的温度信息。发热体温正负调节学说认为POAH是正调节中枢;而中杏仁核(medial amydaloid nucleus, MAN)、腹中隔(ventral septal area, VSA)和弓状核则对发热时的体温产生负向影响,是负调节中枢。当外周致热信号通过一些途径传入中枢后,启动体温正负调节机制,一方面通过正调节介质使体温上升,另一方面通过负调节介质限制体温过度上升。正负调节相互作用的结果决定调定点上移的水平及发热的幅度和时程。因此,发热体温调节中枢是由正、负调节中枢构成的复杂的功能系统。

(二) 致热信号传入中枢的途径

血液循环中产生的EP进入脑内到达体温调节中枢引起发热可能存在以下几种途径。

1. *EP通过血脑屏障转运入脑* 这是一种较为直接的信号传递方式。EP作为细胞因子可能从脉络丛部位渗入或者易化扩散入脑,通过脑脊液循环分布到POAH。该推测仍需进一步证实。

2. *EP通过终板血管器作用于体温调节中枢* 终板血管器(organum vasculosum laminae terminalis, OVLT)紧靠POAH,是血脑屏障的薄弱部位,存在有孔毛细血管,EP可能由此入脑。但也有人认为,EP并不直接入脑,而是与此处的一些细胞结合,产生新的信息作用POAH。

3. *EP通过迷走神经向体温调节中枢传递发热信号* 一些研究发现,细胞因子可刺激肝巨噬细胞周围的迷走神经将信息传入体温调节中枢,其依据为切断迷走神经肝支可废除IL-1或LPS引起的发热,但这条途径仍有待于进一步研究确认。

(三) 发热中枢调节介质

大量的实验表明EP并不能直接改变调定点,可能是通过作用于体温调节中枢,引起发热中枢介质的释放,后者引起调定点改变。发热中枢调节介质分为正调节介质和负调节介质。

1. 正调节介质

(1) 前列腺素 E(prostaglandin E, PGE):PGE 目前被认为是最重要发热介质,其依据如下。①将PGE 注射入一些动物脑室内可引起明显的发热反应。②EP 诱导的发热期间,动物脑脊液中 PGE 水平明显升高。③使用 PGE 合成抑制剂如阿司匹林、布洛芬等可以解热,同时降低脑脊液中 PGE 浓度。

(2) Na^+/Ca^{2+} 比值:实验显示,动物脑室内灌注 Na^+ 使体温升高,灌注 Ca^{2+} 则使体温下降;降钙剂(EGTA)脑室内灌注也引起体温升高。研究资料表明 Na^+/Ca^{2+} 比值改变在发热机制中可能担负着重要中介作用。EP 可能通过提高体温中枢内 Na^+/Ca^{2+} 比值,使调定点上移。

(3) 环磷酸腺苷(cAMP):cAMP 是细胞内重要的第二信使。许多实验显示发热可能和脑内 cAMP 增高有关。例如,研究人员注意到咖啡因和茶碱通过某种中枢机制引起体温升高,后来发现这些药物能增加脑组织内 cAMP 浓度。目前已有越来越多的实验研究支持 cAMP 作为重要的发热介质。

(4) 一氧化氮:一氧化氮(nitric oxide NO)广泛分布于中枢神经系统,是一种新型的神经递质。目前的一些研究显示 NO 可能与发热有关。在大脑皮质、下丘脑视上核、室旁核、OVLT 和 POAH 等部位均含有一氧化氮合酶(nitric oxide synthase, NOS)。

(5) 促肾上腺皮质激素释放素:促肾上腺皮质激素释放素(corticotrophin releasing hormone, CRH)是一种 41 肽的神经激素,主要分布于室旁核和杏仁核。参与应激反应,刺激垂体合成释放 ACTH 等激素。CRH 作为一种发热体温中枢正调节介质,实验依据包括 IL-1 等 EP 能刺激离体和在体下丘脑释放 CRH 及中枢注入 CRH 可引起动物脑温和结肠温度明显升高等。

2. 负调节介质　由于体内存在一些抑制体温升高或降低体温的物质,使发热时的体温升高极少超过 41℃,这些物质主要包括精氨酸加压素、黑素细胞刺激素及脂皮质蛋白-1 等。

(1) 精氨酸加压素:精氨酸加压素(arginine vasopressin, AVP)又称为血管升压素(ADH),目前对其解热作用的认识主要基于以下几方面的实验研究。①在多种动物脑内进行 AVP 微量注射或经其他途径注射,显示 AVP 具有明显的解热作用。②AVP 受体阻断剂或拮抗剂能阻断 AVP 的解热作用。③不同环境温度下,AVP 的解热机制不同,例如 25℃时 AVP 解热效应为加强散热;而在 4℃时,则表现为减少产热。

(2) 黑素细胞刺激素:黑素细胞刺激素(α-Melanocyte-stimulating hormone, α-MSH)是由腺垂体分泌的多肽激素,由 13 个氨基酸组成,具有极强的解热或降温作用。

(3) 膜联蛋白 A1(annexin A1):又称脂皮质蛋白-1(lipocortin-1)是一种钙依赖性磷脂结合蛋白,主要存在于脑、肺等器官之中。膜联蛋白 A1 有可能是一种发热体温调节中枢的负调节介质,糖皮质激素依赖于脑内膜联蛋白 A1 的释放发挥解热作用;向大鼠脑内注射膜联蛋白 A1,可明显抑制 EP 及 CRH 等诱导的发热反应。

(四) 体温调节的方式及发热时相

发热可分为 3 个时相:体温上升期、高温持续期和体温下降期。

1. 体温上升期　在发热的开始阶段,由于体温正调节中枢占优势,调定点上移,导致产热增加而散热减少,体温开始上升(图 5-2)。产热增加的主要机制包括以下 3 个方面。①寒战:寒战是发热时机体主要产热来源,表现为骨骼肌不随意的周期性收缩,由于屈肌和伸肌同时收缩,所以表现为对外不做功而只产热。②棕色脂肪组织分解和氧化:新生儿有较多的棕色脂肪组织,发热时没有明显的寒战反应,产热主要来源于棕色脂肪组织的氧化。③物质代谢加强可致产热增多。散热减少的主要机制为交感神经兴奋引起皮肤血管收缩、血流减少。

此期的热代谢特点是:机体减少散热,增加产热,结果使产热大于散热,体温升高。临床表现主要有发冷或恶寒,皮肤苍白及出现"鸡皮疙瘩"现象,后者是交感神经传出的冲动引起皮肤竖毛肌收缩的结果。

2. *高温持续期* 当体温升高到调定点的新水平时，便不再继续上升，而是在这个高水平上波动，所以称高温持续期。高温持续期的长短因病而异，可从几小时、几天到数周。

本期的热代谢特点是产热与散热在较高水平上保持相对平衡。由于此期体温已与调定点相适应，所以寒战停止并开始出现散热反应。此时物质代谢率的提高是产热增多的主要机制，而皮肤血管扩张、血液量增加，导致散热增多。临床表现为患者自觉酷热，“鸡皮疙瘩”消失，皮肤和口唇比较干燥。

3. *体温下降期* 退热期可持续几小时或一昼夜，甚至几天。经历了高温持续期后，由于激活物、EP 及发热介质的消除，体温调节中枢的调定点返回到正常水平。

本期的热代谢特点是散热多于产热，体温下降，直至与已回降的调定点相适应。临床表现为出汗，皮肤比较潮湿。出汗是一种速效的散热反应，严重者可致脱水，甚至循环衰竭。

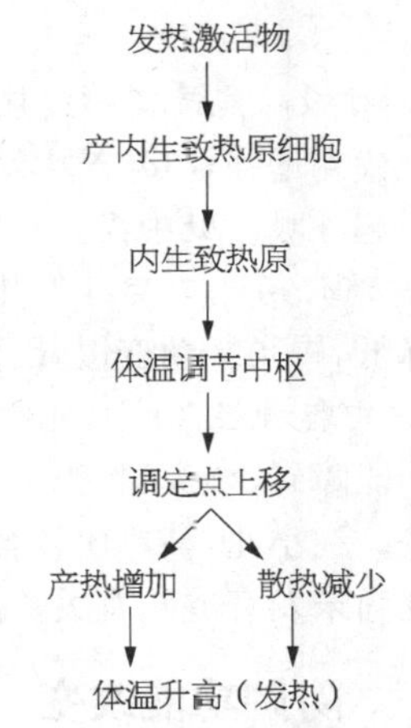

图 5－2 发热发病学示意图

第三节 机体代谢与功能改变

除原发病引起的特异性变化外，发热时的体温升高、EP 以及体温调节效应可引起一系列功能代谢改变。

一、物质代谢的改变

一般认为，体温每升高 1℃，基础代谢率提高 13%，所以发热患者的物质消耗明显增多。如果持久发热，营养物质补充不足，会引起自身物质的消耗，导致体重下降。此外，持续发热还可引起机体内环境紊乱。

1. *蛋白质代谢* 已经证明发热时蛋白质大量分解，尿氮比正常人增加 2～3 倍，可出现负氮平衡。蛋白质分解加强可形成大量的游离氨基酸，用于肝脏合成急性期反应蛋白。

2. *糖代谢* 发热时糖的分解代谢加强，糖原贮备减少，能量产生增加，以满足机体产热的需要。在寒战期糖的消耗更大，使乳酸产量增加。

3. *脂肪代谢* 发热时机体动员脂肪贮备，脂肪分解明显加强，为机体提供更多的能量，其机制如下。①糖消耗过多，加上发热患者食欲较差，营养摄入不足，糖原贮备下降，糖为机体提供能量不足。②发热时交感神经-肾上腺髓质系统兴奋，儿茶酚胺等激素可促进脂肪分解。

4. *水、电解质代谢* 在发热体温上升期，由于交感神经-肾上腺髓质系统兴奋，肾血流量减少，肾小球滤过率降低，导致 Na^+ 和 Cl^- 的排泄减少。而在体温下降期，尿量恢复和大量出汗，引起 Na^+ 和 Cl^- 排出增加。高温持续期的皮肤和呼吸道水分蒸发的增加及退热期的大量出汗可导致水分大量丢失，严重者可引起脱水。

二、生理功能改变

1. *循环系统功能改变* 发热时心率加快，体温每上升 1℃，心率约增加 18 次/min。心率加快的机制与血液温度升高刺激窦房结有关；此外，代谢率提高及交感神经-肾上腺素髓质系统兴奋也使心率加快和心肌收缩力加强。但心率过快，会增加心脏负担，对心脏有潜在疾患的人，容易诱发心力衰竭。在寒战期间，心排血量增加和外周血管的收缩，可使血压轻度升高；高温持续期和体温下降期因外周血管舒张，血压可轻度下降。少数患者可因大量出汗，导致细胞外液量显著减少，甚至发生休克。

2. 呼吸功能改变　发热时血温升高可刺激呼吸中枢并提高呼吸中枢对 CO_2 的敏感性。由于组织细胞代谢增强，CO_2 产生增多，也可促使呼吸加快加强。肺通气量增加有助于机体散热，但过度增加可引起呼吸性碱中毒。

3. 消化功能改变　发热时交感神经兴奋、副交感神经抑制，以致消化液分泌减少，各种消化酶活性降低，胃肠蠕动变慢，因而产生口腔黏膜干燥、食欲不振、恶心、呕吐、腹胀和便秘等临床表现。

4. 中枢神经系统功能改变　发热使神经系统兴奋性增高，患者可表现为不同程度的中枢神经系统功能障碍，如头痛、头晕、烦躁、谵妄、幻觉。有些高热患者神经系统可处于抑制状态出现淡漠和嗜睡等。在小儿，高热比较容易引起全身或局部肌肉抽搐，称为高热惊厥，其机制可能与小儿中枢神经系统尚未发育成熟有关。高热惊厥可造成脑损伤。

三、防御功能改变

发热对机体防御功能的影响较为复杂，利弊并存。

1. 抗感染能力的改变　研究表明有些致病微生物对热比较敏感，一定高温可将其灭活；发热时中性粒细胞的趋化活性增强，可向感染局部游走和包裹病灶；吞噬细胞的吞噬活性也有所增强；此外，发热时血清铁水平降低可抑制微生物的繁殖。但也有研究表明，发热也可以降低免疫细胞功能和机体的抗感染能力，例如发热时自然杀伤细胞活性被抑制。

2. 对肿瘤细胞的影响　发热时体内细胞释放的 IFN、TNF 等内生致热原一定程度上可以抑制或杀灭肿瘤细胞。另外，肿瘤细胞长期处于相对缺氧状态，对热比较敏感，常难以耐受 41℃高温，因此发热疗法可被用于治疗肿瘤。

3. 急性期反应　感染等因素引起发热的同时，也常诱发急性期反应，主要包括急性期蛋白质合成增多及白细胞计数改变等。急性期反应可增加机体的防御能力。

第四节　防治的病理生理基础

一、治疗原发病

如病原生物引起的感染等。

二、退热

1. 退热原则　发热能增强机体的某些防御功能，还是疾病的信号，若过早予以解热，便会掩盖病情，延误原发病的诊治。因此，对于一般发热的病例，体温<40℃且不伴有其他严重疾病者，可不急于解热，主要应针对物质代谢的加强和脱水等情况，予以补充足够的水、电解质及葡萄糖等营养物质。

对于发热能够加重病情或促进疾病的发生发展时，应及时退热。必须及时退热的情况包括以下几个方面。①体温>40℃的高热病例：此时中枢神经细胞和心脏受影响较大，因此无论有无明显的原发病，都应尽早退热。②小儿高热：发热容易诱发小儿出现惊厥，造成脑损伤，所以应及时退热。③心脏病患者或有潜在的心肌损害者：发热时心跳加速，循环加快，心脏负担加重，心脏病患者或有潜在的心肌损害者容易被诱发心力衰竭。④妊娠期妇女：妊娠早期的妇女如患发热有致畸胎的危险；妊娠中、晚期则因循环血量增多，心脏负担加重。发热会进一步增加心脏负担，甚至诱发心力衰竭。

2. *退热措施* 退热一般采取药物和物理降温两种方法。常用的退热药物有水杨酸盐类化学药物和类固醇类药物。水杨酸盐类化学药物解热机制可能与阻断 PGE 合成有关。以糖皮质激素为代表的类固醇类药物,可抑制免疫反应和炎症反应,亦可抑制 EP 的合成和释放,从而发生退热效应。在高热或病情危急时,可采用物理方法降温,如用冰帽或冰带冷敷、75%乙醇擦洗等。但由于此时体温调节中枢调定点并没有下移,因而机体产热增加,体温也将恢复到原有水平。

复习题

【A 型题】

1. 关于发热正确的是: （ ）
A. 体温超过正常值 0.5℃均属发热
B. 由体温调节中枢调定点上移引起的调节性体温升高
C. 可由皮肤散热缺陷
D. 甲状腺亢进引起的体温升高属于发热
E. 是临床上常见的疾病之一

2. 下列体温升高不属于过热的是: （ ）
A. 皮肤鱼鳞病 B. 中暑 C. 妊娠
D. 先天性无汗腺 E. 甲状腺功能亢进

3. 下述为体温上升期的临床表现的是: （ ）
A. 发冷或恶寒 B. 自觉酷热 C. 口唇比较干燥
D. 大汗 E. 脱水

4. 体温调节中枢主要位于: （ ）
A. 中脑 B. 延脑 C. 视前区-前下丘脑
D. 脑桥 E. 脊髓

5. 下述物质属内生致热原的是: （ ）
A. 本胆烷醇酮 B. IL-6 C. 外毒素
D. 抗原抗体复合物 E. 内毒素

6. 发热的发生机制中共同的中介环节主要是通过: （ ）
A. 外致热原 B. 内生致热原 C. 前列腺素
D. 抗原抗体复合物 E. 类固醇

7. 体温上升期的热代谢特点是: （ ）
A. 产热减少 B. 散热增加 C. 产热和散热平衡
D. 散热>产热 E. 产热>散热

8. 多数发热发病学的第一环节是: （ ）
A. 产热增多,散热减少 B. 内生致热原的作用 C. 中枢发热介质的作用
D. 发热激活物的作用 E. 体温调定点上移

9. 高热患者容易发生: （ ）
A. 水肿 B. 水中毒 C. 等渗性脱水 D. 高渗性脱水 E. 低渗性脱水

10. 内毒素是: （ ）
A. 革兰阳性菌的菌壁成分,其活性成分是脂多糖
B. 革兰阴性菌的菌壁成分,其活性成分是脂多糖

C．革兰阴性菌的菌壁成分，其活性成分是核心多糖
D．革兰阳性菌的菌壁成分，其活性成分是核心多糖
E．革兰阳性菌的菌壁成分，其活性成分是小分子蛋白质

11. 发热患者最常出现的酸碱紊乱类型是：（　　）
A．代谢性酸中毒　B．代谢性碱中毒　C．呼吸性酸中毒
D．混合性酸中毒　E．呼吸性碱中毒

12. 发热时糖代谢变化为：（　　）
A．糖原分解增多，糖异生增强，血糖升高，乳酸增多
B．糖原分解增多，糖异生减少，血糖升高，乳酸减少
C．糖原分解减少，糖异生减少，血糖降低，乳酸增多
D．糖原分解减少，糖异生增加，血糖降低，乳酸减少
E．糖原分解增多，糖异生减少，血糖升高，乳酸增多

13. 下述对发热时机体物质代谢变化的叙述中正确的是：（　　）
A．物质代谢率减少　B．脂肪分解减少　C．糖原分解减少
D．蛋白质代谢出现负氮平衡　E．维生素消耗减少

14. 体温每升高 1℃，心率平均每分钟约增加：（　　）
A．5 次　B．8 次　C．13 次　D．18 次　E．28 次

15. 体温每升高 1℃，基础代谢率约增高：（　　）
A．5%　B．10%　C．13%　D．20%　E．23%

16. 外致热原引起发热主要是：（　　）
A．激活局部的血管内皮细胞，释放炎症介质
B．激活产 EP 细胞导致内生致热原的产生和释放
C．直接作用于下丘脑的体温调节中枢 POAH
D．刺激局部的神经末梢，释放神经介质入血
E．分解代谢增强，产热增加

17. 发热激活物包括：（　　）
A．IL-1 和 TNF　B．外致热原和某些体内产物
C．内生致热原和某些体外代谢产物　D．前列腺素和 IL-6
E．IFN 和 NOS

18. 病毒的致热物质主要是：（　　）
A．全病毒体及血细胞凝集素　B．全病毒体及外毒素
C．全病毒体及裂解素　D．胞壁肽及血细胞凝集素
E．裂殖子及内毒素

19. 革兰阴性细菌的致热物质主要是：（　　）
A．全菌体、肽聚糖和内毒素　B．螺旋毒素　C．血凝素
D．外毒素　E．细胞毒因子

20. 革兰阳性菌的致热物质主要是：（　　）
A．血凝素　B．脂多糖　C．肽聚糖
D．全菌体和其代谢产物　E．全菌体和内毒素

【名词解释】

1. 发热　**2.** 内生致热原　**3.** 过热　**4.** 发热激活物

【简答题】

1. 发热与过热有什么区别?
2. 发热时机体的物质代谢有哪些变化?
3. 发热的处理原则是什么?
4. 体温上升期有哪些主要的临床特点?

第六章
细胞凋亡与疾病

- 凋亡的概述
- 凋亡的特征
- 凋亡的过程及机制
- 细胞凋亡与疾病
- 凋亡在疾病防治中的意义

导　学

内容及要求

本章内容共包括5个部分，凋亡的概述、凋亡的特征、凋亡的过程及机制、细胞凋亡与疾病、凋亡在疾病防治中的意义。

凋亡的概述这一部分主要介绍凋亡的概念、凋亡的作用、凋亡与坏死的区别及新发现的细胞死亡形式。在学习中，应掌握凋亡的概念；熟悉凋亡与坏死的区别；了解凋亡的作用及新的细胞死亡形式。

凋亡的特征包括凋亡的形态学改变和生化特征。在学习中应掌握凋亡小体的概念、凋亡的生化特征；熟悉凋亡的形态学改变；了解凋亡过程中没有炎症反应的原因。

凋亡的过程及机制包括死亡受体途径、线粒体途径、穿孔素-颗粒溶解酶B途径的3条主要的凋亡诱导途径和以caspase3为代表的凋亡执行途径。掌握3条主要的凋亡诱导途径的名称、凋亡最重要的执行者caspase3；熟悉凋亡的过程；了解各途径具体分子的机制。

细胞凋亡与疾病包括以肿瘤、自体免疫性淋巴细胞过度增殖综合征为代表的凋亡减弱相关疾病和以AIDS、阿尔茨海默病为代表的凋亡增强相关疾病。在学习中，重点掌握凋亡在肿瘤发生、发展过程中的作用；熟悉凋亡在AIDS、阿尔茨海默病发病中的作用；了解凋亡在自体免疫性淋巴细胞过度增殖综合征发病中的作用。

凋亡在疾病防治中的意义包括促进凋亡的方法和抑制凋亡的方法。在学习中应了解促凋亡的方法和抑制凋亡的方法。

重点、难点

本章重点内容为第一节凋亡的概念，第二节凋亡的生化特征，第四节凋亡减弱疾病和凋亡增强疾病中的代表性疾病。本章难点内容为第三节凋亡过程中各途径及其分子机制。

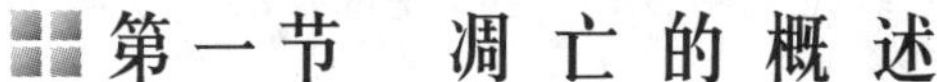

第一节 凋亡的概述

一、凋亡的概念

凋亡(apoptosis)本意是用来描述树叶或花瓣枯萎后纷纷落下,该词于 1972 年被 Kerr、Wyllie 和 Currie 等学者首次提出来描述一种形态上不同于坏死的死亡形式。凋亡是指在某些体内外因素的作用下触发细胞内预存的死亡程序而引起细胞死亡的过程。在凋亡过程中,细胞受基因调控而程序性地被清除,所以凋亡又被称为程序性细胞死亡(programmed cell death,PCD)。

二、凋亡的作用

生理情况下,凋亡出现于发育和衰老过程中,作为一种稳态机制来维持组织中细胞群的数量。例如,在免疫系统和神经系统的发育过程中,机体通过凋亡将那些无法产生特异性抗原的细胞及无法建立功能性突触联系的神经元进行清除。病理情况下,作为一种防御机制,机体可通过凋亡清除一些被病原体感染、发生基因突变及衰老的细胞,从而维持内环境的稳定。例如,当机体受到病毒感染时,受感染的细胞发生凋亡,使 DNA 降解,整合于其中的病毒 DNA 也随之被破坏,因而阻止病毒复制。凋亡也是伤口愈合过程中一个至关重要的组成部分,涉及到炎性细胞清除及肉芽组织向瘢痕组织的进化。

三、凋亡与坏死的区别

凋亡与细胞的另一种常见死亡形式——坏死有着明显不同(表 6-1)。坏死和凋亡在某些条件下可能同时出现,也可能发生转化,主要取决于刺激因素的强度和持续时间(例如缺血)、ATP 含量及含半胱氨酸的门冬氨酸特异水解酶(caspase, cysteine-containing aspartate-specific protease)的活性等因素。例如,当 caspase 活性降低或细胞内 ATP 含量不足时,正在进行的凋亡过程即可转化成坏死过程。此外,细胞死于凋亡还是坏死也与细胞死亡信号的性质、组织类型和生理环境等因素有关(表 6-1)。

表 6-1 细胞凋亡与坏死的比较

项目	坏 死	凋 亡
性质	病理性,非特异性	生理性或病理性,特异性
诱导因素	随机发生	非随机发生
形态变化	细胞肿胀,细胞结构溶解破坏	细胞皱缩,核固缩,细胞结构完整
基因调控	无	有
生化特点	无新蛋白质合成,不耗能	有新蛋白质合成,耗能
DNA 电泳	均一 DNA 片状	DNA 片段化,电泳呈梯状条带
凋亡小体	无	有
炎症反应	局部有炎症反应	局部无炎症反应

四、新的细胞死亡形式

近些年来，一些新的细胞死亡形式被发现。有的学者使用抗真菌素 A 影响线粒体呼吸链，诱导出一种新的细胞死亡形式，同时具有凋亡和坏死的形态学、分子及动力学特征。该死亡形式不仅具有坏死样表现，同时还有基因激活及蛋白合成。另有研究发现一些神经元细胞以一种 caspase-非依赖的方式出现程序性死亡，在实验过程中，研究人员发现核酸内切酶 G 和凋亡诱导因子(AIF)能促进这种细胞死亡。

目前研究认为，自噬可能代表了细胞程序性死亡的另一种机制。跟凋亡类似，自噬在人类疾病、发育及营养缺乏等过程中具有重要作用。在细胞自噬过程中，细胞器和细胞质被包裹进双层或多层膜的小泡中，然后送到细胞自身溶酶体内降解。自噬的机制及形态特征在动植物及酵母等生物中进化保守，具有高度的相似性。自噬过程依赖 ATP 和持续的蛋白质合成。然而细胞自噬并不依赖 caspase，形态学上跟凋亡的超微结构也不相似，生化特征上也没有 DNA 梯状条带。

随着其他一些程序性(受基因调控)细胞死亡形式不断被发现，PCD 专指凋亡已经被人提出置疑。

第二节　凋亡的特征

一、凋亡的形态学改变

凋亡常累及单个细胞或小团细胞。细胞发生凋亡后，其表面的微绒毛消失，并逐步脱离与周围细胞的接触。在凋亡早期，细胞出现皱缩，体积变小，细胞质变致密，细胞器被紧紧包裹。细胞核染色质由于致密化而固缩，聚集在核膜的周围，这是细胞凋亡最具特征性的形态学改变之一。此后，细胞膜内陷而形成凋亡小体(apoptosis body)。凋亡小体主要包含胞质和被紧密包裹的细胞器，可包含或不包含核碎片。凋亡小体内细胞器的完整性仍得以维持，所有这些物质均被包围在一个完整的质膜中。接下来，胞膜出现广泛性发泡，凋亡小体以“发芽”的方式脱离细胞，被巨噬细胞和其他细胞吞噬降解。在凋亡过程和清除凋亡细胞的过程中不发生炎症反应，其机制与以下因素有关。①凋亡细胞没有释放内容物(如破裂的溶酶体)到周围组织中。②凋亡细胞迅速被周围巨噬细胞等清除，可避免发生继发性坏死。③吞噬细胞没有产生炎症介质。

二、凋亡的生化特征

细胞在凋亡过程中可出现多种生化改变，如蛋白质水解、DNA 断裂及表达吞噬细胞所识别的标记物等。

蛋白质水解主要由 Caspase 执行。Caspases 具有蛋白水解活性，在天冬氨酸残基处对蛋白质进行切割。Caspase 家族有多个成员，以酶原形式广泛表达于细胞中。Caspase 家族中一个成员被激活后通常能切割其他的 Caspase 前体，将其活化，从而启动一个蛋白酶的连锁反应，把凋亡信号放大，加速细胞死亡。此外，一些 Caspase 前体也能聚集到一起自我激活。Caspase 家族中，Caspase-2、Caspase-8、Caspase-9 和 Caspase-10 属上游成员，负责凋亡启动过程中的信号传导，而 Caspase-3、Caspase-6 和 Caspase-7 是下游成员，负责具体执行蛋白质水解。

DNA 断裂主要由钙镁依赖的核酸内切酶所致。正常情况下，多种内源性核酸内切酶以无活性的酶原形式存在于细胞核内。一些凋亡诱导因素可通过启动信号转导过程，调节细胞内某些成分(如 Ca^{2+})激活内源性核酸内切酶。核酸内切酶通常于核小体的连接区切割 DNA，产生长度为180～200 个碱基对(核小体的长度)或其整数倍的 DNA 片断，因此在凝胶电泳中，可观察到一个具有特征性的DNA梯状条带。

细胞凋亡的另一个生化特征是凋亡细胞表面出现特异性的标记物，这些标记物可被周围细胞识别。例如，当细胞膜脂质双层中位于内侧的磷脂酰丝氨酸移动到外侧时，即可被吞噬细胞识别。此外，在凋亡细胞被清除的过程中，还发现有其他一些蛋白出现在细胞表面，例如钙网蛋白(calreticulin)和膜联蛋白Ⅰ(annexin Ⅰ)。这些标记物的出现可使凋亡细胞迅速被识别及吞噬，避免对周围组织产生损害。

第三节　凋亡的过程及机制

凋亡过程可分为启动过程及执行过程。凋亡的启动机制高度复杂，与多个途径有关，包括死亡受体途径、线粒体途径及穿孔素-颗粒溶解酶B(perforin-granzyme B)等。研究显示这些途径之间存在交叉联系(cross-talk)。这些途径通常由不同的Caspase所启动，但结局基本相同，均通过激活Caspase-3启动凋亡执行。

一、凋亡的诱导途径

(一) 死亡受体途径

死亡受体途径指跨膜死亡受体通过与其配体的相互作用而启动凋亡。这些死亡受体为肿瘤坏死因子(TNF)受体超家族中的成员。TNF受体超家族成员均有一个富含半胱氨酸的细胞外区域和一个大约由80个氨基酸组成的胞内死亡域(death damain)，该死亡域在将细胞外的死亡信号向细胞内传递过程中具有重要作用。目前，研究最透彻的配体和其所对应的死亡受体包括Fas-L/Fas、TNF-α/TNFR1、Apo3L/DR3、Apo2L/DR4及Apo2L/DR5。

在FasL/Fas和TNF-α/TNFR1途径中，受体与同源性三聚体配体结合，胞质中一些中间蛋白分子被募集，并通过受体的死亡域与受体结合。Fas与Fas配体结合后可募集FADD(fas-associated death domain)，而TNF配体与TNF受体结合后则募集TRADD，然后再进一步募集FADD。接下来，FADD分子借助于死亡效应域(death effector domain)二聚化与Caspase-8前体结合，并将Caspase-8激活。Caspase-8进一步激活Caspase-3，开始执行凋亡。Fas-L/Fas和TNF-α/TNFR1途径介导的凋亡可被c-FLIP蛋白所抑制，这种蛋白能够结合FADD和Caspase8而使它们失活。

(二) 线粒体途径

生长因子或激素缺乏、毒素、缺氧、细胞因子、自由基、辐射、高温和病毒感染等信号刺激均可通过线粒体途径启动凋亡。这些刺激因素可导致线粒体膜通透转换孔开放(permeability transition pore, PTP)及线粒体内膜跨膜电位(ΔΨm)下降，一些促凋亡蛋白质从膜间隙释放到胞浆，包括细胞色素c、凋亡诱导因子(AIF)及核酸内切酶G等。细胞色素c与Caspase-9前体及凋亡蛋白酶激活因子1(Apaf-1)结合，并将Caspase-9激活，后者进一步激活Caspase-3。核酸内切酶G和AIF均可导致染色质DNA断裂。

Bcl-2(B cell lymphoma/leukemia-2)蛋白家族可改变线粒体膜的通透性及调节细胞色素c从线粒体内释放，对凋亡的线粒体途径进行控制和调节。Bcl-2蛋白家族中部分成员能够促进凋亡，部分成员却具有抑制凋亡作用。促凋亡的成员包括Bax、Bak、Bid、Bad、Bim、Bik和Blk等，抗凋亡的成员包括Bcl-2、Bcl-xl、Bcl-w和BAG等。这些蛋白在决定细胞是否凋亡时具有特殊的重要意义。由于Bid由Caspase-8裂解而生成，因此死亡受体途径和线粒体途径可能存在一定程度的交叉对话。P53蛋白可通过调节Bcl-2蛋白家族，促进受损细胞进行凋亡，但其机制目前仍没有被彻底阐述清楚。

(三) 穿孔素-颗粒溶解酶B途径

凋亡的穿孔素-颗粒溶解酶B途径与T淋巴细胞介导的细胞毒性有关。T淋巴细胞介导的细胞毒性反应是Ⅳ型超敏反应的变种，其中被致敏的 $CD8^+$ 淋巴细胞可杀死携带抗原的细胞。Fas-L/Fas 途径是细胞毒性 T 淋巴细胞诱导凋亡的主要方法，但这些细胞还可以通过一个新的途径来杀死肿瘤细胞和病毒携带细胞。细胞毒性 T 淋巴细胞能够分泌一种跨膜孔形成蛋白，即穿孔素，该蛋白可在靶细胞膜上形成小孔，然后 T 细胞释放出胞质颗粒通过该孔进入靶细胞内。这些颗粒内含有丝氨酸蛋白酶颗粒溶解酶 A 和颗粒溶解酶 B，后者可在天冬氨酸残基处切割蛋白质，激活 Caspase-10。研究显示颗粒溶解酶 B 还可特异性裂解 Bid，诱导细胞色素 c 释放，利用线粒体途径来放大死亡信号。此外，颗粒溶解酶 B 可绕过凋亡的上游 Caspase，直接激活 Caspase-3（图 6－1）。

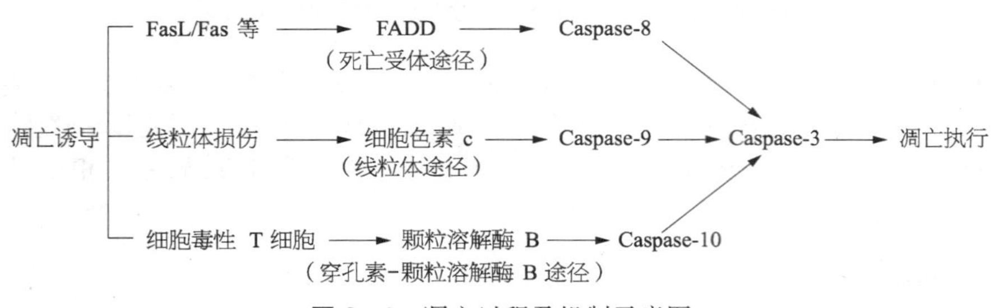

图 6－1 凋亡过程及机制示意图

二、凋亡执行

上述凋亡诱导途径均结束于凋亡执行。Caspase-3 作为最重要的凋亡执行者，可被 Caspase-8、Caspase-9 及 Caspase-10 等上游 Caspase 激活。Caspase-3 可通过水解细胞内蛋白质结构导致细胞解体。此外，Caspase-3 还可特异性激活核酸内切酶 CAD（caspase activated DNase）。在细胞增殖时，CAD 和它的抑制物 ICAD（inhibitor of caspase activated DNase）形成复合物；而当细胞发生凋亡时，Caspase-3 可裂解 ICAD，释放 CAD。CAD 可降解核内染色质 DNA 并引起染色质固缩。

吞噬发生凋亡的细胞是凋亡过程中的最后环节。当凋亡细胞表面出现一些特异性的标记物时，凋亡细胞即被周围吞噬细胞等吞噬并降解，完成整个凋亡过程。

第四节 细胞凋亡与疾病

凋亡过度和凋亡减弱均参与了疾病的发生发展过程。凋亡过度见于获得性免疫缺陷综合征及一些退行性神经变性性疾病，例如阿尔茨海默病（Alzheimer's disease）、帕金森病（Parkinson's disease）及亨廷顿病（Huntington's disease）等；而凋亡减弱见于肿瘤、自体免疫性疾病等。

一、凋亡过度相关疾病

获得性免疫缺陷综合征（AIDS）、一些神经变性性疾病及缺血性损伤等均与凋亡过度有关。

（一）获得性免疫缺陷综合征

AIDS 是一种自体免疫性疾病，患者感染人类免疫缺陷病毒（HIV）后，$CD4^+$ 淋巴细胞（T 辅助细胞）数量显著减少，导致机体免疫能力严重受损。患者多死于严重的感染及恶性肿瘤。HIV 通过 gp120 与淋巴细胞膜上的 CD4 受体及其共受体（如 CXCR4）结合，并进入细胞内。HIV 不仅感染 $CD4^+$ 淋巴细胞，还可侵犯细胞毒性淋巴细胞（CTL）及 B 细胞等多种免疫细胞，其中 $CD4^+$ 淋巴细胞是 HIV 主要攻击靶细胞。HIV 可通过以下方式攻击并导致 $CD4^+$ 淋巴细胞数量下降。①诱导 $CD4^+$ 淋巴细胞凋亡。②直接破坏并杀死 $CD4^+$ 淋巴细胞。③机体介导的免疫应答杀死 $CD4^+$ 淋巴细胞。

HIV 诱导 $CD4^+$ 淋巴细胞凋亡主要由其表达产物引起，被感染的 $CD4^+$ 淋巴细胞相互融合成合胞体或多核巨细胞也可发生凋亡。另外被感染的 $CD4^+$ 淋巴细胞还可诱导邻近的正常细胞发生凋亡。HIV 可表达多种基因产物，包括 env(gp120、gp160)、nef、tat、vpr 及 vpu 等。这些产物可通过不同途径促进 CD4 淋巴细胞凋亡。

(1) HIV 可通过 Fas/FasL 途径诱导 $CD4^+$ 淋巴细胞凋亡，例如，gp120 可上调 Fas 在淋巴细胞膜上的表达，而 nef、tat 及 vpu 等均可上调 Fas/FasL 信号途径功能。

(2) HIV 表达产物也可通过线粒体途径引起 $CD4^+$ 淋巴细胞凋亡，例如，env 和 tat 可下调 Bcl-2 表达，而 vpr 可降低线粒体跨膜电位，促进细胞色素 c 释放。

(3) HIV 表达产物可直接激活 Caspase 或提高 Caspase 活性而促进 $CD4^+$ 淋巴细胞凋亡，如 tat、nef、vpr 及 env 等。

(二) 阿尔茨海默病

阿尔茨海默病是一种病因未明的退行性神经变性疾病，多起病于老年前期或老年期，患者常出现记忆障碍、认知障碍及语言障碍，严重时可出现精神障碍及运动障碍等。尸体解剖显示患者大脑皮质弥漫性萎缩、脑沟增宽及脑室扩大，病理改变包括细胞外老年斑(SP)或轴突斑(NP)、细胞内神经元纤维缠结(NFT)和颗粒空泡变性等。大脑萎缩主要由神经细胞大量死亡所致，以胆碱能神经元为主，脑内乙酰胆碱和胆碱乙酰转移酶(CAT)含量显著减少。

神经细胞大量死亡是阿尔茨海默病的发病基础，尽管部分神经细胞死于坏死，但凋亡也是神经细胞数量减少的重要机制。神经细胞发生凋亡的机制非常复杂，研究显示其可能与脑内生成异常的β淀粉样蛋白有关。分子遗传学研究显示，阿尔茨海默病患者常存在 *APP* (β-amyloid precursor protein)和 *PSEN1* (Presenilins 1)等基因突变。*APP* 为β淀粉样蛋白前体，而 *PSEN1* 则与 *APP* 加工成β淀粉样蛋白相关。*APP* 和 *PSEN1* 基因突变均可生成异常的β淀粉样蛋白，并在大脑皮质等位置沉积成斑块。

β淀粉样蛋白可通过氧化应激、Ca^{2+} 稳态失衡等因素启动线粒体途径诱导凋亡，也可通过增加 Fas-L 在神经细胞上表达而启动死亡受体途径。近年来免疫、炎症反应在阿尔茨海默病发病中的作用受到重视，研究发现β淀粉样蛋白可与一些炎性细胞因子相互作用而促进凋亡。例如，β淀粉样蛋白可刺激小胶质细胞释放 TNF-α，并且激活 TNFR1，通过死亡受体途径诱导细胞凋亡。

二、凋亡减弱相关疾病

细胞凋亡减弱相关疾病较多，在此仅就肿瘤和自体免疫性淋巴细胞过度增殖综合征(ALPS)进行阐述。

(一) 肿瘤

肿瘤细胞可通过促进抗凋亡蛋白表达(如 Bcl-2)或抑制促凋亡蛋白的表达(如 Bax)，来获得抗凋亡能力。B 细胞淋巴瘤过度表达 Bcl-2，是细胞凋亡不足引起肿瘤最早的有力证据之一。此外，肿瘤细胞还可通过逃脱免疫监督来减弱凋亡。细胞毒性 T 淋巴细胞和 NK 细胞在正常情况下可通过死亡受体途径摧毁肿瘤细胞。为了逃避免疫监督，一些肿瘤细胞 Fas 表达减少，也可表达无功能的 Fas 或分泌高水平的可溶性 Fas 以隔绝 Fas-L。部分肿瘤细胞甚至表达 Fas-L，引起活化的淋巴细胞凋亡，以逃避免疫监督。

作为一个细胞周期"检查点"，抑癌基因 *p53* 是人类肿瘤中发生突变最广泛的基因。研究显示，在所有人类肿瘤中，*p53* 突变频率超过 50%，足以证明其在肿瘤发生中的关键性作用。当 DNA 复制过程中出现错误或受损时，P53 可将细胞停止在 G1/S 期，同时激活 DNA 修复蛋白进行修复。如果 DNA 异常无法恢复，P53 则通过调节 Bcl-2 蛋白家族而诱导凋亡。病毒(如人类乳头状病毒，HPV)、辐射及一些化学物质等均可损害 *p53* 基因，进而诱导肿瘤发生。

(二) 自体免疫性淋巴细胞过度增殖综合征(ALPS)

ALPS是一种非常罕见的疾病，儿童和成年人均可发病。$CD4^-CD8^-$ T淋巴细胞凋亡缺陷是ALPS的主要发病机制。研究显示大部分ALPS患者存在*Fas*基因突变(I_A型)，突变引起Fas死亡域缺失或功能改变，使死亡信息传递过程发生障碍。此外，小部分ALPS患者是由于Fas-L突变(I_B型)、Caspase-10突变(II_A型)或Caspase-8突变(II_B型)所引起。外周双阴性(double negativ, DN)T细胞，即$CD4^-CD8^-$ T淋巴细胞异常增殖是ALPS患者特征性变化，患者因淋巴细胞过度增殖而出现肝脾肿大和广泛性淋巴结肿大。此外，ALPS也常伴有B细胞过度增殖，导致过多免疫球蛋白产生和自体免疫性疾病，包括溶血性贫血、中性粒细胞减少症(neutropenia)及血小板减少症(thrombocytopenia)等。部分ALPS患者可发展成为淋巴瘤，具体机制仍不清楚，可能与Fas/Fas-L、穿孔素-颗粒溶解酶等途径功能异常有关。

第五节　凋亡在疾病防治中的意义

由于凋亡参与了许多疾病的发生发展过程，因此通过对凋亡的调控来对凋亡相关疾病进行了治疗，已经成为目前研究的热点。治疗目标包括两方面：通过促进凋亡来治疗肿瘤等凋亡减弱相关疾病；通过抑制凋亡来治疗凋亡过度相关疾病。

一、促进细胞凋亡方法

目前正在使用、尝试或研究的促凋亡方法包括5种。①使用射线诱导肿瘤细胞凋亡。②使用大剂量外源性TNF-α诱导肿瘤(肉瘤)细胞凋亡。③局部高热(热疗)诱导前列腺癌细胞凋亡。④通过转基因技术促进肿瘤细胞凋亡，例如，将正常*p53*基因转入已发生*p53*基因突变的肿瘤。此外研究人员也曾尝试将*Caspase*基因转入白血病细胞中，以促进白血病细胞凋亡。⑤通过抑制抗凋亡基因(如*bcl-2*)表达促进肿瘤凋亡。

二、抑制细胞凋亡方法

许多疾病与凋亡过度有关，因而可人为地抑制凋亡而对其治疗。抗凋亡治疗的潜在方法包括4种。①上调IAP(inhibitor of apoptotic proteins)蛋白家族的活性：IAP蛋白家族可能是最重要的凋亡抑制物，因为它们对凋亡的死亡受体途径和线粒体途径均具有抑制作用。目前IAP家族中的部分成员已经被研究作为脑卒中、脊髓损伤及多发性硬化等疾病的治疗目标。②抑制Caspase的活性：研究发现，合成的非特异性Caspase抑制物z-VAD-fmk可以减轻小鼠心肌缺血再灌注损伤及小鼠心梗模型的损伤程度。③使用某些生长因子：胰岛素样生长因子1(IGF-1)被发现可抑制动物模型中缺血心肌细胞凋亡。④抑制线粒体内膜跨膜电位降低，阻止细胞色素c释放。

复 习 题

【A型题】

1. 关于细胞凋亡，下列错误的是：　　(　　)

A. 细胞凋亡时有新蛋白产生
B. 细胞凋亡时不消耗能
C. 细胞凋亡时，DNA片断化
D. 细胞凋亡时，局部无炎症反应
E. 细胞凋亡时，有凋亡小体产生

2. 在凋亡过程中，有关内源性核酸内切酶的论述，正确的是：（　　）
A．执行染色质 DNA 切割任务　B．Ca^{2+}可抑制其活性
C．Zn^{2+}增强其活性　D．执行蛋白质水解任务
E．Mg^{2+}可抑制其活性

3. 有关 Caspase 的论述，下列错误的是：（　　）
A．能灭活 Bcl-2　B．活性中心富含半胱氨酸
C．家族有 10 多个成员　D．水解细胞的蛋白质结构
E．是一组对底物半胱氨酸部位有特异水解作用的蛋白酶

4. 有“分子警察”美称的分子是：（　　）
A．Bcl-2　B．IL-2　C．Fas　D．Bax　E．野生型 P53

5. 下列是细胞凋亡的主要执行者的是：（　　）
A．Caspases　B．内源性核酸外切酶　C．过氧化氢酶
D．端粒酶　E．超氧化物歧化酶

6. 下列不属于细胞凋亡的范畴的是：（　　）
A．青春期胸腺的萎缩　B．心肌梗死时梗死灶周边细胞的死亡
C．针对自身抗原的 T 淋巴细胞的清除　D．烧伤
E．HIV 感染所致的 $CD4^+$淋巴细胞的死亡

7. 细胞凋亡发生时 DNA 双链的断裂发生在：（　　）
A．单链的 5′端　B．单链的 3′端　C．核小体中心区
D．DNA 损伤部位　E．核小体连接区

8. 下列关于 AIDS 的描述，错误的是：（　　）
A．B 细胞凋亡增多　B．$CD4^+$淋巴细胞凋亡过度
C．巨噬细胞凋亡增多　D．$CD8^+$淋巴细胞凋亡增多
E．巨噬细胞凋亡减少

9. 细胞凋亡不足参与以下哪种疾病的发病：（　　）
A．心肌缺血　B．阿尔茨海默病　C．肿瘤
D．AIDS　E．帕金森病

10. 下列不属于细胞凋亡的形态学变化的是：（　　）
A．细胞固缩　B．凋亡小体　C．细胞肿胀
D．核固缩　E．染色质边集

【名词解释】

1. 凋亡　**2.** 凋亡小体

【简答题】

1. 简述坏死和凋亡的区别。
2. 试述凋亡过程中不发生炎症反应的原因。
3. 凋亡的诱导途径有哪些？
4. 试述 AIDS 患者 $CD4^+$淋巴细胞凋亡的可能机制。

第七章 应　激

导　学

内容及要求

本章内容共包括5个部分，概述、应激的基本反应、机体代谢和功能变化、应激与疾病及防治应激相关疾病的病理生理基础。

概述包括应激、应激源的概念及应激的分类。在学习中，应掌握应激及应激源的概念；熟悉应激的分类；了解常见的应激源。

应激的基本反应包括神经内分泌反应、急性期反应及细胞反应，其中应掌握应激时蓝斑-交感-肾上腺髓质系统及下丘脑-垂体-肾上腺皮质激素系统的反应及其意义，还应掌握热休克蛋白、急性期反应和急性期反应蛋白的概念；熟悉急性期反应蛋白和热休克蛋白的主要功能；了解其他激素在应激时的变化。

应激时机体代谢和功能变化包括应激时糖、脂肪、蛋白质代谢的变化，及应激时机体中枢神经系统、心血管系统、消化系统、血液系统、泌尿生殖系统和免疫系统的变化。应熟悉应激时机体代谢变化及各系统功能变化的特点及其机制。

应激与疾病主要介绍了全身适应综合征、应激性溃疡、高血压和创伤后应激障碍。在学习中，应掌握应激性疾病、应激相关疾病、全身适应综合征和应激性溃疡的概念；熟悉全身适应综合征的分期及特点、应激性溃疡的发病机制；了解应激在高血压发病中的作用及创伤后应激障碍等相关内容。

最后应了解防治应激相关疾病的病理生理基础。

重点、难点

本章重点为第一节应激和应激源的概念；第二节热休克蛋白、急性期反应和急性期反应蛋白的概念，应激时

- 概述
- 应激的基本反应
- 机体代谢和功能变化
- 应激与疾病
- 防治应激相关疾病的病理生理基础

蓝斑-交感-肾上腺髓质系统及下丘脑-垂体-肾上腺皮质激素系统的反应及其意义；第四节应激性疾病、应激相关疾病、全身适应综合征和应激性溃疡的概念，全身适应综合征的分期及应激性溃疡的发生机制。本章难点为第三节应激时各系统功能变化特点及其机制。

第一节 概 述

一、应激的概念

应激(stress)是指机体在受到各种因素强烈刺激时所出现的非特异性全身反应。任何躯体的或心理的刺激，只要达到一定的强度，除了引起与刺激因素直接相关的特异性变化外，都可以引起一组与刺激因素的性质无直接关系的全身性非特异反应。该反应以交感神经-肾上腺髓质系统和下丘脑-垂体-肾上腺皮质轴兴奋、儿茶酚胺和糖皮质激素分泌增多为基础，进而引起机体的各种功能和代谢的改变。应激也称为应激反应(stress response)，而引起应激反应的刺激因素(stress-causing agents)被称为应激源(stressor)。

根据应激源性质的不同，应激可分为躯体应激(physical stress)及心理应激(psychological stress)，前者通常为理化、生物等因素所致，而后者为心理、社会因素所致。根据对机体的影响程度，应激可分为良性应激(eustress)和劣性应激(distress)。良性应激中，应激源不十分强烈且作用时间较短(如体育竞赛、考试等)，所引起的应激是机体对轻度的内外环境变化及社会、心理刺激的一种重要防御适应机制，有利于机体更好地完成任务或者更好地避开可能发生的危险。劣性应激中，应激源作用强烈且持久(如大面积烧伤和大量失血等)，所引起的应激反应尽管仍具有防御代偿意义，但同时可引起机体自稳态的严重失调，甚至导致应激性疾病(stress disease)。

应激是一种全身性的适应性反应，在生活中普遍存在。它是一切生命为了生存和发展所必需的，是机体整个适应、保护机制的一个重要组成部分，有利于机体在变动的环境中维持自稳态，增强机体的适应能力。

二、应激源

凡是能引起应激反应的因素都可称为应激源。根据来源不同，可分为3类。①外界环境因素：如温度剧变、低氧、病原微生物、射线、强光及化学毒物等。②机体内在因素：如贫血、酸碱平衡紊乱、心律失常、发热、器官功能衰竭等。③心理社会因素：如繁忙的工作、不良的人际关系、失去亲人、情绪紧张、忧虑、恐惧、盛怒和激动等。

无论躯体的或心理的刺激，要成为应激源，必须达到一定的强度。由于在遗传、性格、神经类型及既往经验方面的差异，不同个体对于同一个应激源的敏感性及耐受性也是有区别的。如摇滚音乐，可能对某些人是愉快的享受，但却可使另一些人血压升高和心情烦躁，甚至失眠。

第二节 应激的基本反应

应激的基本反应主要包括蓝斑-交感-肾上腺髓质系统和下丘脑-垂体-肾上腺皮质系统等神经内分泌反应、急性期反应和以热休克蛋白诱导表达为特征的细胞反应。

一、神经内分泌反应

当受到强烈刺激时，机体就会出现蓝斑-交感-肾上腺髓质系统和下丘脑-垂体-肾上腺皮质系统（HPA 轴）的强烈兴奋，以适应刺激，提高机体抗病的能力。因此，应激时的神经内分泌反应是疾病时全身性非特异反应的生理学基础。

（一）蓝斑-交感神经-肾上腺髓质系统

1. 组成单元　蓝斑-交感神经-肾上腺髓质系统中枢整合部位主要位于脑干的蓝斑。蓝斑中的去甲肾上腺素能神经元具有广泛的上、下行纤维联系。上行纤维主要与边缘系统等部位有密切的往返联系，成为应激时情绪、认知、行为功能变化的结构基础。下行主要至脊髓侧角，行使调节交感神经系统和肾上腺髓质系统的功能。蓝斑是中枢神经系统对应激最为敏感的部位，应激时可迅速启动，使机体做出快速反应。

2. 基本效应　包括中枢效应和外周效应两方面。

（1）中枢效应：脑内去甲肾上腺素的释放可使机体兴奋性、警觉性提高，也可引起紧张、焦虑等不良情绪反应。此外，蓝斑内的去甲肾上腺素能神经元还与室旁核分泌促肾上腺皮质激素释放激素的神经元有直接的纤维联系，该通路可能是应激启动 HPA 轴的关键结构之一。

（2）外周效应：血浆肾上腺素、去甲肾上腺素及多巴胺等儿茶酚胺浓度迅速升高。交感神经兴奋主要释放去甲肾上腺素，肾上腺髓质兴奋主要释放肾上腺素。交感-肾上腺髓质系统的强烈兴奋主要参与调控机体对应激的急性反应，介导一系列的代谢和心血管代偿机制以克服应激原对机体的威胁或对内环境的干扰，使机体处于一种唤起状态，有利于应对各种变化了的环境。

3. 防御意义　血中儿茶酚胺浓度升高可通过增多血液中能量物质、调整供血和提高肺通气量等途径，增加机体能量供应（图 7－1）。

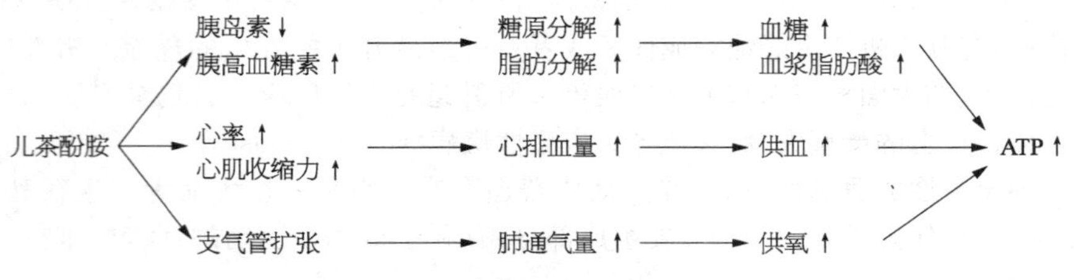

图 7－1　应激时儿茶酚胺增加机体能量供应示意图

（1）对代谢的影响：儿茶酚胺可抑制胰岛素的分泌，促进胰高血糖素的分泌，进而促进糖原分解，升高血糖；此外，儿茶酚胺和胰高血糖素可促进脂肪分解，提高血浆中游离脂肪酸水平。血糖和血浆中游离脂肪酸浓度升高可满足应激时机体增加的能量需要。

（2）对心血管系统的影响：①儿茶酚胺可引起心率加快、心收缩力加强，导致心排血量增加。②心排血量增加及儿茶酚胺引起的外周阻力血管收缩，可导致血压升高，对于失血性应激，则有利于血压的维持。③由于 α 肾上腺素受体在皮肤、胃肠道、肾等部位密度较大，儿茶酚胺浓度升高时可引起这些部位的血管收缩，供血减少。由于儿茶酚胺通常对心脑血管无明显影响，因而使心、脑的血液灌流得到保障。此外，在与格斗及逃避有关的应激反应或剧烈运动中，骨骼肌血管扩张，血流量可明显增加。

（3）对呼吸的影响：儿茶酚胺可引起支气管扩张，增加肺的通气量，使机体供氧增加。

（4）对其他激素的影响：儿茶酚胺分泌增多是引起应激时多种激素变化的重要原因，可促进生长激素、肾素、ACTH、促红细胞生成素及甲状腺素等激素的分泌。

4. 不利影响　血液中儿茶酚胺浓度过高，可给机体带来一系列不利影响或损害。

（1）内脏缺血：儿茶酚胺引起的血流重新分布，尽管保证了心、脑的血液供应，但却可导致胃肠道、肾脏等器官出现缺血性损伤。胃肠道黏膜可出现糜烂、溃疡及出血，严重时可引起应激性溃疡。肾血流量减少可导致肾小球滤过率降低，肾脏功能受损。

（2）儿茶酚胺促使血小板数目增多，聚集性增强，促进血栓形成。

（3）慢性应激引起的外周阻力血管长期收缩，可跟其他因素一起诱发高血压。

（4）心率过快可引起冠脉灌流减少，心率加快及心肌收缩力增强可导致心肌耗氧量增加，这些因素可导致心肌能量供应出现障碍。

（二）下丘脑-垂体-肾上腺皮质激素系统（HPA 轴）

1. 组成单元　下丘脑-垂体-肾上腺皮质系统中枢整合部位主要位于室旁核，其上行纤维也主要投射到边缘系统，下行神经纤维则主要通过促肾上腺皮质激素释放激素（CRH）调控腺垂体分泌促肾上腺皮质激素（ACTH），进而调节肾上腺皮质对糖皮质激素（GC）的分泌和释放。

2. 基本效应　也包括中枢效应和外周效应两方面。

（1）中枢效应：下丘脑室旁核细胞分泌的 CRH 通过垂体门脉循环进入垂体前叶，刺激 ACTH 的释放，后者作用于肾上腺皮质，促进糖皮质激素（皮质醇）的分泌。通常认为，适量的 CRH 增多可使机体兴奋或有愉快感，但大量的 CRH 增加，特别是慢性应激时 CRH 的持续增加则造成机体适应机制的障碍，可出现抑郁、焦虑及厌食等情绪行为改变。CRH 引起应激情绪行为反应的神经通路与杏仁体有密切关联。CRH 还可促进蓝斑中去甲肾上腺素能神经元的活性，使 HPA 轴对蓝斑-交感-肾上腺髓质系统也产生影响。

（2）外周效应：外周效应主要由糖皮质激素分泌增加引起，对抵抗有害刺激起着极为重要的作用。

3. 防御意义　一些实验显示，在应激中，肾上腺皮质发挥非常重要的作用。例如去除双侧肾上腺后，动物在应激条件下极易死亡，但如保留肾上腺皮质或给动物注射糖皮质激素，动物生存能力显著提高。大量的临床观察也证明，肾上腺皮质功能低下患者，对应激源的抵抗力明显降低。

（1）对代谢的影响：糖皮质激素可促进蛋白质分解及糖异生，补充肝糖原的储备。此外糖皮质激素还能抑制外周组织对葡萄糖的利用和摄取，从而相应提高血糖水平，保证重要器官葡萄糖的供应。

（2）维持儿茶酚胺和胰高血糖素等激素的作用：糖皮质激素可保证儿茶酚胺及胰高血糖素的脂肪动员作用。另外糖皮质激素还维持血管系统对儿茶酚胺的敏感性。只有在糖皮质激素存在的条件下，儿茶酚胺才能引起血管收缩性反应。当肾上腺皮质功能不足时，血管平滑肌对去甲肾上腺素变得极不敏感，易发生血压下降及循环衰竭。

（3）稳定细胞膜及溶酶体膜：糖皮质激素可诱导产生巨皮质素（macrocortin），也称脂调蛋白（lipomodulin）。巨皮质素可抑制磷脂酶 A_2 的活性，减少膜磷脂的降解，保护细胞膜及细胞器膜，同时减少前列腺素等炎症介质的生成。炎症时，可抑制溶酶体膜破损，防止或减少溶酶体酶外漏，以避免或减轻蛋白水解酶对附近组织细胞的损害。

（4）抗炎、抗过敏作用：糖皮质激素可抑制众多炎症介质的产生、释放和激活。如前列腺素（PGs）、白三烯（LTs）、血栓素（TXA2）和缓激肽等。

4. 不利影响　慢性应激时，HPA 轴的持续兴奋导致糖皮质激素持续增加，会对机体产生一系列不利影响，如抑制免疫系统功能，以致患者免疫力降低，易发生感染；抑制生长激素的分泌，造成生长迟缓、行为异常等；抑制性腺轴，患者可出现性功能减退、月经不调等；抑制甲状腺轴，可引起物质代谢障碍，出现高血糖、高血脂和胰岛素抵抗等。此外，长期的慢性应激还可使患者出现抑郁症，甚至自杀倾向。

（三）其他激素的变化

应激时，除上述介绍的神经内分泌变化外，其他一些激素的含量也发生变化。

1. 胰高血糖素与胰岛素　应激时交感神经兴奋，血浆中儿茶酚胺浓度升高，导致胰高血糖素分泌增加，胰岛素分泌减少，从而引起血糖升高。

2. 生长激素　急性应激时交感神经兴奋刺激生长激素分泌。生长激素可以促进脂肪动员，提高血液中游离脂肪酸浓度；可促进甘油和丙酮酸合成为葡萄糖，并抑制组织对葡萄糖的利用，因而升高血糖；生长激素还可以促进氨基酸合成蛋白质，以此来抗衡应激时糖皮质激素促进蛋白质分解的作用，因而对组织有一定保护性。与急性应激不同，慢性应激时生长激素分泌减少，可引起一系列生长发育障碍。

3. 醛固酮与血管升压素　创伤、手术、失血、缺氧、烧伤、疼痛及情绪紧张等应激源可引起血管升压素(ADH)分泌增加；儿茶酚胺浓度升高引起肾血管收缩，肾血流量减少可激活肾素-血管紧张素-醛固酮系统，使血浆醛固酮水平升高。ADH 和醛固酮可促进肾远端小管和集合管对钠、水重吸收增多，以维持应激时患者血容量。

4. β内啡肽　许多应激源(手术、分娩、电刺激、严重感染、失血、脊髓损伤、疼痛等)可引起人血浆β内啡肽含量明显增多。血浆β内啡肽水平的升高程度与 ACTH 平行，因为两者具有同一前体，即阿片样肽黑素皮质激素原(proopiomelanocortin)。CRH 可刺激β内啡肽释放，且β内啡肽也受血浆糖皮质激素的负反馈调节。β内啡肽对 HPA 轴和交感神经-肾上腺髓质系统均具有抑制作用，因此可避免应激时这两个系统的过度兴奋。此外，β内啡肽具有很强的镇痛作用，缓解因疼痛诱发的其他不良应激反应。

二、急性期反应

在创伤、大手术、严重感染、烧伤等应激源作用于机体后的短时间(数小时至数日)内，机体出现体温升高、血糖升高、外周血白细胞数增高、血浆中某些蛋白质浓度升高等一系列防御性非特异反应，这种反应称为急性期反应(acute phase reaction, APR)。这些血浆中浓度升高的蛋白质称为急性期反应蛋白(acrte phase protein, APP)，属分泌型蛋白质。最早发现的 APP 是 C 反应蛋白(C-reactive protein, CRP)。

正常时血浆中 APP 含量很少，但在应激时可明显增加。有些 APP 浓度可升高 1 000 倍以上，如 C 反应蛋白，有些 APP 只升高数倍，如α1 抗胰蛋白酶。少数蛋白质在 ARP 时反而减少，如白蛋白、前白蛋白、运铁蛋白等，这些蛋白称为负急性期反应蛋白。APP 主要由肝脏合成，发热等应激条件常发生负氮平衡，血中氨基酸浓度升高，则有利于 APP 的合成。

APP 种类较多，其生物学功能相当广泛，总体来看 APP 提高了机体的防御能力，其功能概括起来大致包括以下几个方面。

1. 抑制蛋白酶活性　创伤、感染等引起应激时，体内增多的蛋白水解酶可引起组织的损害。APP 中含有蛋白酶抑制物，例如α1 抗胰蛋白酶、α1 抗糜蛋白酶、C1 酯酶抑制因子、α2 抗纤溶酶等，这些蛋白酶抑制物可抑制蛋白酶的激活，减轻或避免蛋白酶对组织的过度损伤。

2. 清除异物和坏死组织　一些 APP 具有迅速的非特异性的清除异物和坏死组织的作用。例如，CRP 很容易与细菌细胞壁结合，发挥抗体样调理作用；还可激活补体经典途径，促进吞噬细胞的功能，从而迅速地清除该细菌。

3. 抑制自由基生成　铜蓝蛋白(ceruloplasmin)能将二价铁离子氧化成三价铁离子，抑制羟自由基的生成。

4. 其他作用　C 反应蛋白、补体成分的增多可加强机体的抗感染能力；凝血蛋白的增加可增强机体的抗出血能力等。

三、细胞反应

机体在受到刺激因素作用时，细胞也会出现一些适应性反应，既包括一些针对刺激因素而发生的特异性反应，也包括各种不同刺激因素均能引起的非特异性反应，如热休克蛋白的合成。

热休克蛋白(heatshock protein, HSP)是指细胞在应激源特别是热应激诱导下新合成或合成增多的一组蛋白质。它们主要在细胞内发挥功能，属非分泌形蛋白质。HSP首先是从受热应激的果蝇唾液腺内发现的，故取名热休克蛋白。后来的研究发现除热应激以外，其他应激源如缺氧、寒冷、感染、饥饿、创伤、中毒等也能诱导细胞生成HSP。因此，HSP又称应激蛋白(stress protein, SP)。

近年研究表明，HSP的生成，不仅见于果蝇，而是普遍存在于从细菌直至人类的整个生物界(包括植物和动物)。绝大部分生物细胞生成的HSP分子量都在80～110 kD、68～74 kD和18～30 kD。不同分子量的HSP，在细胞内的分布也有所不同，如在酵母菌中发现的分子量为89 kD的HSP是一种可溶性的细胞质蛋白质，而分子量为68 kD、70 kD、110 kD的HSP却主要分布于核或核仁区域。

HSP在进化过程中高度保守，因为从大肠杆菌、酵母、果蝇和人体分离的分子量为70 kD的HSP，进行全氨基酸序列分析，发现具有80%以上的相似性。这种进化过程中的高度保守性，说明HSP具有普遍存在的重要生理功能。

HSP基本功能为帮助新生蛋白质的正确折叠、移位和受损蛋白质的修复、降解，由于其与蛋白质代谢密切相关，因此被形象的称为“分子伴娘”(molecular chaperon)。HSP还可提高细胞的应激能力，特别是耐热能力。预先给生物以非致死性的热刺激，可以加强生物对第二次热刺激的抵抗力，提高生物对致死性热刺激的存活率，这种现象称为热耐受。

应激的基本反应见图7-2。

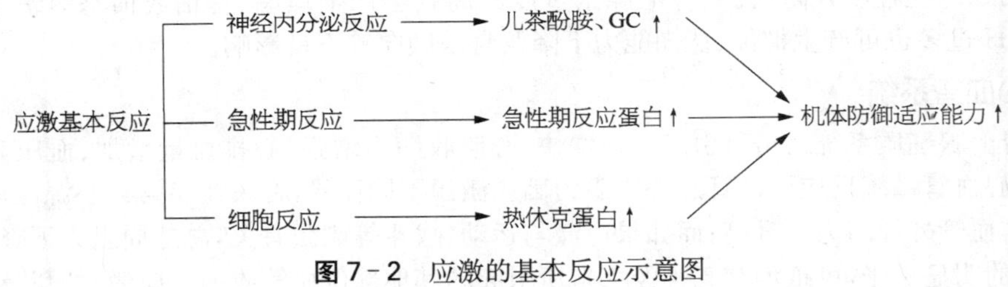

图7-2 应激的基本反应示意图

第三节 机体代谢和功能变化

一、代谢变化

应激时物质代谢发生相应变化，总的特点是分解增加，合成减少。

(一) 代谢率升高

严重应激时，代谢率升高十分显著。一个大面积烧伤患者，对能量需要可高达20 930 kJ/d(正常成年人在安静条件下为8 368 kJ/d)，相当于重体力劳动时的代谢率。机体处于分解代谢大于合成代谢状态，造成物质代谢的负平衡，因而患者出现消瘦、衰弱、抵抗力下降等。代谢率升高主要与儿茶酚胺、胰高血糖素及糖皮质激素含量增加有关。

(二) 糖代谢的变化

应激时，糖代谢变化的主要表现为高血糖。空腹血糖常为6.72～7.84 mmol/L(120～140 mg/dl)，甚至可以超过葡萄糖的肾阈8.96 mmol/L(160 mg/dl)而出现糖尿。应激时的高血糖和糖尿是由于儿茶酚胺、胰高血糖素、生长激素、糖皮质激素等水平升高及胰岛素的水平相对不足所致。在这些激素的综合作用下，糖原分解和糖原异生增强，血糖升高，因此，称为应激性高血糖或应激性糖尿。肝糖原和肌糖原在应激的开始阶段有短暂的减少，随后由于糖异生作用加强而得到补充。血糖升高程度与应激的强度相平行，在严重创伤和烧伤时，血糖升高可持续数周，被称为创伤性糖尿病。

（三）脂肪代谢的变化

应激时由于肾上腺素、去甲肾上腺素、胰高血糖素等脂解激素增多，脂肪的动员和分解加强，因而血中游离脂肪酸和酮体含量有不同程度的增加，同时机体组织对脂肪酸的利用增强。严重创伤后，机体能量来源主要依靠脂肪供应，可达到所消耗的能量的75%～95%。

（四）蛋白质代谢的变化

应激时，蛋白质分解加强，尿氮排出量增加，出现负氮平衡。蛋白质分解增强可引起血液中氨基酸水平增高，有利于肝脏合成急性期反应蛋白，增加机体的防御能力。但严重应激时，负氮平衡持续较久，患者可发生贫血、创面愈合迟缓及抵抗力降低等情况。

二、功能变化

（一）中枢神经系统

与应激最密切相关的中枢神经系统（CNS）部位包括边缘系统的皮质、杏仁体、海马、下丘脑及脑桥的蓝斑结构等。这些部位在应激时可出现活跃的神经传导、神经递质和神经内分泌变化，并出现相应的功能改变。例如，应激时蓝斑区去甲肾上腺素神经元激活和反应性增高，持续应激还使该区的酪氨酸羟化酶活性增强（去甲肾上腺素合成的限速酶），蓝斑投射区的去甲肾上腺素水平升高，机体会出现紧张、专注程度升高；去甲肾上腺素过度升高则会产生焦虑、害怕或愤怒等情绪反应。此外，脑内CRH过多也可产生抑郁、认知能力下降及自杀倾向等不良影响。

（二）心血管系统

交感-肾上腺髓质系统兴奋可引起心率增快、心肌收缩力增强、心排血量增加、血压升高及血流重新分布等心血管系统反应。血管总外周阻力因应激源不同而异，在失血、感染、心源性休克或某些精神应激时，血管外周阻力可升高；而如果应激与运动、战斗等刺激有关，总外周阻力下降，这是因为骨骼肌血管的明显扩张，可抵消交感神经兴奋所引起的其他部位血管收缩。应激时冠状动脉血流量通常是增加的，但精神应激在某些情况下可引起冠状动脉痉挛，甚至心肌缺血坏死。此外，交感-肾上腺髓质强烈兴奋还能诱发心律失常等。

（三）消化系统

慢性应激时，消化系统的典型表现为食欲减退，严重时甚至可有神经性厌食。食欲降低可能与CRH的分泌增加有关。但也有部分人会出现食欲增加，这可能与内啡肽和单胺类介质在下丘脑水平升高有关。由于交感神经兴奋，患者消化液分泌减少，胃肠蠕动变慢，消化功能减退。严重应激时，由于胃肠道缺血严重，可引发应激性溃疡等。

（四）血液系统

急性应激时，血浆中部分凝血因子、纤维蛋白原和血小板均增多，血小板的聚集性增强，凝血时间缩短，血液凝固性暂时性升高。应激时血液纤溶活性也可增强，表现为血浆纤溶酶、抗凝血酶Ⅲ升高，纤溶酶原激活物增多。应激时凝血和纤溶的变化是严重创伤或感染时易于发生弥散性血管内凝血的因素之一。但血液凝固性增高也有利于促进损伤组织的止血。应激时还可见白细胞数目增多，核左移，使机体抗感染能力增加。此外，慢性应激时，常有类似于缺铁性贫血的表现，主要是由于单核吞噬细胞系统的破坏而使红细胞寿命缩短。

（五）泌尿生殖系统

应激时，泌尿系统能的主要变化是水钠排出减少，引起尿少、尿比重升高。其机制一方面是由于交感神经-肾上腺髓质系统兴奋导致肾血管收缩，肾血流量减少，肾小球滤过率降低；另一方面，多种应激因素可导致 ADH 分泌增加，而肾血流减少激活肾素-血管紧张素系统后又导致醛固酮分泌增多，ADH 和醛固酮可促进肾小管重吸收钠水，引起尿量减少。这些变化有利于维持循环血量。但严重时，可导致内环境的紊乱。

慢性应激时，性腺轴出现障碍，促性腺激素释放激素(GnRH)和黄体生成素(LH)分泌减少，患者可出现性功能障碍，女性可出现月经紊乱等。

(六) 免疫功能

急性应激反应时，机体免疫能力增强。表现为外周血吞噬细胞数目增多、活性增强，补体、C反应蛋白等非特异性抗感染的 APP 升高等。但慢性应激时，由于应激源的持续作用，糖皮质激素过多可抑制机体免疫系统功能，患者易发生感染等情况。

第四节 应激与疾病

应激是机体至关重要的防御适应机制，对机体生存而言是不可或缺的。然而，强烈的应激反应同时也给机体带来了一系列的损伤，严重时甚至可导致疾病的发生。习惯上，将白应激直接引起的疾病成为应激性疾病(stress disease)，如应激性溃疡(stress ulcer)，而将那些以应激作为诱因，在应激状态下加重或加速发生发展的疾病称为应激相关疾病。

一、全身适应综合征

全身适应综合征(general adaptation syndrome, GAS)，是指劣性应激源持续作用于机体，则应激可表现为一个动态的连续过程，并可最终导致内环境紊乱和疾病。GAS 可分为 3 期。

1. *警觉期* 为机体的保护防御机制的快速动员期。以交感-肾上腺髓质系统兴奋为主，警觉期反应使机体处于最佳动员状态，有利于机体的战斗或逃避。

2. *抵抗期* 为机体的抵抗适应阶段。以肾上腺皮质激素分泌增高为主，机体表现出适应、抵抗能力增强。但防御储备能力不断被消耗，对应激源的抵抗能力持续下降。

3. *衰竭期* 机体能量和防御机制被耗竭，自稳态失调，出现疾病甚至死亡。但并非所有的应激反应都出现这些典型变化，只有少数比较严重的应激反应才进入衰竭期。

二、应激性溃疡

应激性溃疡(stress ulcer)指在一些强烈应激(创伤、大面积烧伤、大手术和严重感染等)条件下，胃和(或)十二指肠的黏膜出现糜烂、溃疡及出血。经内镜检查发现，烧伤、严重创伤和败血症患者应激性溃疡的发生率高达 80%～100%。

与慢性经过的消化性溃疡(peptic ulcer)不同，应激性溃疡是一种急性溃疡，可以在严重的应激源作用后数小时内出现。在病理解剖学上，应激性溃疡的黏膜缺损表现为多发性糜烂(仅仅到达黏膜肌层的表浅损害)，或表现为单个的或多发性的溃疡(深达黏膜肌层之下的损害)。应激性溃疡可在数天内愈合，而且不留瘢痕。由于溃疡不侵及肌层，因而在临床上也很少引起疼痛。由于溃疡浅表，因而胃或十二脂肠穿孔极为罕见，当累及到大血管时，可引起大量出血。应激性溃疡的发病机制与下列因素有关。

1. *黏膜缺血* 应激时，由于交感-肾上腺髓质系统的兴奋，胃和十二指肠黏膜的小血管收缩，黏膜的血液灌流量显著减少，黏膜发生缺血缺氧。缺血使黏膜上皮细胞能量不足，碳酸氢盐和黏液产生减少，胃黏膜屏障遭到破坏，胃腔内的 H^+ 就顺着浓度差进入黏膜；同时，缺血使将黏膜的 H^+ 不能及时被血液运走而在黏膜内积聚。已经证明，H^+ 是形成应激性溃疡必不可少的原因。

2. *糖皮质激素分泌增多* 糖皮质激素使胃黏膜细胞蛋白质的分解大于合成，胃上皮细胞更新减慢，再生能力降低。胃黏液的合成和分泌受抑制，黏膜屏障功能严重下降。

3. *其他因素* 其他一些因素也参与了应激性溃疡的发病过程，如对胃黏膜合成具有保护作用的前列腺素(PGs)减少；当应激伴有酸中毒时，胃黏膜细胞内的 HCO_3^- 减少，从而使细胞内中和 H^+ 的能力降低而有助于溃疡的发生；十二指肠内的胆汁酸(来自胆汁)、溶血卵磷脂和胰酶(来自胰液)反流至胃，在应激时胃黏膜保护性因素被削弱的情况下，也可导致胃黏膜损伤。

三、高血压

目前认为，精神应激是高血压发病原因之一，其机制与以下因素有关：①外周阻力血管收缩：应激时交感神经-肾上腺髓质系统兴奋，儿茶酚胺可引起外周小动脉痉挛、收缩，而 HPA 轴的糖皮质激素则能增加血管平滑肌对儿茶酚胺的敏感性；另外，肾素-血管紧张素-系统激活后，血管紧张素Ⅱ也可引起小动脉强烈收缩。②钠水潴留：肾血管收缩以致肾血流量减少，肾小球滤过率降低；另外 ADH 和醛固酮可导致肾小管对钠水重吸收增加。

四、创伤后应激障碍

创伤后应激障碍(post-traumatic stress disorder, PTSD)指突发性、威胁性或灾难性生活事件导致个体延迟出现和长期持续存在的精神障碍，主要表现为病理性重现、噩梦惊醒、持续性警觉性增高和回避，以及对创伤经历的选择性遗忘和对未来失去信心。PTSD 是一种创伤后的心理失平衡状态，不但严重影响患者的社会功能，并且新近的研究发现，PTSD 患者的自杀风险要远远高于正常人群。近年来，随着突发灾难性事件增多，以及恐怖主义的自杀性爆炸等不断发生，创伤后应激障碍(PTSD)成为人们关注的重点。

第五节　防治应激相关疾病的病理生理基础

避免过于强烈的或过于持久的应激源作用于人体，如避免不良情绪和有害的精神刺激，避免过度而持久的精神紧张，避免各种意外的躯体性的严重伤害等。

及时正确地处理伴有病理性应激的疾病或病理过程 如烧伤、创伤、感染、休克等，以尽量防止或减轻对人体的不利影响。

采取一些针对应激本身所造成损害的措施，如在严重创伤后加强不经胃肠道的营养补充，其目的之一就是弥补应激时因高代谢率和蛋白质分解加强所造成的机体的消耗。

急性肾上腺皮质功能不全(如肾上腺出血、坏死)或慢性肾上腺皮质功能不全的患者，受到应激源刺激时，不能产生应激；或者由于应激时糖皮质激素受体明显减少，病情危急，应及时大量补充糖皮质激素。

及时缓解患者的心理应激，增强其战胜疾病的信心。

复 习 题

【A 型题】

1. 应激是指机体对应激源刺激的一种：（　　）

A. 特异性全身反应　　B. 非特异性全身反应　　C. 代偿性反应

D. 病理性反应　　E. 生理性反应

2. 全身适应综合征警觉期起主要作用的是：（　　）

A．儿茶酚胺　B．糖皮质激素　C．醛固酮　D．β内啡肽　E．胰岛素

3. 各种不同应激源所引起的应激是：（　）

A．几乎相同的特异性全身性反应　B．几乎相同的非特异性全身性反应

C．决定于应激源的特异性反应　D．完全不相同的特异性全身性反应

E．完全不相同的非特异性全身性反应

4. 应激时最重要的反应是：（　）

A．胰岛素减少　B．胰高血糖素分泌增多

C．儿茶酚胺和糖皮质激素分泌增多　D．β内啡肽分泌增多

E．ADH和醛固酮增多

5. 应激时儿茶酚胺释放增多对机体有利的影响是：（　）

A．心率减慢　B．腹腔内脏血管扩张　C．支气管收缩，口径变小

D．促进糖原合成　E．血液重新分布

6. 交感-肾上腺髓质系统的中枢位点位于：（　）

A．下丘脑　B．蓝斑　C．杏仁体　D．室旁核　E．延髓

7. 下丘脑-垂体-肾上腺皮质轴的中枢位点位于：（　）

A．蓝斑　B．黑质　C．海马　D．室旁核　E．杏仁体

8. 应激时下列激素分泌减少的是：（　）

A．血管升压素　B．胰岛素　C．胰高血糖素　D．催乳素　E．内啡肽

9. 应激时，急性期反应蛋白不具有：（　）

A．抗出血　B．修复受损蛋白质　C．抗感染

D．抑制蛋白酶作用　E．清除异物和坏死组织

10. 关于热休克蛋白的描述不正确的是：（　）

A．属非分泌型蛋白质

B．最初从经受热应激的果蝇唾液腺中发现

C．多种应激源可诱导

D．广泛存在于从原核到真核细胞的多种生物体中

E．与糖代谢有关

11. 应激时急性期反应蛋白(APP)不包括：（　）

A．C反应蛋白　B．参与激肽生成的蛋白　C．属于补体成分的蛋白

D．参与铁转运的蛋白　E．纤维蛋白原

12. 与应激无关的疾病是：（　）

A．原发性高血压　B．应激性溃疡

C．冠状动脉粥样硬化性心脏病　D．白化病

E．PTSD

13. 精神应激诱导原发性高血压发病的机制与下列哪项因素无关：（　）

A．血胆固醇升高　B．儿茶酚胺引起外周阻力血管收缩

C．醛固酮增多，肾小管对钠水重吸收增多　D．血管紧张素Ⅱ引起小动脉收缩

E．肾血管收缩，肾小球滤过率降低

14. 应激时心血管系统的基本变化为：（　）

A．心排血量增加，血压升高　B．心率减慢，心肌收缩力减弱

C．总外周阻力增加　D．冠状动脉血流量减少

E．心室纤颤的阈值升高

15. 应激时交感神经-肾上腺髓质强烈兴奋可致：（　　）
A．胃肠血流量增加　B．胃黏液蛋白分泌增加　C．胃持续舒张
D．胃肠黏膜糜烂、溃疡、出血　E．肠平滑肌舒张

16. 应激时泌尿系统的主要变化有：（　　）
A．尿量增多、尿比重降低　B．血尿、蛋白尿　C．肾小球滤过率降低
D．水钠排泄增多　E．肾小球泌 H^+ 功能明显降低

17. 应激时，下列内分泌腺的变化最为明显的是：（　　）
A．甲状腺　B．甲状旁腺　C．胰腺　D．肾上腺　E．性腺

18. 下列蛋白为负急性期反应蛋白的是：（　　）
A．纤维蛋白原　B．铜蓝蛋白　C．胶原蛋白　D．前清蛋白　E．C反应蛋白

19. 糖皮质激素升高可直接引起：（　　）
A．脂肪分解加速　B．促进糖原分解　C．促进糖异生
D．提高心排血量　E．调整血流重新分布

20. 应激时，交感-肾上腺髓质系统兴奋对机体产生的不利影响是：（　　）
A．抑制甲状腺轴　B．升高血糖
C．促进蛋白质合成以及糖异生　D．生长缓慢
E．胃肠道缺血

【名词解释】

1. 应激　2. 应激源　3. 急性期反应蛋白　4. 热休克蛋白　5. 应激性疾病
6. 应激相关疾病　7. 全身适应综合征　8. 应激性溃疡　9. 创伤后应激障碍
10. 急性期反应

【简答题】

1. 简述应激时糖皮质激素增多的生理意义。
2. 简述全身适应综合征的三期名称及各期特点。
3. 简述应激性溃疡的发生机制。
4. 简述应激时蓝斑-交感神经-肾上腺髓质系统兴奋所具有的防御意义。

第八章
休　　克

导　学

内容及要求

本章内容共包括5个部分，概述、休克的病因与分类、休克的发展过程及机制、休克对机体的影响及休克防治的病理生理基础。

概述主要介绍了人类对休克的认识过程，在这部分内容中应掌握休克的概念；了解休克的认识过程。

休克的病因与分类这部分内容主要介绍临床上引起休克的各种病因和分类方法，休克可以按照病因分类，也可以按照起始环节和血流动力学特点分类。在学习中，应掌握休克按照起始环节的分类方法；熟悉休克的病因及按病因分类的方法；了解休克按血流动力学特点分类的方法。

休克的发展过程及机制是以失血性休克为例，按照微循环障碍学说，将休克分为3个时期。休克的代偿期，休克的进展期和休克的难治期。各个时期均包括微循环的变化、微循环变化的发生机制、机体的代偿机制以及相应的临床表现等内容。在学习中，应该掌握休克代偿期和进展期微循环的变化特点和发生机制，掌握休克代偿期机体的代偿机制；熟悉休克进展期微循环失代偿的机制及休克各个时期临床表现；了解休克难治期的相关内容。

休克对机体的影响主要包括休克时细胞以及机体主要器官系统的功能代谢变化，包括肺、肝、肾、心、脑和胃肠道等。如果累及多个器官，甚至会发生多器官功能障碍综合征。在学习中需要熟悉细胞及各器官系统功能变化及特点；了解多器官功能障碍综合征。

休克防治的病理生理基础，包括病因学防治，发病学治疗和相应的支持与保护疗法。在学习中需要掌握发病学防治的原则；熟悉病因学防治的内容；了解临床上应用的支持与保护疗法。

重点、难点

本章重点内容为第一节休克的概念、第三节休克的发展过程及机制以及第四节休克时器官功能障碍。本章难点内容包括第三节休克发展过程中各个时期微循环的变化及发生机制和第四节休克时各个器官系统的功能代谢变化。

第一节 概 述

休克是"shock"的音译。1737 年,法国医师 Le Dran 首次用休克来描述患者受到强烈创伤时的临床危重状态。1895 年 Warren 描述了休克的典型临床表现:面色苍白或发绀、四肢湿冷、脉搏细速、脉压缩小、尿少、神志淡漠。此后 Crile 又补充了一个重要的体征:低血压。第一、第二次世界大战期间,人们对休克的发病机制进行了系统的研究,均认为休克的本质是循环系统发生急性紊乱。当时认为血管运动中枢麻痹及外周小动脉舒张引起的血压下降是休克发生、发展的关键环节,使用去甲肾上腺素类缩血管药物治疗休克成为主要治疗措施。但临床实践表明,使用缩血管升压药后,仅有部分患者被获救,而部分患者病情加重,甚至出现肾功能衰竭。20 世纪 60 年代 Lillehei 提出休克的微循环障碍学说,该学说认为休克发病的关键不在于血压降低,而在于微循环灌流量减少,其机制不是交感神经-肾上腺髓质系统衰竭或麻痹,而是交感神经-肾上腺髓质系统强烈兴奋。微循环障碍学说的提出改变了休克的治疗原则,临床上开始使用扩血管药物结合补液来改善微循环,对休克进行治疗。20 世纪 80 年代以来,随着细胞生物学、分子生物学的进展,人们开始从细胞、亚细胞和分子水平研究休克。

目前认为,休克是多个病因、多种发病环节、有多种体液因子参与,以机体循环系统,尤其是微循环功能紊乱为主要特征,进而导致组织细胞灌流不足及重要器官功能障碍甚至衰竭的全身性病理过程。

第二节 病因与分类

一、休克的病因

临床上,引起休克的病因有很多,常见的有以下几种。

1. 失血与失液

(1) 失血:大量失血可引起失血性休克(hemorrhagic shock),见于消化道溃疡出血、肝硬化食管胃底静脉曲张破裂出血、外伤出血及产后大出血等。休克是否发生取决于失血量和失血速度:短时间内快速失血超过总血量的 25%～30%,即可引起休克;失血超过总血量的 45%～50%,往往迅速导致死亡。

(2) 失液:腹泻、剧烈呕吐、大量出汗及胸水、腹水形成等均可引起大量体液丢失,导致有效循环血量锐减而发生休克。

2. 烧伤　大面积烧伤可伴有体液大量丢失,导致有效循环血量减少,引起烧伤性休克(burn

shock)。烧伤性休克主要与大量失液及疼痛有关，可因继发感染而发展为感染性休克。

3. *创伤* 严重创伤可导致创伤性休克(traumatic shock)。创伤性休克多见于战争、自然灾害及意外事故。创伤性休克的发生主要与失血和强烈的疼痛刺激有关。

4. *感染* 严重感染可引起感染性休克(infectious shock)。革兰阴性细菌所释放的内毒素是临床上引起感染性休克最常见的原因。内毒素引起的休克也被称为内毒素性休克(endotoxic shock)

5. *过敏* 过敏引起的休克称为过敏性休克(anaphylactic shock)。过敏性休克通常由药物(如青霉素)、血清制剂或疫苗所引起。某些食物及动物体内毒素也可引起过敏性休克。过敏性休克的发生与血管舒张、血管床容积增大以及有效循环血量减少有关。

6. *强烈的神经刺激* 高位脊髓损伤、剧烈疼痛等强烈的神经刺激可导致神经源性休克(neurogenic shock)。由于血管运动中枢被抑制，患者出现血管舒张、总外周阻力降低、回心血量减少、血压下降等表现。

7. *心脏和大血管病变* 急性大面积心肌梗死、急性弥漫性心肌炎、严重的心律紊乱等心脏疾病可引起心排血量急剧降低，有效循环血量显著下降，导致心源性休克(cardiogenic shock)。

二、休克的分类

(一) 按病因分类

按照发病原因，休克可分为失血性休克、失液性休克、烧伤性休克、创伤性休克、感染性休克、过敏性休克、神经源性休克和心源性休克等。

(二) 按休克的始动环节分类

临床上休克的病因较多，但这些病因均通过下面3条途径中1条或2条引起休克：即血容量减少、血管床容积增大和心排血量急剧降低，这3条途径也被称为休克的始动环节。血容量减少、血管床容积增大和心排血量降低的共同结果是有效循环血量减少(图8-1)，因此，有效循环血量降低是各型休克发生的共同基础。根据始动环节，休克被分成以下3类。

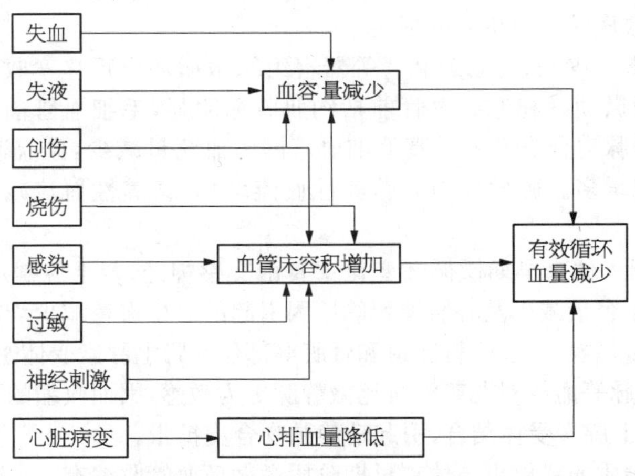

图8-1 休克病因、始动发病学环节及共同基础

1. *低血容量性休克(hypovolumic shock)* 是指由于血容量减少引起的休克，见于失血和失液。由于血容量不足，静脉压降低，静脉回心血量减少，心排血量和动脉血压也随之下降。动脉血压降低可反射性引起交感神经兴奋，可引起外周阻力血管收缩，以致外周阻力增加。典型患者可出现“三低一高”，即中心静脉压(central venous pressure, CVP)、心排血量和动脉血压降低，而总外周阻力增高。

2. 心源性休克(cardiogenic shock) 是指由于心泵功能衰竭,心排血量急剧减少,有效循环血量下降而引起的休克。心肌梗死伴心源性休克时,死亡率显著升高。另外,肺栓塞、急性心脏压塞等非心脏疾病也可因心排血量和有效循环血量急剧降低,而引起休克。

3. 分布异常性休克(maldistributive shock) 过敏性、神经源性及感染性休克时,患者血管床容积增大,血液淤积在血管床内,尽管血容量没有减少,但有效循环血量仍然下降。由于回心血量减少,患者心排血量及组织灌流量均下降。分布异常性休克也称血管源性休克(vasogenic shock)。

(三) 按血流动力学特点分类

休克可按心排血量与外周阻力的关系分为以下 3 类。

1. 高排-低阻型休克 见于感染性休克的早期。血流动力学特点是心排血量增高,总外周阻力降低,脉压增大,皮肤血管扩张或动-静脉吻合支开放,又称为暖休克。

2. 低排-高阻型休克 见于低血容量性休克和心源性休克。血流动力学特点是心排血量降低,总外周阻力增高,脉压明显缩小,皮肤血管收缩,又称为冷休克。

3. 低排-低阻型休克 血流动力学特点是心排血量降低,总外周阻力也降低,是各型休克的晚期阶段失代偿的表现。

第三节 休克发展过程及机制

不同类型的休克发展过程有所不同,依据微循环学说,失血性休克通常要经过微循环血管痉挛收缩所引起的缺血期、微循环血管扩张所引起的淤血期和微循环衰竭期,而过敏性休克等血管源性休克通常没有微循环痉挛缺血阶段,而直接进入微循环血管扩张期。以失血性休克为例,休克的发展过程大致可分为以下 3 期。

一、休克代偿期

休克代偿期是休克发展过程的早期阶段,也称微循环缺血缺氧期。在这个时期,机体可发生一系列的代偿反应,减轻致病因素对机体的损伤。

1. 微循环变化特点 皮肤、胃肠道和肾等器官组织微循环出现痉挛收缩,尤其是毛细血管前阻力血管,即微动脉、后微动脉和毛细血管前括约肌收缩明显,毛细血管前阻力增加,真毛细血管由于收缩而关闭;动-静脉吻合支开放。真毛细血管网中血流量减少,血流速度减慢;但动-静脉吻合支和直捷通路里血流增多。微循环内非营养性血流增加,营养性血流减少,组织发生严重的缺血性缺氧。

2. 微循环变化机制 休克早期微循环变化主要由交感神经-肾上腺髓质系统兴奋所引起。失血、失液等原因引起的血容量减少及心肌梗死等原因引起的心排血量减少均能反射性引起交感神经系统兴奋,儿茶酚胺大量释放。皮肤、胃肠道和肾脏等部位 α 肾上腺素受体密度较高,微循环发生痉挛,其中微动脉、后微动脉等血管对儿茶酚胺比微静脉更为敏感,因而收缩的更为明显。儿茶酚胺与动静脉吻合支上的 β 肾上腺素受体结合,引起动静脉吻合支扩张。

此外,其他缩血管物质的释放也与休克早期阶段微循环血管收缩有关,这些物质包括:血管紧张素Ⅱ(angiotensin Ⅱ)和血管升压素(vasopressin)等。

3. 代偿机制 微循环的变化一方面引起皮肤、胃肠道和肾脏等器官组织局部缺血、缺氧,另一方面却对整体具有一定的代偿意义。

(1) 血液重新分布:由于 α 肾上腺素受体在皮肤、胃肠道、肾脏等部位密度较大,儿茶酚胺浓度升高时可引起这些部位的血管收缩,供血减少。而儿茶酚胺通常对心脑血管无明显影响,因而使心、脑的血液灌流得到保障。

(2)“自身输血”:在儿茶酚胺的作用下,微循环静脉血管也发生收缩。肌性微静脉和小静脉收缩及肝脾储血库紧缩可迅速而短暂地减少血管床容积,使回心血量增加,进而引起心排血量增加。这种代偿起到类似于输血的作用,称为“自身输血”,是休克早期增加回心血量的“第一道防线”。

(3)“自身输液”:由于微动脉、后微动脉和毛细血管前括约肌等毛细血管前阻力血管对儿茶酚胺更为敏感,导致毛细血管前阻力显著增加,大于后阻力,毛细血管中流体静压下降,使组织液向血管内转移,起到类似输液的作用,称为“自身输液”,是休克早期增加回心血量的“第二道防线”。

(4)交感-肾上腺髓质系统兴奋,心率加快,心肌收缩力增强,使心排血量增加;儿茶酚胺导致外周阻力血管收缩,使外周血管阻力也增加,这些因素都有助于代偿因失血、失液等原因引起的血压下降。

此外,细胞外液减少可刺激患者口渴中枢,患者因而产生渴感;肾血管收缩引起肾血流减少,以致肾小球滤过率降低,同时 ADH 和醛固酮分泌增多,使肾小管对钠水重吸收增强,患者尿量减少,这些反应对维持血容量和血压均具有代偿意义。

4. 临床表现

(1)产生渴感:患者因细胞外液减少而产生渴感。

(2)尿量减少:肾脏排水排钠减少。

(3)面色苍白、皮肤冰冷而潮湿:交感神经兴奋可引起皮肤血管收缩及汗腺分泌增强。

(4)神志通常较为清楚:由于血流重新分布,大脑在休克早期通常优先得到血液供应。

(5)血压变化:患者血压变化通常随出血性质而定,大量而快速地出血,机体来不及代偿,血压可迅速下降;而失血量不大时,由于机体的代偿机制,患者血压通常变化不大(图 8-2)。但应该强调的是,由于外周阻力明显升高,脉压通常明显缩小。

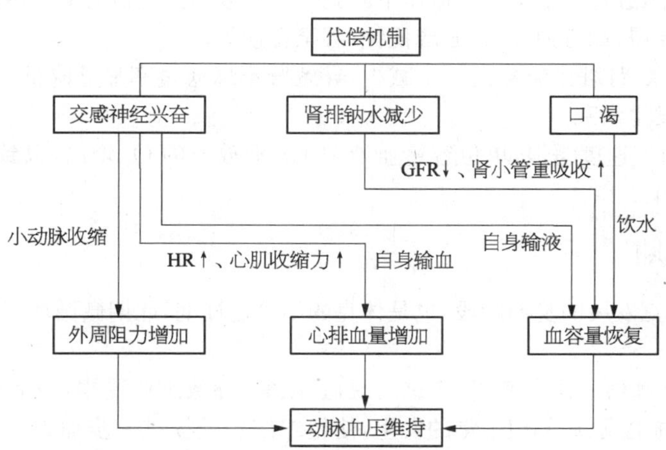

图 8-2 失血性休克时动脉血压维持机制

休克早期阶段,由于机体本身存在一些代偿机制,可在一定程度上缓解或延迟休克的发展。此时,如积极消除掉休克动因,及时补充血容量,改善微循环状态,可使休克得到治愈。而如果休克未得到及时、适当的救治,病情将恶化而发展到休克进展期,机体也将处于失代偿状态。

二、休克进展期

休克发展到中期阶段,机体呈现出失代偿状态,此期也被称为微循环淤血性缺氧期。

1. 微循环变化特点 在休克进展期,微动脉、后微动脉和毛细血管前括约肌的痉挛较前减轻,甚至消失,毛细血管扩张,血液大量进入真毛细血管网,微循环灌多流少,血液淤滞,组织细胞严重缺氧。

2. 微循环变化机制　休克进展期微循环血管扩张，发生淤血，其机制与休克早期微循环长时间缺血、缺氧有关。

(1) 代谢性酸中毒：缺血、缺氧引起局部组织细胞无氧代谢增强，乳酸产生增加。酸中毒可降低血管平滑肌对儿茶酚胺的反应性，使微循环痉挛减轻及消失。

(2) 局部扩血管物质增多：长期缺血、缺氧导致组胺、腺苷和激肽类物质生成增多，这些物质可引起血管平滑肌舒张和毛细血管扩张。

(3) 血流动力学改变：组胺、激肽等物质可增加血管通透性，血浆外渗，血液黏稠度增高；白细胞滚动、贴壁，并黏附于毛细血管或微静脉内皮细胞，使血流受阻，毛细血管后阻力增加，这些因素使微循环内血液流速缓慢，血液淤滞。此时，红细胞和血小板更易聚集，使微循环状态进一步恶化。

(4) 内毒素入血：休克早期，肠道黏膜缺血、缺氧，屏障功能减弱，大肠杆菌等肠源性细菌及 LPS 入血。LPS 等毒素可激活巨噬细胞，促进 NO 等血管舒张因子生成增多，引起血管平滑肌舒张，血压下降。

3. 失代偿机制　休克进展期机体由代偿逐渐演变为失代偿，全身器官灌流量进行性减少，相继出现功能障碍。由于内脏毛细血管淤滞，毛细血管内流体静压升高，“自身输液”作用停止，血浆反而外渗；静脉系统容量血管扩张，血管床容积增大，使回心血量减少，“自身输血”的效果丧失；组胺、激肽等引起毛细血管通透性增高，进一步导致血浆外渗。血浆外渗使血液浓缩，血细胞比容增大，血液黏滞度升高，红细胞和血小板更易聚集，微循环淤滞因而进一步加重，形成恶性循环。

4. 临床表现　休克早期的临床表现在休克进展期均有不同程度的加重。

(1) 血压进行性下降：由于机体代偿机制消失，并处于失代偿状态，微循环淤滞使回心血量减少，心排血量减少，血压进行性下降。当血压下降到一定程度，心、脑血管的血液供应失去优先保证，继而出现心、脑功能障碍，如心搏无力、心音低钝，甚至昏迷等。

(2) 少尿甚至无尿：肾脏血流量进一步减少，导致肾小球滤过率显著降低。患者可出现少尿甚至无尿，内环境也可发生紊乱。

(3) 发绀：由于血流速度缓慢，单位容量血液中 Hb 释放出的 O_2 增多，以致脱氧血红蛋白浓度升高，患者可发生发绀。

三、休克难治期

休克难治期是休克发展的晚期阶段，也是休克的不可逆性期，此期微循环衰竭，也被称为微循环衰竭期。

1. 微循环变化及机制　休克晚期，严重的缺血、缺氧，导致细胞受损，炎症介质的释放、溶酶体酶的外逸、氧自由基的生成、局部酸中毒的发生，使组织细胞受损进一步加重。微血管平滑肌麻痹，对血管活性药物失去反应，微血管因而舒张，微循环血流淤滞更加严重，甚至完全停止，微循环呈衰竭状态。

2. 临床表现

(1) 血压进行性下降：使用升压药无法恢复。中心静脉压降低，静脉塌陷，循环衰竭，可引起患者死亡。

(2) 毛细血管无复流现象：指输血或补液后，发生缺血的毛细血管血流仍未恢复的现象，其机制与白细胞黏附和嵌塞、毛细血管内皮肿胀及微血栓形成等有关（详见缺血-再灌注损伤）。

(3) 弥散性血管内凝血(DIC)：休克进入中晚期后，血浆外渗以致血液浓缩，血细胞比容增大，血细胞易于聚集，血液黏滞度增高，血液处于高凝状态；酸中毒、内毒素等可损伤内皮细胞，并导致组织因子释放增多；严重的创伤性休克，组织因子入血，启动凝血过程。

(4) 器官功能障碍甚至衰竭：在休克晚期，常出现器官功能障碍或衰竭，严重时可发生多器官功能障碍综合征（详见本章第四节）。

第四节 休克对机体的影响

一、对细胞的影响

1. 细胞代谢障碍

(1) 物质代谢的变化：由于缺血、缺氧，细胞糖酵解加强，脂肪和蛋白质分解增加，合成减少，血中游离脂肪酸和酮体增多，血清尿素氮水平增高，尿氮排泄增多，出现负氮平衡。部分患者可能出现高代谢状态，与儿茶酚胺、糖皮质激素、生长激素和胰高血糖素分泌增多，而胰岛素分泌减少有关。

(2) 能量不足、钠泵失灵：休克时由于 ATP 供应不足，细胞膜上的钠泵（Na^+ - K^+ - ATP 酶）和钙泵运转失灵，因而细胞内 Na^+ 和 Ca^{2+} 增多，K^+ 减少。

(3) 局部酸中毒：细胞缺氧状态下，糖酵解增强使乳酸生成增多而导致局部代谢性酸中毒；如果肾功能受损，则使酸性代谢产物无法及时排出，酸中毒加重。

2. 细胞损伤

(1) 细胞膜的变化：缺氧、自由基、能量缺乏、炎症介质、酸中毒等都会导致细胞膜的损伤，例如出现离子泵功能障碍，离子顺着浓度梯度流动，Na^+ 和水内流，细胞肿胀；Ca^{2+} 内流，可激活磷脂酶及 Ca^{2+} 依赖的蛋白激酶，引起复杂的细胞损伤；K^+ 外流导致细胞内缺钾，导致细胞代谢障碍。

(2) 线粒体的变化：休克早期，缺氧较轻时，线粒体的呼吸功能可出现代偿性增强。休克中晚期时的严重缺氧则可对线粒体功能、结构造成严重的损伤。缺氧导致的线粒体损伤与缺氧时氧自由基生成及线粒体内 Ca^{2+} 超载等因素有关。

(3) 溶酶体的变化：休克时缺血、缺氧和酸中毒等可引起溶酶体肿胀、破裂并释放溶酶体酶，引起细胞自溶及周围组织细胞的损伤。溶酶体的非酶性成分可引起肥大细胞释放组胺，增加毛细血管通透性。

二、各器官系统的功能变化

休克时可以累及体内多个重要器官系统，使其功能和代谢发生变化。现将机体主要器官系统的功能代谢变化简述如下。

(一) 肺的功能变化

休克时呼吸功能障碍发生率较高，高达 83%～100%，通常在发病早期即可出现。如肺功能障碍较轻，称为急性肺损伤（acute lung injury, ALI），病情恶化则可发展为急性呼吸窘迫综合征（acute respiratory distress syndrome, ARDS）。肺之所以特别容易受损，与下列机制有关。①肺具有丰富的毛细血管网，是全身静脉回流血液的主要滤器，同时也是一个重要的代谢器官，全身组织中引流出的众多代谢产物都要在这里被吞噬、灭活和转换。②血中活化的中性粒细胞也都要流经肺的小血管，与其内皮细胞黏附，黏附的粒细胞和肺泡巨噬细胞均可释放活性氧和溶酶体酶及其他炎症介质，引起肺内皮细胞和上皮细胞的损伤。③肺富含巨噬细胞，在促炎介质的作用下释放许多细胞因子，引起炎症反应。

肺部主要病理变化为急性炎症导致的呼吸膜损伤，主要病理特征包括肺毛细血管内微血栓形成、间质性肺水肿和肺泡水肿、肺泡微萎陷或肺不张和透明膜形成。这些病理变化可引起肺外呼吸障碍，出现低氧血症、发绀和呼吸衰竭等。

(二) 肝的功能变化

由创伤和全身感染引起者多见。肝功能障碍主要表现为黄疸和肝功能不全。肝功能不全的发生机制可能与下列因素有关。①休克时,肝脏血流量减少及线粒体功能障碍,导致能量产生减少。②肠源性毒素或细菌入血后首当其冲地作用于肝脏。肝脏的巨噬细胞,即Kupffer细胞,可被来自肠道的LPS活化并分泌TNF-α等细胞因子、释放氧自由基等,损伤附近的肝细胞。③创伤、溶血等情况下,由于肝巨噬细胞吞噬大量组织碎片,以致其功能被封闭,使得机体对感染的易感性增加。④肝脏的黄嘌呤氧化酶含量很多,较易发生缺血-再灌注损伤。

(三) 肾的功能变化

休克时,急性肾功能障碍的发生率仅次于肺和肝。肾的功能障碍严重时在临床上表现为少尿、无尿,同时伴有氮质血症、高钾血症和代谢性酸中毒。休克早期,由于交感-肾上腺髓质系统兴奋,导致肾血管收缩,肾小球滤过率降低,发生肾前性(功能性)肾功能衰竭。长时间的缺血,可引起急性肾小管坏死,发生肾性(器质性)肾功能衰竭。休克患者如发生急性肾功能衰竭,预后较差。

(四) 心脏的功能变化

非心源性休克早期,由于机体的代偿机制,心功能一般不会受到明显影响。但随着休克的进展,血压进行性下降,冠状边脉血流量减少,心肌缺血、缺氧加重,导致心功能障碍,甚至可能发生急性心力衰竭。

休克时发生心功能障碍的机制主要包括:①交感-肾上腺髓质系统兴奋可引起心率加快,以致心室舒张期缩短,冠脉灌注量减少,而心率加快和心肌收缩加强,又使心肌耗氧量增多,加重心肌缺氧。②水、电解质代谢与酸碱平衡紊乱,如低血钙、低血镁、高血钾和酸中毒等,可影响心肌的舒缩性能。③心肌内如发生DIC,可使心肌血流灌注出现障碍。④胰腺缺血产生的心肌抑制因子(MDF)可使心肌收缩性减弱。⑤内毒素等细菌毒素可直接或间接抑制心肌舒缩功能。

(五) 脑的功能变化

休克早期,血液重新分布使大脑供血优先得到保证,血压没有发生显著下降情况下,脑循环可进行自身调节,因而患者尽管神志淡漠,但仍清醒,没有明显的脑功能障碍。然而随着休克的发展,血压过低可引起脑的血液供应明显不足,脑组织严重缺血、缺氧可导致一系列神经功能损害,如反应迟钝、意识混乱、昏迷等。缺血、缺氧还可引起脑血管壁通透性增高,引起脑水肿和颅内压升高,严重时可导致患者死亡。

(六) 胃肠道的功能变化

由于休克早期血液重新分布,胃肠道供血减少,严重时可出现胃肠道缺血、淤血和水肿,导致肠黏膜坏死、糜烂、溃疡和出血等,形成应激性溃疡。此外,由于肠道屏障功能减弱,肠道细菌及毒素可大量入血,引起全身性炎症反应综合征及多器官功能障碍综合征。

休克时由于细胞损伤和(或)血液灌注减少可以出现重要器官的功能障碍甚至衰竭而死亡,如急性肾衰竭、急性呼吸衰竭均曾是休克患者主要的死亡原因。20世纪70年代以来,由于医学的进步和器官支持疗法的进展,单个器官衰竭的患者抢救的成功率显著提高,但是有时候同一患者可同时出现两个或以上的器官功能障碍或衰竭,即多器官功能障碍综合征(multiple organ dysfunction syndrome, MODS),则难以救治。

目前认为,MODS是指在创伤、严重感染和休克时,原无器官功能障碍的患者同时或在短时间内相继出现两个或两个以上器官系统的功能障碍的临床综合征。MODS患者机体的内环境严重紊乱,必须依靠临床干预进行救治。各种类型休克中以感染性休克MODS的发生率最高。MODS的发病机制主要与全身炎症反应综合征、器官微循环灌注障碍、缺血-再灌注损伤及高代谢状态有关。

第五节 休克防治的病理生理基础

休克是严重的全身性病理过程，防治应在去除病因的同时及时采取合理的综合措施，以恢复生命器官的血液灌流和防止细胞损害，最大限度地保护各器官系统功能。

一、病因学防治

积极防治原发病，去除和阻断引起休克的始动因素。如止血、镇痛和控制感染等，尽可能避免发生休克。

二、发病学治疗

1. 纠正酸中毒　休克时缺血、缺氧必然导致代谢性酸中毒。由于酸中毒时血管系统对儿茶酚胺的反应性降低，将直接影响血管活性药物的疗效，同时酸中毒也影响心肌收缩力，因而临床应及时补碱纠酸。

2. 扩充血容量　无论何种原因的休克，都存在有效循环血量绝对或相对不足，因而及时足量的扩充血容量是提高心排血量和改善组织灌流的基础。休克补液的原则是“需多少，补多少”，应及时和尽早输液，并且充分扩容。但应注意，输液过多、过快会导致肺水肿，增加心脏的负担。扩容时必须动态观察静脉充盈程度、尿量、血压和脉搏等指标，有条件时应动态监测中心静脉压(CVP)。

3. 合理应用血管活性药物　依据患者具体情况，合理应用血管活性药物是纠正微循环功能紊乱，恢复有效灌流量的关键措施。一般而言，休克早期宜选择性地使用舒张血管的药物，以缓解儿茶酚胺等物质引起的微血管强烈收缩，但扩血管药物有可能导致血压降低，因此必须在及时充分扩充血容量的基础上使用；休克后期可适当选用缩血管药物，特别是收缩小静脉的药物，可以防止容量血管过度扩张。对于过敏性休克和神经源性休克，应该使用缩血管药物减少血管床，增加回心血量。临床实践证实，对于感染性休克，用扩血管药物疗效要远优于缩血管药物。此外，血管活性药物应用前必须先纠正酸中毒。

4. 防治细胞损伤　休克时细胞损伤有的是病因的直接作用，有的则是继发于微循环障碍。所以改善微循环灌流是防止细胞损伤的措施之一，此外尚可通过补充能量物质来减轻损伤。临床上应用糖皮质激素稳定溶酶体膜，有助于防止和减轻溶酶体破裂对组织细胞造成的损伤。

5. 拮抗体液因子　已经证明有多种体液因子参与休克的发病过程，理论上可以通过抑制体液因子的产生、阻断体液因子与其受体结合、拮抗体液因子的效应等方式来减弱某种体液因子的作用。然而，临床上体液因子的变化难以实时监测，且重症休克往往是多种体液因子共同作用的结果。因此，单以某一种体液因子为目标的拮抗措施在休克治疗上的意义非常有限，难以在临床推广。

6. 预防和治疗器官功能障碍与衰竭　一旦发生 MODS，还应针对不同器官功能障碍采取不同的治疗措施。如出现肾功能衰竭，应尽早利尿和进行透析；如出现急性心力衰竭，则应限制补液、利尿、降低心脏的前、后负荷等；若出现 ARDS，则应给氧以改善呼吸功能。

三、支持与保护疗法

1. 营养与代谢支持　对于一般患者，应作营养支持，确保热量平衡；对于危重患者，则应作代谢支持，确保正氮平衡。为维持和保护肠黏膜的屏障功能，应缩短患者禁食时间，鼓励经口摄食。如出现高代谢状态，应提高患者蛋白质的摄入量，特别是提高缬氨酸等支链氨基酸的比例，减少芳香族氨基酸和含硫氨基酸，减轻对器官的损害。

2. 连续性血液净化　近年采用连续血液净化(continuous blood purification, CBP)疗法，通过采用连续性血液滤过、内毒素吸附柱血液灌注等技术，可有效地清除循环中的炎症介质；改善微循环和实质细胞摄氧能力；调整水电解质和酸碱平衡；清除血中内毒素。目前 CBP 已是当今治疗危重患者的重要措施之一，其价值与机械通气和肠道外营养同样重要。

复习题

【A 型题】

1. 休克的现代概念是：（ ）
   A．休克是急性外周动脉紧张度不足所致的周围循环衰竭
   B．休克是剧烈的震荡或打击
   C．休克是低血压
   D．休克是微循环功能紊乱、组织细胞灌流不足为主要特征的全身调节紊乱性病理过程
   E．休克是机体丧失对外来强烈刺激的调节能力
2. 成年人(体重 60 kg)急性失血约多少才能引起失血性休克：（ ）
   A．1 000 ml　B．1 500 ml　C．2 000 ml　D．2 500 ml　E．3 000 ml
3. 下列不属于低血容量性休克的原因的是：（ ）
   A．失血　B．烧伤　C．挤压伤　D．感染　E．脱水
4. 高排低阻型休克最常见于：（ ）
   A．失血性休克　B．烧伤性休克　C．心源性休克
   D．感染性休克　E．创伤性休克
5. 下列不属于高排低阻型休克的特点的是：（ ）
   A．总外周阻力下降　B．心排血量增高　C．脉压增大
   D．皮肤温度增高　E．动-静脉吻合支关闭
6. 低血容量性休克的典型表现不包括：（ ）
   A．中心静脉压降低　B．心排血量降低　C．动脉血压降低
   D．肺动脉楔压增高　E．外周阻力增高
7. 休克代偿期(微循环缺血期)微循环的变化下列错误的是：（ ）
   A．微动脉收缩　B．后微动脉收缩　C．毛细血管前括约肌收缩
   D．动静脉吻合支收缩　E．微静脉收缩
8. 休克的下列临床表现错误的是：（ ）
   A．烦躁不安或表情淡漠甚至昏迷　B．呼吸急促、脉搏细速
   C．血压均下降　D．面色苍白或发绀
   E．尿少或无
9. 失血性休克时交感-肾上腺髓质系统处于：（ ）
   A．一直强烈兴奋　B．先兴奋，后抑制，最后衰竭　C．一直抑制
   D．先抑制，后兴奋　E．先兴奋，后抑制，再兴奋
10. 反映高排低阻型休克血流动力学变化的主要指标是：（ ）
    A．血压下降，心率加快　B．外周阻力增加，心排血量下降
    C．中心静脉压和肺动脉楔压降低　D．外周阻力降低，心排血量升高
    E．心脏射血分数降低
11. 下列体液性物质与休克进展期血管扩张无关的是：（ ）

A．激肽　B．腺苷　C．组胺
D．血管紧张素Ⅱ　E．NO

12. 低血容量性休克，与维持血容量有关的器官是：（　）
A．胃肠道　B．脑　C．肾　D．肺　E．肝

13. 休克时补液原则为：（　）
A．如血压正常，不必补液
B．补充丧失的部分液体，“失多少，补多少”
C．“需多少，补多少”
D．补充丧失的部分液体和当天继续丧失的液体
E．补液宁多勿少

14. 下列不引起血管扩张的物质是：（　）
A．内啡肽　B．组胺　C．缓激肽
D．心肌抑制因子　E．腺苷

15. 休克时下列不是细胞受损后果的是：（　）
A．有氧氧化减弱，ATP 生成减少　B．无氧酵解显著增强，乳酸生成增多
C．磷酸化酶活性减弱，糖原分解减弱　D．细胞膜钠泵失灵，细胞水肿
E．溶酶体破裂，释放溶酶体酶

16. 休克时最常出现的酸碱失衡是：（　）
A．代谢性碱中毒　B．呼吸性酸中毒　C．AG 正常型代谢性碱中毒
D．AG 升高型代谢性酸中毒　E．呼吸性碱中毒

17. 不符合休克早期临床表现的是：（　）
A．面色苍白　B．四肢湿冷　C．尿量减少
D．脉压增大　E．收缩压稍增高

18. 应首选缩血管药治疗的休克类型是：（　）
A．心源性休克　B．烧伤性休克　C．过敏性休克
D．失血性休克　E．创伤性休克

19. 选择扩血管药治疗休克应首先：（　）
A．纠正酸中毒　B．改善心脏功能　C．应用皮质激素
D．充分扩容　E．给予细胞保护剂

20. 休克初期发生的急性肾功能衰竭是由于：（　）
A．肾灌注不足　B．持续性肾缺血　C．肾毒素作用
D．急性肾小管坏死　E．输尿管阻塞

21. 下列与休克进展期血管扩张无关的是：（　）
A．酸中毒　B．组胺　C．5-羟色胺　D．腺苷　E．激肽

22. 休克时细胞最早受损的部位是：（　）
A．微粒体　B．线粒体　C．溶酶体　D．高尔基体　E．细胞膜

23. 下列休克易发生 DIC 的是：（　）
A．感染性休克　B．心源性休克　C．过敏性休克
D．失血性休克　E．神经源性休克

【名词解释】

1. 休克　**2.** 自身输血　**3.** 自身输液　**4.** MODS

【简答题】

1. 休克分几期？简述各期微循环灌注特点。
2. 简述休克缺血性缺氧期微循环变化的代偿机制。
3. 简述休克淤血性缺氧期微循环淤滞的发生机制。
4. 为什么休克晚期会发生 DIC？
5. 休克的发病学防治原则有哪些？

第九章
弥散性血管内凝血

导　学

内容及要求

本章内容共包括6个部分，概述、弥散性血管内凝血(DIC)的病因和发病机制、影响DIC发生发展的因素、DIC的分期和分型、DIC的功能代谢变化、DIC诊断和防治的病理生理学基础。

概述介绍了机体的凝血和抗凝血功能主要机制，要求熟悉机体的止血、凝血及抗凝血功能以及血管内皮细胞在凝血、抗凝血和纤溶过程中的作用；了解机体凝血和抗凝血功能平衡的调节机制。

DIC的病因和发病机制主要介绍了临床上常见的引发DIC的疾病和各种病因导致DIC发生的主要机制。要求掌握DIC的概念和发生机制；了解DIC的常见病因。

DIC发生发展的影响因素主要介绍了单核吞噬细胞系统、肝功能、血液高凝状态和微循环障碍在DIC发生发展的作用。要求掌握影响DIC发生发展的主要因素；熟悉各影响因素对DIC的发生发展的作用机制。

DIC的分期和分型介绍了临床上的DIC分期和分型。要求掌握临床上的DIC主要分期；了解DIC的分型。

DIC的功能代谢变化要求掌握DIC时机体出血、贫血、休克和器官功能障碍的机制。

DIC诊断和防治要求了解临床DIC诊断和防治的主要方法及其病理生理学依据。

重点、难点

本章重点是DIC的概念、发病机制、发生发展的影响因素和DIC时机体的功能代谢变化。难点是机体的凝血和抗凝血功能主要机制及DIC的发生机制。

- 概述
- DIC的病因和发病机制
- 影响DIC发生发展的因素
- DIC的分期和分型
- DIC的功能代谢变化
- DIC诊断和防治的病理生理学基础

第一节　概　　述

正常机体存在着复杂的调节机制，使凝血和抗凝血功能处于动态平衡状态。凝血功能确保机体在轻微损伤时，及时在损伤局部发生血液凝固，形成血栓止血；与此同时，抗凝血功能使血液凝固和血栓形成局限在一定范围，确保正常的血液循环畅通。一般情况下，血液凝固包括：①血管挛缩。②血小板激活、黏附和聚集。③内、外源凝血系统激活，血液凝固。④纤维蛋白凝血块形成。⑤凝血块降解。

一、机体的止血、凝血功能

(一) 血管收缩的止血功能

小血管损伤时，神经反射可迅速引起血管收缩，并可持续 20～30 min，血管收缩一方面可以使血流减慢，减少失血；另一方面可以使促凝血因子和活化的血小板聚集在损伤部位，利于凝血块的形成。同时损伤血管释放的组织因子(tissue factor, TF)启动和促进了凝血反应。

(二) 凝血系统及其功能

凝血系统主要由凝血因子组成，凝血因子是指血浆和组织中直接参与凝血过程的各种物质。主要有 FⅠ、FⅡ、FⅢ(TF)、FⅣ、FⅤ、FⅦ、FⅧ、FⅨ、FⅩ、FⅪ、FⅫ和 FⅩⅢ。其中 TF 来自组织，其他多数凝血因子是在肝脏合成，并以酶原的形式存在于血浆中。凝血是一系列凝血因子相继被激活的过程。目前认为以 TF 为始动的外源性凝血系统的激活，在启动凝血过程中起主要作用。正常时，与血浆直接接触的内皮细胞、单核细胞、中性粒细胞及巨噬细胞，不表达 TF，而血管外层的平滑肌细胞、成纤维细胞、周细胞、星形细胞、足状突细胞等可恒定表达 TF。当发生组织损伤时、细胞释放出 TF，一旦 TF 释放，则可通过 Ca^{2+} 形成 TF-Ⅶ复合物，Ⅶ被激活为Ⅶa，则外源性凝血系统被启动。TF-Ⅶa 除激活 FⅩ以外，还可激活 FⅨ(Ⅸa)，与Ⅷa、PL-Ca^{2+} 形成Ⅹ因子激活物，从而激活更多的凝血酶，起放大效应。这一过程说明内、外源性凝血系统是互相联系的(图 9-1)。

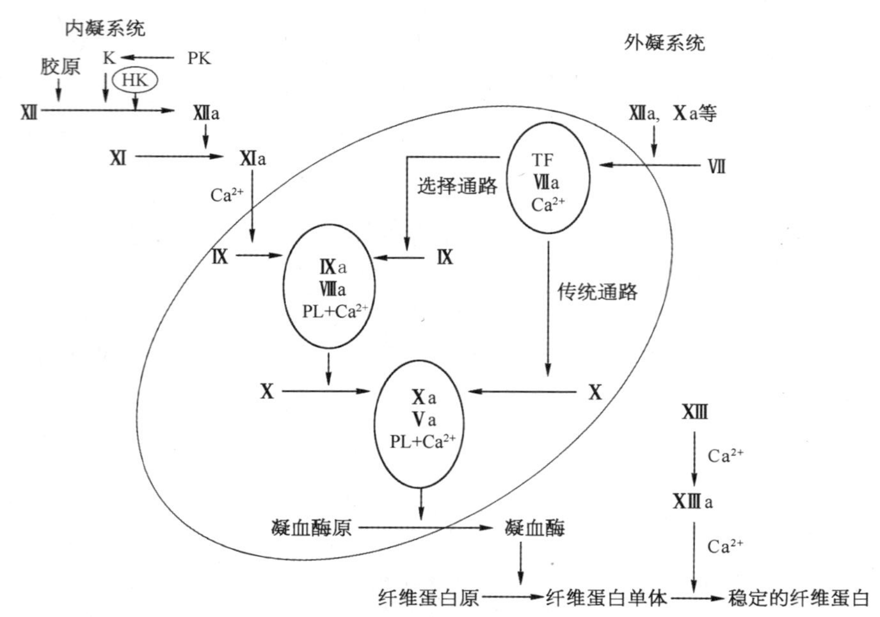

图 9-1　血液凝固机制

TF：组织因子；PK：激肽释放酶原；K：激肽释放酶；PL：细胞膜磷脂酯
○：分子复合物；HK：高分子激肽原；○：细胞膜磷脂相活化反应

(三) 血小板的止凝血功能

血小板通过其活化、黏附、释放和收缩一系列功能直接参与凝血过程。当外伤等原因导致血管内皮细胞损伤，暴露出胶原后，血小板膜糖蛋白(glycoprotein, GP)GPIb/Ⅸ通过血管性假血友病因子 Von Willebrand 因子(vWF)与胶原结合，激活血小板，同时产生黏附作用，并引起血小板释放或血小板分泌。其中致密颗粒释放 ADP、5-羟色胺等；α 颗粒释放纤维蛋白原、凝血酶敏感蛋白、纤维连接蛋白等黏附性蛋白，促进血小板聚集。此外，血小板内磷脂酶 A2 被激活，使血小板膜磷脂裂解产生花生四烯酸，进一步产生 TXA2。TXA2 有较强的促进血小板聚集作用。血小板膜糖蛋白在与纤维蛋白原结合后，导致血小板中肌动蛋白收缩，使血块回缩，逐渐形成较坚固血栓。

二、机体的抗凝血功能

抗凝系统包括细胞抗凝系统和体液抗凝系统。

(一) 细胞抗凝系统

单核吞噬细胞系统和肝细胞具有的非特异性抗凝作用。前者指单核吞噬细胞系统对凝血因子、组织因子、凝血酶原激活物及可溶性纤维蛋白单体等的吞噬、清除作用。后者指肝细胞摄取并灭活已活化的凝血因子。

(二) 体液抗凝系统

1. *丝氨酸蛋白酶抑制物和肝素的作用* 血浆中丝氨酸蛋白酶抑制物类物质，包括抗凝血酶-Ⅲ(antithrombin Ⅲ, AT-Ⅲ)、补体 C1 抑制物、α1 抗胰蛋白酶、α2 抗纤溶酶、α2 巨球蛋白、肝素辅助因子Ⅱ等，以 AT-Ⅲ为代表。由于诸多凝血因子(FⅡ、FⅦ、FⅨ、FⅩ、FⅪ、FⅫ、FⅩⅢ)的活性中心均含有丝氨酸残基，即均属丝氨酸蛋白酶。AT-Ⅲ主要由肝脏和血管内皮细胞产生，可使 FⅦa、FⅨa、FⅩa、FⅪa 等灭活，但其单独灭活作用很慢，如与肝素或血管内皮细胞上表达的硫酸乙酰肝素(HS)结合，则其灭活速度将增加约 1 000 倍。

2. *血栓调节蛋白-蛋白 C 系统* 蛋白 C(protein C, PC)是在肝脏合成的，以酶原形式存在于血液中的蛋白酶类物质。凝血酶可激活蛋白 C，活化的蛋白 C(activated protein C, APC)可水解 FⅤa、FⅧa，使其灭活。此外 APC 还可限制 FⅩa 与血小板的结合；使纤溶酶原激活物抑制物灭活；使纤溶酶原激活物释放等抗凝作用。APC 的这一作用是在血管内皮细胞上完成的。血管内皮细胞或血小板膜上有另一种蛋白质-蛋白 S(protein S, PS)，PS 作为细胞膜上 APC 受体或者与 APC 协同，促进 APC 清除凝血酶原激活物中的 FⅩa 因子等。目前认为，PS 是作为 APC 的辅酶而起作用的。

血栓调节蛋白(Thrombomodulin, TM)是内皮细胞膜上凝血酶受体之一。与凝血酶结合后，降低其凝血活性，却大大加强了其激活 PC 的作用。因此，TM 是使凝血酶由促凝转向抗凝的重要的血管内凝血抑制因子。

3. *组织因子途经抑制物* 组织因子途经抑制物(tissue factor pathway inhibitor, TFPI)TFPI 是一种糖蛋白，主要由血管内皮细胞合成。血浆中有游离型和与脂蛋白结合的 TFPI，一般认为体内起抗凝作用的是游离型 TFPI。肝素刺激可使血浆中 TFPI 明显增多，这可能是肝素刺激后，原与血管内皮细胞表面的硫酸乙酰肝素或葡氨聚糖结合的 TFPI 释放入血所致。TFPI 主要通过与 FⅩa 结合成 FⅩa-TFPI 复合物，并抑制 FⅩa 的活性；在 Ca^{2+} 的作用下，与 FⅦa-TF 结合，从而使Ⅶa-TF 失去活性。

4. *纤溶系统及其功能* 纤溶系统主要包括纤溶酶原激活物(plasminogen activator)、纤溶酶原(plasminogen)、纤溶酶(plasmin)和纤溶抑制物(plasminogen activator inhibitor)等成分。其主要功能是使纤维蛋白凝块溶解，保证血流通畅，另外，也参与组织的修复和血管的再生等。纤溶酶原主要在肝、骨髓、嗜酸性粒细胞和肾脏等合成，可被纤溶酶原激活物水解为纤溶酶。纤溶酶原激活物的形成有两条途径：即内源性激活途径和外源性激活途径。前者主要是内源性凝血系统激活时，产生的血浆激肽释放酶原（prekallikrein，PK）-FⅪ-高分子激肽原（high molecular weight kininogen，HWHK）-FⅫa复合物，其中PK被FⅫa分解为激肽释放酶。激肽释放酶、FⅫa、FⅪa以及产生的凝血酶均可使纤溶酶原转变为纤溶酶。另一途径即所谓外源性激活途径：组织和内皮细胞合成的组织型纤溶酶原激活物（tissue plasminogen activator，tPA）和肾合成的尿激酶（urokinase plasminogen activator，uPA）也可使纤溶酶原转变为纤溶酶。纤溶系统激活后产生的纤溶酶可使纤维蛋白（原）分解为纤维蛋白（原）降解产物。此外，纤溶酶是活性很强的蛋白酶，也能水解凝血酶、FⅤ、FⅧ、FⅫ等，参与抗凝作用。

体内还存在抑制纤溶系统活性的物质，主要有①纤溶酶原激活物抑制物-1（plasminoge activator inhibitor type-1，PAI-1）：抑制tPA和uPA，主要由内皮细胞和血小板产生。②补体C1抑制物：抑制激肽释放酶和FⅫa对纤溶酶原的激活。③α2抗纤溶酶（α2纤溶酶抑制物）：抑制纤溶酶活性。④α2巨球蛋白：抑制纤溶酶，也可抑制凝血酶和激肽释放酶等。此外，蛋白酶C抑制物及蛋白酶连结抑制素等对纤溶系统也均有一定的抑制作用。

三、血管内皮细胞在凝血、抗凝血及纤溶过程中的作用

血管内皮细胞（vascular endothelial cells，VEC）是血液与组织间的屏障。VEC结构功能正常时，具有抗凝血作用，主要表现在：①VEC可生成PGI2、NO及ADP酶等物质，扩张血管、抑制血小板的活化、聚集等。②VEC可产生tPA、uPA等纤溶酶原激活物，促进纤溶过程。③VEC可产生TFPI，抑制外源性凝血系统的启动。④VEC表面可表达TM，通过TM-PC系统产生抗凝血作用。⑤VEC表面表达肝素样物质（硫酸乙酰肝素等）并与AT-Ⅲ结合产生抗凝作用。⑥VEC也可产生α2巨球蛋白等其他抗凝血物质起抗凝血作用等。VEC的结构一旦破坏，则上述抗凝血作用发生障碍，表现出明显的促凝作用。此外，VEC损伤时，胶原暴露，释放TF启动了内、外源性凝血系统。

总之，机体存在一系列复杂的调节机制，确保凝血和抗凝血功能处于平衡状态，这种平衡状态是机体重要的防御功能之一。血管结构和功能的异常、凝血系统、抗凝血系统和纤溶系统功能的异常，均能使机体的凝血与抗凝血功能平衡紊乱，这一平衡的紊乱在临床有两种倾向：一是血液凝固性增高和（或）抗凝血功能减弱，而导致血栓形成；二是血液凝固性降低和（或）抗凝血功能增强，易发生出血倾向，后者病理变化大多数是全身性的。血液凝固性增高引起血管内凝血，在一定条件下也能使机体发生止、凝血功能障碍，弥散性血管内凝血（disseminated or diffuse intravascular coagulation，DIC）这一病理过程典型地反映了这种凝血与抗凝血平衡紊乱的变化。

第二节　DIC的病因和发病机制

DIC是临床上一种危重的综合征。其基本特点是：由于某些致病因子的作用，凝血因子和血小板被激活，大量促凝物质入血，凝血酶增加，进而微循环中形成广泛的微血栓。微血栓形成中消耗了大量凝血因子和血小板，继发性纤维蛋白溶解功能增强，导致患者出现明显的出血、休克、器官功能障碍和溶血性贫血等临床表现。

一、DIC的病因

引起DIC的原因很多，最常见的是感染性疾病，占31%～43%，其中包括细菌、病毒等感染和败血症等。其次为恶性肿瘤，占24%～34%。产科意外也较常见，占4%～12%。大手术和创伤占1%～5%。此外，严重的过敏、中毒反应以及疾病过程中并发的缺氧、酸中毒等相继激活的纤溶系统、激肽系统、补体系统等也可促进DIC的发生和发展（表9-1）。

表 9-1 DIC常见病因

类型	主要疾病
感染性疾病	革兰阴性或阳性菌感染、败血症等；病毒性肝炎、流行性出血热、病毒性心肌炎等
肿瘤性疾病	胰腺癌、结肠癌、食管癌、胆囊癌、肝癌、胃癌、白血病、前列腺癌、肾癌、膀胱癌、绒毛膜上皮癌、卵巢癌、宫颈癌及恶性葡萄胎等
妇产科疾病	流产、妊娠中毒症、子痫及先兆子痫、胎盘早期剥离、羊水栓塞、子宫破裂、宫内死胎、腹腔妊娠及剖腹产手术等
创伤及手术	严重软组织创伤、挤压伤综合征、大面积烧伤及前列腺、肝、脑、肺、胰腺等脏器大手术和器官移植术等
其他原因	毒蛇咬伤及输血反应等

二、DIC的发生机制

DIC的发病机制和临床表现比较复杂，归纳如下。

（一）TF释放，启动凝血系统

严重的创伤、烧伤、大手术、产科意外等导致的组织损伤；肿瘤组织的坏死、白血病放疗和化疗后以及白血病细胞的破坏等情况下，可释放大量TF入血，启动外源性凝血系统，同时FⅦa激活FⅨ和FⅩ，产生的凝血酶又可反馈激活FⅨ、FⅩ、FⅪ、FⅫ等，即快速开启了凝血共同途径，扩大凝血反应，促进DIC的发生。

（二）血管内皮细胞损伤，凝血功能与抗凝功能平衡失调

缺氧、酸中毒、抗原-抗体复合物、严重感染、内毒素等原因，可损伤血管内皮细胞，内皮细胞受损可产生如下作用：①损伤的血管内皮细胞可释放TF，启动外源性凝血系统。②血管内皮细胞的抗凝作用降低，主要表现为TM/PC、HS/AT-Ⅲ系统功能降低和产生的TFPI减少。③血管内皮细胞产生tPA减少，而PAI-1产生增多，使纤溶活性降低。④血管内皮损伤使NO、PGI2和ADP酶等产生减少，抑制血小板黏附、聚集的功能降低，而胶原的暴露可使血小板的黏附、活化和聚集功能增强。⑤带负电荷的胶原暴露后可使血浆中的血浆PK-FⅪ-HMWK复合物与FⅫ结合，一方面可通过FⅫa激活内源性凝血系统；另一方面PK-FⅪ-HMWK-FⅫa复合物中PK被FⅫa分解为激肽释放酶，可激活激肽系统，进而激活补体系统等。激肽和补体产物也可促进DIC的发生。

（三）血细胞的大量破坏，血小板被激活

1. *红细胞的大量破坏* 异型输血、疟疾和阵发性睡眠性血红蛋白症等，血液中红细胞大量破坏，特别是伴有较强免疫反应的急性溶血时，由于释放大量ADP，促进血小板黏附、聚集等，导致凝血。红细胞膜磷脂则可浓缩，局限FⅦ、FⅨ、FⅩ及凝血酶原等，导致大量凝血酶生成，促进DIC的发病。

2. *白细胞的破坏或激活* 急性早幼粒细胞白血病患者，在化疗、放疗等致白细胞大量破坏时，释放TF样物质，可促进DIC的发生。血液中的单核细胞及中性粒细胞在内毒素、IL-1、TNF-α等刺激下，可诱导表达TF，从而启动凝血反应。

3. *血小板的激活* 血小板的激活、黏附、聚集在止血过程中的作用已如前述。在DIC的发生发展中血小板亦有重要作用。但多为继发性作用，只有少数情况，如血栓性血小板减少性紫癜时，可能为原发性作用。

（四）促凝物质进入血液

毒蛇咬伤时，蛇毒进入机体可广泛地引起凝血障碍，诱发DIC发生。其可能途径如下。

1. *蛇毒毒素* ①具有类似凝血酶活性。②在 Ca^{2+} 缺乏的情况下可直接激活凝血酶。③蛇毒可直接激活FⅩ和FⅤ的活性。④可激活纤维蛋白原的活性。⑤诱发血小板减少症。⑥通过低分子激肽原抑制血小板的聚集。⑦激活PC系统。

2. *斑蝰蛇毒* 其含有的两种促凝成分或在 Ca^{2+} 参与下激活FⅩ，或可加强因子V的活性。

3. *锯磷蝰蛇毒* 可直接使凝血酶原变为凝血酶。

此外，急性坏死性胰腺炎时，大量胰蛋白酶入血，可激活凝血酶原，促进凝血酶生成。某些肿瘤细胞也可分泌某些促凝物质，激活FⅩ等。

第三节 影响DIC发生发展的因素

一、单核吞噬细胞系统功能受损

单核吞噬细胞系统具有吞噬功能，可吞噬、清除血液中的凝血酶、纤维蛋白原及其他促凝血物质；也可清除纤溶酶、FDP及内毒素等。当这一功能严重障碍或由于大量吞噬了其他物质，如坏死组织、细菌等使其功能受"封闭"，则可促进DIC发生。

二、肝功能严重障碍

主要的抗凝血物质，如PC、AT-Ⅲ等以及纤溶酶原均在肝脏合成。FⅨa、FⅩa、FⅪa等也在肝脏灭活。当肝脏功能严重障碍时可使凝血、抗凝血及纤溶过程平衡失调。引起肝功能障碍的某些病因，如病毒、某些药物等可激活凝血因子。此外，当肝细胞大量坏死，也可释放TF等。这些因素在DIC的发生、发展中均有一定作用。

三、血液高凝状态

孕妇从妊娠3周开始，血液中血小板及FⅠ、FⅡ、FⅤ、FⅦ、FⅨ、FⅩ、FⅫ逐渐增多；而AT-Ⅲ、tPA、uPA降低；胎盘产生的PAI增多。血液渐趋高凝状态，妊娠末期最明显。故当产科意外(胎盘早期剥离、宫内死胎及羊水栓塞等)时，易发生DIC。

酸中毒也是DIC的原因，一方面，酸中毒可损伤血管内皮细胞，启动凝血系统，引起DIC的发生；另一方面，由于血液pH降低，使凝血因子的酶活性升高；肝素的抗凝活性减弱；血小板聚集性加强等，使血液处于高凝状态，易引起DIC。

四、微循环障碍

休克等原因导致微循环严重障碍时，血液淤滞，红细胞聚集，血小板黏附、聚集。此时伴有的酸中毒及内皮损伤等也有利于DIC的发生。巨大血管瘤时，由于微血管中血流缓慢，出现涡流及内皮细胞损伤等可利于DIC的发生。低血容量时，由于肝、肾血液灌流减少，使其对凝血及纤溶产物的稀释及清除功能降低，也可促进DIC的发生。

除上述各种诱因外，临床上不适当地应用纤溶抑制剂(如6-氨基已酸)等药物，过度抑制了纤溶系统，导致血液黏度增高等也可促进DIC的发生。

第四节 DIC的分期和分型

一、分期

根据DIC的病理生理特点和发展过程，典型的DIC可分为如下3期。

1. 高凝期　由于各种病因导致凝血系统被激活，结果使凝血酶产生增多，血液中凝血酶含量增高，微循环中形成大量微血栓。此时主要表现为血液的高凝状态。

2. 消耗性低凝期　大量凝血酶的产生，微血栓的形成，使凝血因子和血小板被消耗而减少；此时，由于继发性纤溶系统也被激活，血液处于低凝状态，有出血表现。

3. 继发性纤溶亢进期　凝血酶及Ⅻa等激活了纤溶系统，产生大量纤溶酶，进而又有FDP的形成，使纤溶和抗凝血作用增强，故此期出血表现十分明显。

二、分型

(一) 按DIC发生快慢分型

1. 急性型　当DIC病因作用迅速而强烈时，通常表现为急性型，其特点是DIC可在数小时或1～2 d内发病。临床表现明显，常以休克和出血为主，病情迅速恶化。分期不明显。实验室检查明显异常。常见于严重感染，特别是革兰阴性菌引起的败血症休克、异型输血、严重创伤和急性移植排斥反应等。

2. 慢性型　特点是病程长，由于此时机体有一定的代偿能力，且单核吞噬细胞系统功能较健全，使临床表现较轻，不明显。这给诊断带来一定困难，常以某器官功能不全为主要表现。此型DIC有时仅有实验室检查异常，尸检病理检查时始被发现。一定条件下可转为急性型。常见于恶性肿瘤、胶原病和慢性溶血性贫血等。

3. 亚急性型　特点是在数天内逐渐形成DIC，其表现常介于急性与慢性之间。常见病因如恶性肿瘤转移和宫内死胎等。

(二) 按DIC的代偿情况分型

DIC发生、发展过程中，一方面凝血因子和血小板被消耗；另一方面，肝脏合成凝血因子及骨髓生成血小板的能力也都明显增强，以代偿其消耗。根据凝血物质的消耗与代偿情况可将DIC分为以下3种。

1. 失代偿型　此型特点是凝血因子和血小板的消耗超过生成。实验室检查可见血小板和纤维蛋白原等凝血因子明显减少。患者常有明显的出血和休克等。常见于急性型DIC。

2. 代偿型　特点是凝血因子和血小板的消耗与其代偿基本上保持平衡。实验室检查常无明显异常。临床表现不明显或仅有轻度出血和血栓形成症状，易被忽视，也可转为失代偿型。常见于轻度DIC。

3. 过度代偿型　特点是此型患者机体代偿功能较好，凝血因子和血小板代偿性生成迅速，甚至超过其消耗。可出现纤维蛋白原等凝血因子暂时性升高，出血及栓塞症状不明显。常见于慢性DIC或恢复期DIC。病因的作用性质及强度变化时也可转为失代偿型DIC。

此外，局部型DIC是指，在静脉瘤、主动脉瘤、心脏室壁瘤、人造血管、体外循环和器官移植后的排斥反应等，常在病变局部有凝血过程的激活，主要产生局限于某一器官的多发性微血栓症，但全身仍有轻度的血管内凝血存在。因此，严格地说，是全身性DIC的一种局部表现。

第五节　DIC的功能代谢变化

DIC的临床表现复杂，可多种多样。但主要的表现是以出血和微血管中微血栓形成最为突出。

一、出血

出血常为DIC患者最初的表现。可有多部位出血倾向，如皮肤瘀斑、紫癜；呕血、黑便；咯血、血尿、牙龈出血、鼻出血及阴道出血等。出血程度不一，严重者可同时多部位大量出血；轻者可只有伤口或注射部位渗血不止等。导致出血的机制可能与下列因素有关。

（一）凝血物质被消耗而减少

在DIC的发生、发展过程中，大量血小板和凝血因子被消耗，虽然肝脏和骨髓可代偿性产生增多，但若其消耗过多，代偿不足，则使血液中纤维蛋白原、凝血酶原、FⅤ、FⅧ、FⅩ等凝血因子及血小板明显减少，使凝血过程障碍，导致出血。

（二）纤溶系统激活

血液中Ⅻ因子激活为Ⅻa的同时，激肽系统也被激活，产生激肽释放酶，激肽释放酶可使纤溶酶原变成纤溶酶，从而激活了纤溶系统。有些器官富含纤溶酶原激活物，如子宫、前列腺、肺等，当其微血管内形成大量微血栓，导致缺血、缺氧、变性坏死时，可释放大量纤溶酶原激活物，激活纤溶系统。此外，应激时，肾上腺素等作用血管内皮细胞合成、释放纤溶酶原激活物增多。缺氧等使血管内皮细胞损伤，也可使内皮细胞释放纤溶酶原激活物增多，从而激活纤溶系统，致大量纤溶酶生成。纤溶酶是活性较强的蛋白酶，除可使纤维蛋白降解外，尚可水解凝血因子，如FⅤ、FⅧ、凝血酶和FⅫ等。

（三）FDP的形成

纤溶酶产生后，可水解纤维蛋白原及纤维蛋白。纤溶酶可使纤维蛋白原裂解出纤维肽A和纤维肽B，余下为X片段。纤溶酶将其继续分解为D片段和Y片段。Y片段可继续分解为D和E片段。纤维蛋白原如经凝血酶作用，可最后形成稳定的纤维蛋白多聚体或称交联纤维蛋白，纤溶酶分解纤维蛋白则可使其分解为X′、Y′、D、E′及各种二聚体、多聚体等片段。纤溶酶水解纤维蛋白原及纤维蛋白产生的各种片段，通称为纤维蛋白（原）降解产物（fibrin degradation products，FDP）。这些片段中，X、Y、D片段均可妨碍纤维蛋白单体聚合；Y、E片段有抗凝血酶作用。此外，多数碎片可与血小板膜结合，降低血小板的黏附、聚集及释放等功能。这些均使患者出血倾向进一步加重。

二、器官功能障碍

DIC是由于各种原因所致凝血系统被激活，微血管内微血栓形成，阻塞局部的微循环，造成缺血，局灶性坏死。严重或持续时间较长可导致受累脏器功能衰竭。累及脏器不同，可有不同的临床表现。若发生在肾脏则可累及入球小动脉或肾毛细血管，严重时，可导致双侧肾皮质坏死及急性肾衰竭，出现少尿、蛋白尿和血尿等。若为肺，可出现呼吸困难、肺出血，导致呼吸衰竭等。肝脏受累可出现黄疸、肝功能衰竭等。消化系统受累则可出现呕吐、腹泻、消化道出血。累及肾上腺时可引起皮质出血性坏死，导致暴发性脑膜炎球菌败血症（Waterhouse-Friderichsen syndrome）。累及垂体发生坏死，可致希恩综合征（Sheehan's syndrome）。神经系统受累可出现神志模糊、嗜睡、昏迷和惊厥等非特异症状，这可能与微血管阻塞、蛛网膜下腔、脑皮质和脑干等出血有关。

总之，由于DIC发生的范围、病程及严重程度等不同，轻者可影响个别器官的部分功能；重者可累及一个以上器官的功能衰竭，即多器官功能衰竭，甚至死亡。

三、休克

DIC和休克可互为因果，形成恶性循环。急性DIC常伴有休克。由于微血管内大量微血栓形成，使回心血量明显减少；广泛出血可使血容量减少；受累心肌损伤，使心排血量减少；而在DIC形成过程中，凝血因子Ⅻ的激活，可相继激活激肽系统、补体系统和纤溶系统，产生一些血管活性物质，如激肽和补体成分（C3a、C5a）。C3a和C5a可使嗜碱性粒细胞和肥大细胞释放组胺等，激肽、组胺均可使微血管扩张，通透性增高等；FDP的某些成分可增强组胺、激肽的作用，促进微血管舒张，这些均可使全身微循环障碍，促进休克的发生、发展。

四、贫血

DIC 患者可伴有一种特殊类型的贫血，即微血管病性溶血性贫血（microangiopathic hemolytic anemia）。该贫血属溶血性贫血，其特征是外周血涂片中可见一些特殊的形态各异的变形红细胞，称为裂体细胞（schistocyte），外形呈盔形、星形和新月形等，统称为红细胞碎片。由于该碎片脆性高，易发生溶血（图 9-2）。

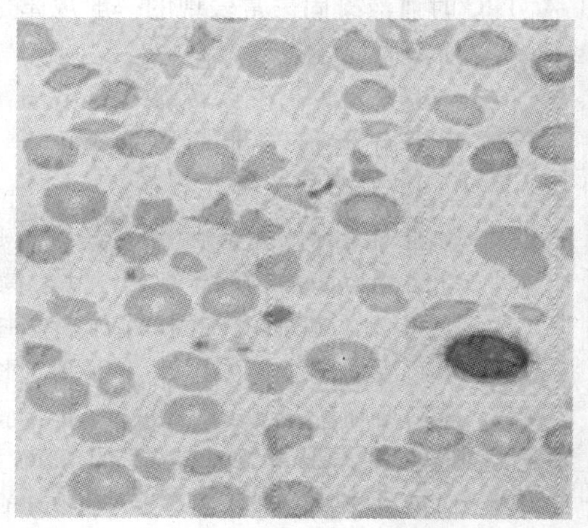

图 9-2 溶血性贫血涂片中的裂体细胞

DIC 是产生这些碎片的主要原因，这是因为在凝血反应的早期，纤维蛋白丝在微血管腔内形成细网，当血流中的红细胞流过网孔时，可黏着、滞留或挂在纤维蛋白丝上。由于血流不断冲击，可引起红细胞破裂。当微血流通道受阻时，红细胞还可从微血管内皮细胞间的裂隙被“挤压”出血管外，也可使红细胞扭曲、变形和破碎。除机械作用外，某些 DIC 的病因（如内毒素等）也有可能使红细胞变形性降低，使其容易破碎。某些 DIC 患者也可以见不到裂体细胞。

第六节 DIC 诊断和防治的病理生理学基础

一、DIC 诊断的病理生理学基础

DIC 的诊断基本依据 DIC 的病因学、发病学、临床表现特点和实验室检测指标。①应有引起 DIC 的原发病。②存在 DIC 的特征性临床症状和体征。③实验室凝血指标阳性，如血小板明显减少、纤维蛋白原明显减少、凝血酶原时间明显延长和 3P 试验阳性等。

二、DIC 防治的病理生理学基础

1. *防治原发病* 积极治疗原发病可预防和去除引起 DIC 的病因，这是防治 DIC 的根本措施。

2. *改善微循环* 疏通被微血栓阻塞的微循环，增加其灌流量等，在防治 DIC 的发生、发展中具有重要作用。

3. *建立新平衡* 建立新的凝血-纤溶机制间的动态平衡。

复习题

【A 型题】

1. DIC 最主要的病理特征是： （ ）

A．大量微血栓形成 B．凝血功能失常 C．纤溶过程亢进

D．凝血物质大量消耗 E．溶血性贫血

2. DIC 产生的贫血属于： （ ）

A．溶血性贫血 B．失血性贫血 C．中毒性贫血

D．再生障碍性贫血 E．缺铁性贫血

3. 在 DIC 的原发病中，下列疾病最常见的是： （ ）
A．胎盘早期剥离 B．羊水栓塞 C．肿瘤性疾病
D．严重创伤 E．感染性疾病

4. DIC 时血液凝固失常表现的一般规律是： （ ）
A．血液凝固性持续增高 B．血液纤溶活性明显增加
C．血液先发生高凝后转为低凝 D．血液先发生低凝后转为高凝
E．血液高凝和低凝同时均衡发生

5. 导致 DIC 发生的关键环节是： （ ）
A．凝血因子Ⅻ的激活 B．凝血因子Ⅲ大量入血 C．凝血酶大量生成
D．纤溶酶原激活物的生成 E．凝血因子Ⅴ的激活

6. 激活的蛋白 C 在血液凝固的调控中，主要作用是： （ ）
A．水解凝血因子Ⅴa、Ⅷa B．水解凝血因子Ⅴa、Ⅶa C．水解凝血因子Ⅶa、Ⅸa
D．水解凝血因子Ⅷa、Ⅺa E．水解凝血因子Ⅷa、Ⅹa

7. 下列因素与产科意外时容易发生 DIC 关系最密切的是： （ ）
A．血液处于高凝状态 B．单核吞噬细胞系统功能低下 C．微循环血液淤滞
D．纤溶系统活性增高 E．血中促凝物质含量增加

8. 外源性凝血系统的启动因子是： （ ）
A．组织因子 B．凝血因子Ⅶ C．凝血因子Ⅹ
D．凝血因子Ⅸ E．凝血因子Ⅷ

9. 正常时表达 TF 的细胞是： （ ）
A．血管外层的平滑肌细胞 B．血管内皮细胞 C．血液单核细胞
D．中性粒细胞 E．巨噬细胞

10. DIC 患者最初常表现为： （ ）
A．少尿 B．出血 C．呼吸困难 D．贫血 E．嗜睡

【名词解释】

1. 弥散性血管内凝血 2. 微血管病性溶血性贫血 3. 裂体细胞 4. FDP

【简述题】

1. 简述 DIC 患者的出血机制。
2. 简述 DIC 引起休克的机制。
3. 简述 DIC 患者发生贫血的机制。

第十章
缺血-再灌注损伤

导　学

内容及要求

本章内容共包括4个部分，缺血-再灌注损伤的原因及影响因素、发生机制、机体的功能代谢变化及临床防治的病理生理基础。

缺血-再灌注损伤的原因及影响因素这一部分内容要求掌握缺血-再灌注损伤的概念和再灌注损伤的原因；熟悉缺血-再灌注损伤的影响因素。

缺血-再灌注损伤的发生机制包括自由基损伤作用、钙超载、白细胞损伤作用及微循环障碍。这部分内容要求重点掌握缺血-再灌注时自由基生成增多和钙超载的机制，掌握自由基和钙超载的损伤作用；熟悉白细胞损伤与微循环障碍在缺血-再灌注损伤中的作用。

缺血-再灌注损伤的机体功能、代谢变化这一部分介绍了缺血-再灌注损伤导致各器官的功能、代谢和结构的变化。要求熟悉心脏、脑的功能代谢的改变；了解肺、肝、肠、肾及骨骼肌的功能代谢变化。

重点、难点

本章重点包括缺血-再灌注损伤的概念、缺血-再灌注时自由基生成增多和钙超载的机制及自由基和钙超载的损伤作用。难点是缺血-再灌注损伤的发生机制。

- 缺血-再灌注损伤的原因及影响因素
- 缺血-再灌注损伤的发生机制
- 缺血-再灌注损伤时机体的功能、代谢变化
- 缺血-再灌注损伤防治的病理生理基础

缺血-再灌注损伤(ischemia-reperfusion injury, IRI)是指在缺血的基础上恢复血流后组织损伤反而加重，甚至发生不可逆性损伤的现象。在对缺血-再灌注损伤的研究中发现：以无钙溶液灌流离体大鼠心脏后再给予含钙溶液灌注时，出现了心肌功能、代谢及形态结构异常变化这种钙反常(calcium paradox)；预先用低氧溶液灌注组织或在缺氧条件下培养细胞一段时间后，当正常氧供应，组织及细胞的损伤反而更趋严重的氧反常(oxygen paradox)现象；缺血引起的代谢性酸中毒被再灌注迅速纠正后，细胞的损伤加重的pH反常(pH paradox)现象。这些研究结果提示了钙、氧和pH可能参与缺血-再灌注损伤的发生、发展。

第一节 缺血-再灌注损伤的原因及影响因素

一、常见原因

在组织器官缺血基础上的血液再灌注都可能造成缺血-再灌注损伤的发生。常见的缺血-再灌注损伤原因如下。①组织器官缺血后恢复血液供应:如休克时微循环的疏通,冠状动脉痉挛的缓解,心、肺复苏等。②一些新的医疗技术的应用:如动脉搭桥术、溶栓疗法及经皮腔内冠脉血管成形术等。③体外循环下心脏手术。④断肢再植和器官移植等。

二、影响因素

临床上,并不是所有缺血器官在血流恢复后都发生缺血-再灌注损伤。常见影响缺血-再灌注损伤及其严重程度的因素如下。

1. 缺血时间　再灌注损伤与缺血时间具有明显的依赖关系,缺血时间短,血供恢复后可无明显的再灌注损伤。缺血时间长,再灌注时,将缺血期的可逆性损伤进一步加重或转化为不可逆性损伤。若缺血时间过长,组织器官因缺血发生了不可逆性损伤,甚至坏死,反而不会出现再灌注损伤。

2. 需氧程度　组织器官对氧的需求程度越高越容易发生缺血-再灌注损伤,如心、脑等。

3. 侧支循环　侧支循环的形成可缩短组织器官的缺血时间和减轻缺血程度。

4. 再灌注条件　临床上,通过适当降低灌注液压力、温度和 pH;减少灌注液中的 Ca^{2+}、Na^{+} 含量,或适当增加 K^{+}、Mg^{2+} 含量,可预防或减轻再灌注损伤。

第二节 缺血-再灌注损伤的发生机制

缺血-再灌注损伤的发生机制尚未完全阐明。目前认为缺血-再灌注损伤的重要发病环节与自由基损伤作用、细胞内钙超载、白细胞损伤作用与微循环障碍有关。

一、自由基损伤作用

(一) 自由基的化学特性和分类

自由基(free radical)是外层电子轨道上含有单个不配对电子的原子、原子团和分子的总称,也称游离基。自由基的外层电子轨道的不配对电子状态使其极易发生氧化(失去电子)或还原反应(获得电子)。特别是其氧化作用很强,可引发强烈的氧化应激(oxidative stress)反应,损伤细胞,导致细胞死亡。自由基的种类很多,可分为以下几类。

1. 氧自由基　由氧诱发的自由基称为氧自由基(oxygen free radical, OFR),如超氧阴离子($O_2^{\overline{\cdot}}$)和羟自由基(OH·)。

2. 脂性自由基　指氧自由基与多价不饱和脂肪酸作用后生成的中间代谢产物,如烷自由基(L·)、烷氧自由基(LO·)和烷过氧自由基(LOO·)等。

3. 氮自由基　在分子组成上含有氮的一类化学性质非常活泼的物质,也称活性氮(reactive nitrogen species, RNS)。目前对氮自由基的研究主要集中在一氧化氮(NO)上。

4. 其他　如氯自由基(Cl·)、甲基自由基(CH_3·)等。单线态氧($^1O_2$)及过氧化氢(H_2O_2)虽不是自由基,但氧化作用很强,与氧自由基共同称为活性氧(reactive oxygen species, ROS)。

(二) 自由基的代谢

在生理情况下,氧通常是通过细胞色素氧化酶系统接受 4 个电子还原成水,同时释放能量。但也有1%～2%的氧接受1个电子生成超氧阴离子，超氧阴离子接受1个电子生成H_2O_2，或再接受1个电子生成OH·。

此外，在血红蛋白、肌红蛋白、儿茶酚胺及黄嘌呤氧化酶等氧化过程中也可生成超氧阴离子。生理情况下，体内两大抗氧化防御系统，酶性抗氧化剂和非酶性抗氧化剂可以及时清除它们，自由基的产生与清除维持一种动态平衡，所以对机体并无有害影响。在病理条件下，由于自由基产生过多或抗氧化防御功能下降，则可引发自由基损伤作用。

（三）缺血-再灌注时自由基产生增多的机制

1. *黄嘌呤氧化过程产生大量自由基* 生理情况下，黄嘌呤氧化酶（xanthine oxidase，XO）和黄嘌呤脱氢酶（xanthine dehydrogenase，XD）主要存在于毛细血管内皮细胞内，以10% XO和90% XD的形式存在，XD转化XO的过程是Ca^{2+}依赖过程。缺血时，细胞内ATP代谢为次黄嘌呤，次黄嘌呤大量在缺血组织堆积；ATP减少，膜Ca^{2+}泵功能障碍，细胞内Ca^{2+}增多，促使XD大量转变为XO。再灌注时，大量氧分子随血液进入缺血组织，黄嘌呤氧化酶在催化次黄嘌呤转变为黄嘌呤并进而催化黄嘌呤转变为尿酸的两步反应中，都同时以分子氧为电子接受体，产生大量超氧阴离子和H_2O_2，通过Fenton反应生成更为活跃的OH·。因此，缺血导致的次黄嘌呤大量堆积、黄嘌呤氧化酶形成增多，再灌注时氧分子的大量涌入是自由基产生增多的主要途径。特别是再灌注开始的几分钟内，再灌注组织内ROS迅速增加，从而发生损伤作用。

2. *中性粒细胞激活* 缺血、再灌注过程引发大量炎症介质释放、补体系统激活，使中性粒细胞、嗜酸性粒细胞、单核细胞和巨噬细胞等向缺血组织趋化、浸润，激活了细胞内NADPH/NADH氧化酶系统，催化氧分子，特别是再灌注时涌入的大量氧分子，产生氧自由基，即呼吸爆发（respiratory burst）或氧爆发（oxygen burst），造成组织细胞损伤。

3. *线粒体电子传递链受损* 线粒体电子传递链是ATP的主要来源，生理情况下，在能量传递过程中，有1%～3%的电子过早泄漏O_2，形成超氧阴离子，并立即被SOD催化成H_2O_2，H_2O_2被谷胱甘肽过氧化酶转化为O_2和H_2O。缺血时，细胞ATP减少，Ca^{2+}进入线粒体增多，细胞色素氧化酶系统功能失调，电子传递链受损，以致进入细胞内的氧经单电子还原而形成的ROS增多，超出了抗氧化系统的清除能力，进而使ROS产生与清除失平衡，ROS增多。

4. *儿茶酚胺增加和氧化* 缺血-再灌注过程中，交感-肾上腺髓质系统兴奋，机体内儿茶酚胺增多，儿茶酚胺在发挥其重要代偿调节作用的同时，本身在单胺氧化酶催化下自氧化产生大量自由基，参与了缺血-再灌注损伤。

（四）自由基引起缺血-再灌注损伤的机制

自由基活泼的化学特性使其极易与各种细胞结构成分，如膜磷脂、蛋白质、核酸等发生反应，造成细胞结构损伤和功能代谢障碍。

1. *细胞膜损伤* 膜脂质微环境的稳定是保证膜结构完整和膜蛋白功能正常的基本条件，自由基同膜脂质不饱和脂肪酸作用引发脂质过氧化反应（lipid peroxidation），使膜结构受损、功能障碍。①破坏膜的正常结构。②间接抑制膜蛋白功能：脂质过氧化使膜脂质发生交联、聚合，使存在于其间的膜蛋白（受体、酶、离子通道等）的活性下降，膜受体抑制等。同时ROS也可直接使膜蛋白变性失去活性。③促进自由基及其他生物活性物质生成：膜脂质过氧化可激活磷脂酶C、磷脂酶D，进一步分解膜磷脂，形成多种生物活性物质如前列腺素、血栓素和白三烯等，促进再灌注损伤发生。

2. *破坏蛋白质结构与功能* 自由基与蛋白质发生氧化反应，ROS与蛋白质多肽链上的巯基、氨基酸残基发生氧化反应，改变蛋白质结构，引起蛋白质变性、降解及功能丧失。

3. *破坏核酸及染色体* OH·易与脱氧核糖核酸及碱基发生加成反应，使核酸碱基改变或DNA断裂，染色体畸变。

自由基除直接造成细胞多种结构物质氧化外，还可通过改变细胞功能引起组织损伤。例如：ROS损伤组织释放的大量趋化因子和炎症介质等可使白细胞聚集、激活，加重缺血-再灌注损伤（后叙）；超氧阴离子可通过催化NO生成$ONOO^-$，减少NO，影响缺血-再灌注组织血管舒缩反应；ROS可促进组织因子的生成和释放，加重DIC等。可见，自由基是缺血-再灌注损伤极为重要的发病学因素和环节。

二、钙超载

各种原因引起的细胞内Ca^{2+}含量异常增多并导致细胞结构损伤和功能代谢障碍，严重者可造成细胞死亡的现象，称为钙超载（calcium overload）。正常时细胞外Ca^{2+}浓度高出细胞内约万倍，这种细胞内外的Ca^{2+}浓度差的维持机制如下。①细胞膜对Ca^{2+}的低通透性。②细胞内Ca^{2+}与特殊配基形成可逆性复合物。③细胞膜能量依赖性钙泵逆电化学梯度和通过细胞膜Na^+-Ca^{2+}交换，将胞质Ca^{2+}转运到细胞外。④肌质网和线粒体膜上的Ca^{2+}泵和Na^+-Ca^{2+}交换将胞质Ca^{2+}贮存到细胞器内等。再灌注损伤发生时，再灌注区细胞内Ca^{2+}浓度迅速增高，且Ca^{2+}浓度升高的程度往往与细胞受损的程度呈正相关（图10-1）。

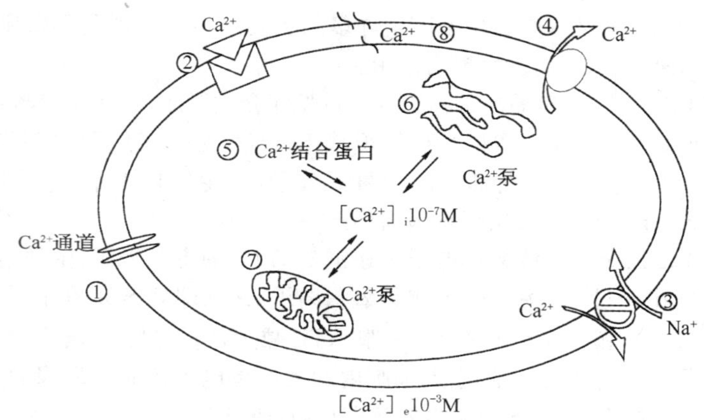

图10-1 细胞Ca^{2+}转运机制模式图

①电压依赖性钙通道；②受体操控性钙通道；③Na+/Ca^{2+}交换蛋白；④钙泵；⑤胞质结合钙；⑥肌质网；⑦线粒体；⑧细胞膜结合钙

（一）缺血-再灌注时钙超载的发生机制

细胞内钙超载主要发生在再灌注期，主要原因是钙内流增加，而不是钙外流减少。再灌注时钙超载的发生机制尚未完全阐明，可能与下列因素有关。

1. 生物膜对Ca^{2+}的通透性增加　①缺血造成细胞膜、线粒体膜、肌质网膜等正常结构的破坏。②再灌注时，大量自由基的产生引发脂质过氧化反应，进一步加重膜结构的破坏。③磷脂酶被细胞内增加的Ca^{2+}大量激活，使膜磷脂降解加速，破坏了膜结构。上述机制共同增加了细胞膜对Ca^{2+}的通透性，细胞内Ca^{2+}增加；造成线粒体膜和肌质网膜损伤，膜上钙泵功能障碍，对Ca^{2+}摄取减少，使线粒体和肌质网对细胞内Ca^{2+}浓度的缓冲作用丧失，细胞内Ca^{2+}浓度升高；细胞内游离Ca^{2+}增加，在心肌细胞中，高钙引起微管和微丝收缩过度，导致心肌细胞间闰盘损伤，Ca^{2+}顺浓度差进入心肌细胞，细胞内Ca^{2+}增加。

2. ATP合成功能障碍　生理情况下，ATP依赖性Ca^{2+}泵逆电化学梯度将Ca^{2+}转运到细胞外，或摄入到肌质网和线粒体内，细胞膜上其他ATP依赖性离子泵，如Na^+-K^+-ATP酶也参与细胞内Ca^{2+}浓度的调节。缺血缺氧使线粒体ATP合成减少；另一方面，缺血及再灌注过程中自由基的损伤及膜磷脂的降解可引起线粒体膜受损，抑制氧化磷酸化，使 ATP 合成减少，ATP 依赖性离子泵功能障碍，促进钙超载的发生，在缺血期间细胞内 Ca^{2+} 开始增高，再灌注时除了通过上述机制加重细胞 Ca^{2+} 转运障碍，又随血流运送来大量 Ca^{2+}，使细胞内 Ca^{2+} 迅速增多，最终导致细胞内钙超载。

3. *Na^+/Ca^{2+} 交换蛋白反向转运增强* Na^+/Ca^{2+} 交换蛋白（Na^+/Ca^{2+} exchanger，NCX）是一种非 ATP 依赖的双向转运蛋白。在跨膜 Na^+、Ca^{2+} 梯度和膜电位驱动下对细胞内外 Na^+、Ca^{2+} 进行双向转运，交换比例为 $3Na^+ : Ca^{2+}$。生理情况下，Na^+/Ca^{2+} 交换蛋白以正向转运的方式将细胞内 Ca^{2+} 转移至细胞外，与肌质网和细胞膜钙泵共同维持细胞静息状态时的低钙浓度。病理情况下，如细胞内 Na^+ 明显升高或膜正电位时，Na^+/Ca^{2+} 交换蛋白则以反向转运的方式将细胞内 Na^+ 排出，细胞外 Ca^{2+} 摄入细胞，导致细胞内钙超载。

细胞内 Na^+ 浓度增高直接激活 Na^+/Ca^{2+} 交换蛋白反向转运，导致细胞内钙超载。①Na^+-K^+-ATP 酶活性降低：缺血时，ATP 合成减少，无氧糖酵解引起的代谢性酸中毒及缺血-再灌注时的自由基损伤均导致了 Na^+-K^+-ATP 酶活性降低，细胞内 Na^+ 含量明显升高。②缺血时，无氧糖酵解使 H^+ 生成增多，pH 降低，细胞内外酸中毒。再灌注时，细胞外液 H^+ 浓度迅速下降，形成细胞内外显著的 pH 梯度差，激活了细胞膜的 H^+-Na^+ 交换蛋白（H^+-Na^+ exchanger，NHE），促进细胞内 H^+ 排出，细胞外 Na^+ 内流，细胞内 Na^+ 增加。细胞内高 Na^+ 除激活钠泵外，还迅速激活 Na^+/Ca^{2+} 交换蛋白，以反向转运的方式加速 Na^+ 向细胞外转运，同时将大量 Ca^{2+} 摄入胞质，导致细胞内钙超载。

4. *儿茶酚胺增多* 儿茶酚胺增多是促进细胞内钙超载的原因之一。缺血及再灌注过程中，内源性儿茶酚胺释放增多，心肌细胞上 α1 和 β 受体密度增大。①α1 肾上腺素能受体激活会激活 G 蛋白-磷脂酶 C（PLC）介导的细胞信号转导通路，促进磷脂酰肌醇（PIP2）分解，生成三磷酸肌醇（IP3）和甘油二酯（DG），其中 IP3 促进肌质网释放 Ca^{2+}；DG 经激活 PKC 促进 H^+-Na^+ 交换，进而增加 Na^+-Ca^{2+} 交换，细胞内 Ca^{2+} 浓度增高。②β 肾上腺素能受体，通过激活受体门控性钙通道和 L 型电压门控性钙通道的开放。从而促进胞外 Ca^{2+} 内流，进一步加重细胞内钙超载。

（二）钙超载引起缺血-再灌注损伤的机制

细胞内钙超载引起再灌注损伤的机制目前尚未完全阐明，可能与以下因素有关。

1. *细胞内钙超载促进 ROS 产生* 细胞内 Ca^{2+} 增多促使 XD 转变 XO，使 ROS 产生增多，因而在缺血-再灌注损伤中，自由基产生增多与钙超载是一对互为因果的损伤因素。

2. *激活钙依赖性生物酶* 细胞内钙超载可激活钙依赖性生物酶，导致细胞结构受损，甚至细胞死亡。细胞内有很多生物酶是 Ca^{2+} 激活酶，细胞内游离 Ca^{2+} 浓度升高。①ATP 水解酶：使 ATP 减少。②磷脂酶：造成细胞膜及细胞器膜结构受损。③钙依赖性降解酶和钙蛋白酶：促进细胞膜和细胞骨架结构蛋白的分解，使细胞肌纤维挛缩和断裂。④核酸内切酶：促进核酸分解，染色体的损伤，引发细胞凋亡。

3. *线粒体功能障碍* 线粒体的渗透性钙转运孔道（mitochondrial permeability transition pore，mPTP）在线粒体内钙超载中发挥重要作用。缺血时造成的代谢性酸中毒会抑制 mPTP 开放，而灌注时 pH 恢复，Ca^{2+} 浓度升高及 ROS 产生激活了 mPTP 开放，大量 Ca^{2+} 进入线粒体，线粒体内钙超载，Ca^{2+} 与含磷酸根的化合物结合，形成不溶性磷酸钙，干扰线粒体的氧化磷酸化，ATP 生成减少。同时，在缺血-再灌注早期，聚集在细胞内的 Ca^{2+} 被肌质网、线粒体摄取过程中消耗大量 ATP，使细胞总体能量供应下降，线粒体、细胞离子稳态破坏，引起线粒体、细胞肿胀，细胞坏死。因而，钙超载导致了线粒体功能障碍，线粒体功能障碍进一步促进了钙超载，从而形成了恶性循环。

4. *形成暂时内向电流* Na^+/Ca^{2+} 交换形成的暂时内向电流是引起心律失常的主要因素，是再灌注诱发心律失常的主要原因之一。

总之，钙超载既是缺血-再灌注损伤的机制，又是缺血-再灌注损伤的结果，也是导致细胞死亡的主要的病理过程。

三、白细胞损伤作用

缺血-再灌注组织内白细胞（主要是中性粒细胞）明显增加，引发炎症反应，其机制尚未完全阐明，可能与下列因素有关。

1. *缺血时产生大量趋化因子* 缺血组织细胞受损，细胞膜磷脂降解，花生四烯酸代谢产物增多，如白三烯（LT）、血小板活化因子、补体及缺血组织损伤产生的激肽、细胞因子等，具有很强的趋化作用，能吸引大量白细胞进入缺血组织或黏附于血管内皮细胞。

2. *黏附分子生成增多* 缺血-再灌注损伤过程中生成的大量炎症介质和趋化因子，可激活白细胞、血小板、血管内皮细胞表达大量的黏附分子（adhesion molecule），促进白细胞与血管内皮细胞之间广泛黏附、聚集。而激活的中性粒细胞又可分泌肿瘤坏死因子（tumour necrosis factor-α，TNFα）、IL-1、IL-6、IL-8 等细胞因子，导致血管内皮细胞和中性粒细胞表面的黏附分子暴露，促使中性粒细胞穿过血管壁，使白细胞在缺血-再灌注组织中浸润增多。

大量增多的白细胞，对坏死组织细胞清除的同时，也产生了大量的 ROS，加剧了再灌注组织的损伤，此外，白细胞的聚集、黏附也导致微循环障碍。

四、微循环障碍

实验与临床观察发现，在缺血原因去除后，缺血区并不能得到充分的血流灌注，此现象称为无复流现象（no-reflow phenomenon）。这种无复流现象不仅存在于心肌，也见于脑、肾、骨骼肌缺血后的再灌注过程。无复流现象是缺血-再灌注损伤中微循环障碍的主要表现。

1. *微血管内血液流变学改变* 缺血-再灌注过程中，增多、激活的白细胞在黏附分子参与下，黏附在血管内皮细胞上，而且不易分离，极易嵌顿、堵塞微循环血管。此外，在细胞因子与 P 选择素的作用下，大量血小板在缺血组织中聚集、黏附，形成血小板栓子和微血栓等，加重了组织无复流现象。

2. *微血管结构损伤* 激活的中性粒细胞与血管内皮细胞可释放大量的致炎物质，如 ROS、蛋白酶和溶酶体酶等，引发自身的膜结构、骨架蛋白降解等，甚至细胞死亡，从而导致微血管结构损伤，造成以下结果。①微血管管径狭窄。②微血管通透性增高，微血管结构损伤，使其通透性增高，能引发组织水肿，又可导致血液浓缩，进一步促进缺血-再灌注组织的无复流现象发生。同时，白细胞从血管内游走到细胞间隙，释放的大量致炎物质也造成周围组织细胞的损伤。

3. *微血管收缩-舒张功能失调* 在缺血-再灌注时，一方面，激活的中性粒细胞和血管内皮细胞可释放大量缩血管物质，如内皮素、血管紧张素Ⅱ、血栓素 A2（TXA2）等。而另一方面因血管内皮细胞受损而致扩血管物质如 NO、前列环素（PGI2）合成释放减少。PGI2 除了有很强的扩血管作用外，还能抑制血小板的黏附、聚集。TXA2 其不仅是一个很强的缩血管物质，而且也是一种引起血小板黏附、聚集的因子。缺血缺氧时，一方面因血管内皮细胞受损而致 PGI2 生成减少。另一方面在儿茶酚胺等因素刺激下，血小板释放 TXA2 增多，PGI2 和 TXA2 调节失衡，因而发生强烈的血管收缩和血小板聚集并进一步释放 TXA2，从而促使血栓形成和血管堵塞，有助于无复流现象的发生。

缺血-再灌注损伤自首次被提出以来，其发生机制一直是研究的热点，目前认为缺血-再灌注损伤基本机制主要是自由基、细胞内钙超载及白细胞介导的微循环障碍的共同作用。自由基是各种损伤机制学说中重要的启动因素；而细胞内钙超载是细胞不可逆性损伤的共同通路；白细胞与微循环障碍是缺血-再灌注损伤引起各脏器功能障碍的关键原因。

第三节 缺血-再灌注损伤时机体的功能、代谢变化

研究发现,机体内许多器官都可发生缺血-再灌注损伤,其中,心肌缺血-再灌注损伤最为常见。

一、心肌缺血-再灌注损伤的变化

缺血-再灌注损伤时,心肌功能、代谢和结构均发生明显变化。

(一)心功能变化

1. *心肌顿抑* 临床发现,恢复缺血心肌供血后,在一段较长时间内再灌注心肌处于功能降低状态,经过数小时或数天后可恢复正常功能。这种缺血心肌在恢复血液灌注后一段时间内出现可逆性收缩舒张功能降低的现象,称之为心肌顿抑(myocardial stunning)。心肌顿抑是缺血-再灌注损伤引起心功能障碍的主要表现。主要发生机制是自由基和钙超载损伤。

2. *心律失常* 心肌再灌注损伤的另一个表现是心律失常,缺血心肌再灌注过程中出现的心律失常,称为再灌注性心律失常(reperfusion arrhythmia)。发生率高,且以室性心律失常多见,如室性心动过速和心室颤动等。

再灌注性心律失常的发生机制尚未阐明,目前认为:缺血-再灌注过程中ROS等导致的心肌细胞膜结构损伤;ATP生成减少而导致的ATP依赖离子泵功能障碍;心肌细胞内钙超载;缺血时的代谢酸中毒等共同因素是引发心肌细胞膜内外的离子转运失控、心肌电生理特性异常以及再灌注性心律失常的主要原因。另外,缺血-再灌注时,交感-肾上腺髓质系统分泌的大量儿茶酚胺,提高了心肌细胞的自律性,进一步促进再灌注性心律失常的发生。

(二)心肌能量代谢变化

心脏是一个高耗能、低耐受的器官。缺血时,心肌细胞ATP、磷酸肌酸含量迅速降低,如缺血时间短,程度轻,再灌注心肌获得氧后,ATP含量可较快恢复正常。若缺血时间长,程度重,再灌注后心肌细胞因ROS、钙超载等损伤作用,ATP含量不仅不回升,反而可能进一步降低,加重心肌功能障碍。

(三)心肌超微结构变化

再灌注损伤可使心肌细胞的超微结构发生严重改变:基底膜部分缺损,质膜破坏,肌原纤维出现严重收缩带、肌丝断裂、溶解,线粒体极度肿胀、嵴断裂、溶解,空泡形成,基质内致密物增多等,严重的结构损伤最终导致心肌细胞死亡。目前研究认为再灌注损伤引起心肌细胞死亡的方式有坏死、凋亡、胀亡。

总之,心肌再灌注损伤的始动环节是能量代谢障碍,而直接损伤因素是ROS,其结果导致细胞内钙超载,并形成恶性循环。

二、脑缺血-再灌注损伤的变化

脑是对缺血缺氧最敏感、耐受能力最差的器官,也是最容易发生缺血-再灌注损伤的器官之一。脑再灌注损伤最主要表现是脑水肿和脑细胞坏死。脑的能量储备低,主要依赖于葡萄糖的有氧氧化。因而,缺血时,脑组织ATP迅速减少,膜上能量依赖的离子泵功能障碍,细胞内高Na^+等促使脑细胞水肿、脑组织间水肿发生。脑组织是一个富含磷脂的器官,再灌注后ROS大量生成,在脑组织中发生了较强的脂质过氧化反应。使膜结构破坏,线粒体功能障碍,细胞骨架破坏,细胞凋亡、细胞坏死。

三、肺缺血-再灌注损伤的变化

肺缺血-再灌注期间，光镜下可见：肺不张伴不同程度肺气肿，肺间质增宽、炎症细胞浸润，肺泡内较多红细胞渗出。肺泡间质水肿，肺泡隔及毛细血管内炎症细胞附壁，以中性粒细胞为主。

四、肠缺血-再灌注损伤的变化

肠缺血时，毛细血管通透性增高，形成间质水肿；再灌注时，肠壁毛细血管通透性更加升高，肠黏膜损伤加重，并出现广泛上皮和绒毛分离，上皮坏死，固有层破损，肠壁出血及溃疡形成。同时，肠腔大量有毒物质，如内毒素、氨和硫醇等，经肠壁吸收增多。

五、肾缺血-再灌注损伤的变化

肾缺血病因解除时，再灌注会导致肾脏功能障碍、甚至功能衰竭。临床表现为血清肌酐浓度明显增高，肾小管上皮细胞线粒体高度肿胀、变形、嵴减少，排列紊乱，甚至崩解，空泡形成等，以急性肾小管坏死最为严重，可造成急性肾功能衰竭或导致肾移植失败。

六、肝缺血-再灌注损伤的变化

肝脏缺血再灌注损伤多发生于休克、肝脏外科手术中肝蒂血流的阻断。肝脏因其结构和功能特点，使其在缺血-再灌注时，极易发生自由基损伤和无复流现象。肝巨噬细胞和大颗粒淋巴细胞（NK细胞）在再灌注时明显增多，产生大量的 ROS，使再灌注时肝组织损伤较单纯缺血明显加重。光镜下，肝细胞肿胀、脂肪变性、空泡变性及点状坏死。电镜下，线粒体高度肿胀、变形、嵴减少，排列紊乱，甚至崩解，空泡形成等；内质网明显扩张；毛细胆管内微绒毛稀少等。肝功能严重受损，表现为血清丙氨酸氨基转移酶、门冬氨酸氨基转移酶及乳酸脱氢酶活性明显增高。

七、骨骼肌缺血-再灌注损伤变化

临床上许多情况如创伤、动脉栓塞、原发血栓形成、动脉移植术、断指再植、筋膜间隙综合征及应用止血带时间过长等，都可以使再灌注区骨骼肌发生缺血-再灌注损伤。一般认为，在缺血-再灌注过程中，自由基生成增多，脂质过氧化增强；钙超载造成骨骼肌细胞收缩过度，肌丝断裂；骨骼肌微血管损伤和微循环障碍，共同造成了骨骼肌的收缩、舒张功能障碍。

第四节 缺血-再灌注损伤防治的病理生理基础

缺血-再灌注损伤的发生机制尚未阐述清楚，目前，对其防治措施的研究尚处于实验研究和临床实验观察阶段。

1. *消除缺血原因* 尽早恢复血流是预防缺血-再灌注损伤的关键措施。

2. *控制再灌注条件* 这是防控缺血-再灌注损伤的有效临床措施，实验与临床证实采用适当低压低流、低温、低 pH、低钙和低钠液灌注，可减轻再灌注损伤。

3. *改善缺血组织代谢* 目前认为能量代谢障碍，ATP 缺乏是缺血-再灌注组织损伤的发生基础之一。因而，改善缺血组织的能量代谢，同时，纠正酸中毒也是改善缺血组织代谢，减轻再灌注损伤的重要措施之一。

4. *应用抗自由基细胞保护剂* 清除氧自由基能有效地减轻缺血-再灌注损伤。

5. *减轻钙超载* 减轻钙超载的发生是减轻缺血-再灌注损伤的有效措施之一。

6. *其他* 减少中性粒细胞浸润和改善微循环功能可有效地减轻缺血-再灌注损伤。

复习题

【A 型题】

1. 以下不是自由基的是：（　）

A．超氧阴离子　B．OH·　C．NO　D．H_2O_2　E．LO·

2. 活性氧产生的主要场所是：（　）

A．线粒体　B．内质网　C．溶酶体　D．核糖体　E．细胞膜

3. 黄嘌呤氧化酶及其前身黄嘌呤脱氢酶主要存在于：（　）

A．肝细胞　B．脾细胞　C．心肌细胞
D．毛细血管内皮细胞　E．脑细胞

4. 在 XD 转化为 XO 酶的过程中，起到了最重要作用的金属离子是：（　）

A．Na^+　B．Fe^{2+}　C．Zn^{2+}　D．Ca^{2+}　E．Cu^{2+}

5. 以下活性氧对核酸和染色体的破坏起到了最主要的作用的是：（　）

A．超氧阴离子　B．OH·　C．NO　D．H_2O_2　E．LO·

6. 自由基损伤的早期表现为：（　）

A．碱基羟化　B．DNA 断裂　C．氨基酸残基氧化
D．膜脂质过氧化　E．细胞结构蛋白巯基氧化

7. 以下对缺氧最敏感的器官是：（　）

A．心　B．脑　C．肝　D．肺　E．肾

8. 脑缺血后短时间内，明显增加的是：（　）

A．ATP　B．CP　C．糖原　D．乳酸　E．葡萄糖

9. SOD 主要清除：（　）

A．超氧阴离子　B．OH·　C．NO　D．H_2O_2　E．LO·

10. 不易发生缺血再灌注损伤的是：（　）

A．缺血时间过长　B．侧支循环不易形成　C．器官对氧的需求量高
D．迅速恢复缺血器官的 pH　E．再灌注时给予高钙液

11. 质膜 Na^+/H^+ 交换蛋白的主要作用是：（　）

A．以 1∶1 的比例将 H^+ 摄入细胞，Na^+ 排出细胞，维持细胞外 pH 的稳定
B．以 1∶1 的比例将 H^+ 排出细胞，Na^+ 摄入细胞，维持细胞内 pH 的稳定
C．以 2∶1 的比例将 H^+ 排出细胞，Na^+ 摄入细胞，维持细胞内 pH 的稳定
D．以 2∶1 的比例将 H^+ 摄入细胞，Na^+ 排出细胞，维持细胞外 pH 的稳定
E．以 1∶1 的比例将 H^+ 排出细胞，Na^+ 摄入细胞，维持细胞外 pH 的稳定

12. 再灌注性心律失常的最常见表现为：（　）

A．心房纤颤和房性早搏　B．室性心动过速和心室纤颤　C．房性早搏和心室纤颤
D．心房纤颤和心室纤颤　E．房性早搏和室性心动过速

13. 心肌顿抑的主要发病机制是：（　）

A．心肌持续缺血　B．心肌细胞坏死　C．自由基和钙超载
D．心肌细胞凋亡　E．心肌细胞坏死或凋亡

14. 缺血再灌注损伤时微血管血流阻塞的主要原因是：（　）

A．血小板沉积　B．红细胞聚集　C．白细胞黏附
D．血栓形成　E．以上都是

15. 采用何种灌注条件可以减轻再灌注损伤： （ ）
A．低压、低流、低温、低钠、低钙 B．低压、低流、高温、低钠、高钙
C．高压、低流、低温、高钠、低钙 D．高压、高流、低温、低钠、低钙
E．低压、低流、低温、高钠、高钙

【名词解释】

1. 缺血-再灌注损伤 2. 心肌顿抑 3. 呼吸爆发 4. 脂质过氧化 5. 无复流现象
6. 钙超载

【简答题】

1. 简述缺血-再灌注时氧自由基产生增多的机制。
2. 简述缺血-再灌注时大量产生的自由基对细胞的损伤作用。
3. 简述缺血-再灌注损伤时细胞内钙超载发生的机制。
4. 简述钙超载引起缺血-再灌注损伤的机制。
5. 简述无复流现象的有关机制。
6. 简述心肌缺血-再灌注损伤的变化。

第十一章 心力衰竭

导 学

内容及要求

本章内容共包括5个部分，心力衰竭的病因、诱因及分类、心功能受损时机体的代偿适应机制、心力衰竭的发病机制、心力衰竭临床表现的病理生理基础和心力衰竭防治的病理生理基础。

心力衰竭的病因、诱因及分类这部分内容主要介绍了心力衰竭的病因、诱因和类型。心力衰竭的病因包括原发性心肌舒缩功能障碍和心脏负荷过度增加两方面内容。心力衰竭的诱因主要包括感染、心律失常、水电解质紊乱及酸碱平衡紊乱、妊娠及分娩等。此外，过度劳累、情绪剧烈变化、洋地黄中毒、外伤等均可诱发心力衰竭。心力衰竭按发生部位可分为左心衰竭、右心衰竭和全心衰竭；按发生速度可分为急性心力衰竭和慢性心力衰竭；按心肌收缩与舒张功能障碍可分为收缩性心力衰竭和舒张性心力衰竭；按心排血量高低可分为低排血量性心力衰竭和高排血量性心力衰竭。在学习中，应重点掌握心力衰竭的病因；熟悉心力衰竭的诱因；了解心力衰竭的分类。

心功能受损时机体的代偿适应机制包括 Frank-starling机制、神经体液机制和心室重塑。神经体液机制包括交感神经系统和肾素-血管紧张素-醛固酮系统激活。心室重塑包括心肌肥大和细胞表型改变。在学习中，应掌握Frank-starling机制和心肌肥大；熟悉神经体液机制；了解细胞表型改变。

心力衰竭的发病机制包括心肌收缩性减弱、心室舒张功能障碍和心脏各部分舒缩活动不协调。心肌收缩性减弱机制包括心肌细胞数量减少及结构改变、心肌能量代谢障碍和心肌兴奋-收缩耦联障碍3个方面内容。心室舒张功能障碍机制包括钙离子复位延缓、肌球-肌动蛋白复合体解离障碍和心室顺应性降低等3个方面内容。在学习中，应掌握心肌收缩性减弱的机制；熟悉心室舒张功能障碍的机制；了解心脏各部分舒缩活动不协调的机制。

心力衰竭临床表现的病理生理基础包括心排血量减少和静脉淤血。心排血量减少可引起部分反映心泵功能的指标发生改变，激活机体神经体液机制，导致机体出现一系列临床症状和体征。静脉淤血包括体循环淤血和肺循环淤血。在学习中，应掌握肺循环淤血引起的临床表现及其机制；熟悉体循环淤血引起的临床表现及其机制；了解心排血量降低所引起的临床表现及反映心泵功能的指标变化。

心力衰竭防治的病理生理基础包括病因学治疗、干预神经体液机制的过度激活、抑制心室重塑、减轻心脏前后负荷、改善心肌的收缩和舒张性能及心脏移植等内容。在学习中，应熟悉如何干预神经体液机制的过度激活、抑制心室重塑及减轻心脏负荷；了解病因学治疗及如何改善心肌的收缩和舒张性能。

- 心力衰竭的病因、诱因与分类
- 心功能受损时机体的代偿适应机制
- 心力衰竭的发病机制
- 心力衰竭临床表现的病理生理基础
- 心力衰竭防治的病理生理基础

重点、难点

本章重点内容为第一节心力衰竭的病因，第二节Frank-starling机制和心肌肥大，第三节心肌收缩性减弱的机制，第四节肺循环淤血引起的临床表现及其机制。本章难点内容包括第一节高排血量性心力衰竭，第二节心肌细胞表型改变，第三节心肌兴奋-收缩耦联障碍，以及第四节肺循环淤血引起的临床表现及其机制。

正常的心脏功能是保证机体组织器官血液充分灌注的因素之一。生理条件下，心脏可调节排血量来满足机体不同水平的需要。机体处于睡眠状态时，心排血量降低；而当机体处于活动状态时，心排血量则显著增加，心脏这种随着运动量增加而提高排血量的能力被称为心力储备(cardiac reserve)。例如，运动员通常具有较大的心力储备，相反，心功能受损患者的心力储备则明显降低。

心脏每分钟的泵血量被称为心排血量(cardiac output, CO)。心排血量是反映心泵功能的重要指标，主要取决于心率(heart rate)和每搏量(stroke volume)，即心排血量＝心率×每搏量。心率主要受交感神经和副交感神经活性的影响，而每搏量则取决于心室前负荷(preload)、心室后负荷(afterload)和心肌收缩性(myocardial contractility)。

心力衰竭(heart failure)指在各种致病因素作用下，心脏的收缩和(或)舒张功能发生障碍，使心排血量绝对或相对减少，以至不能满足机体组织代谢需要的病理生理过程或综合征。

第一节 心力衰竭的病因、诱因与分类

一、心力衰竭的病因

心力衰竭的病因主要包括两大方面:原发性心肌舒缩功能障碍和心脏负荷过度增加。

(一) 原发性心肌舒缩功能障碍

1. *心肌病变* 主要见于心肌梗死、心肌病和心肌炎,心肌出现变性、坏死及纤维化等改变,以致心肌舒缩功能降低。

2. *心肌能量代谢障碍* 心肌收缩和舒张需要大量能量供应,当心肌缺血、缺氧和严重的维生素 B_1 缺乏时,能量产生减少,导致心肌出现舒缩障碍。

(二) 心脏负荷过度增加

心脏承受的负荷包括前负荷和后负荷。前负荷又称容量负荷 (volume load),是指心脏在舒张末期(收缩前)所承受的负荷,即心室舒张末期容积(ventricular end-diastolic volume, VEDV)。前负荷主要取决于静脉回心血量。后负荷是指心室收缩时射血所要克服的阻力,又称压力负荷(pressure load)。后负荷主要取决于系统血管阻力。

1. *容量负荷过度* 容量负荷过度主要见于心瓣膜关闭不全。例如,二尖瓣或主动脉瓣关闭不全可增加左心室容量负荷;三尖瓣或肺动脉瓣关闭不全、室间隔缺损可增加右心室容量负荷。此外,严重贫血、甲状腺功能亢进(简称甲亢)、维生素 B_1 严重缺乏及动静脉瘘等高动力循环状态时,两个心室容量负荷均增加。

2. *压力负荷过度* 压力负荷过度主要见于高血压、肺动脉高压及心瓣膜狭窄等。高血压、主动脉瓣狭窄可增加左心室压力负荷;肺动脉高压、肺动脉瓣狭窄可增加右心室压力负荷。

在长期工作负荷过重情况下,心肌可发生适应性改变,如心肌肥大,以维持相对正常的心排血量,但这种长期的适应性反应因存在诸多问题最终会导致心肌舒缩功能降低。

二、心力衰竭的诱因

在心力衰竭基本病因的基础上,能够促进心脏负荷进一步加重或心脏功能受损的因素,称为心力衰竭的诱发因素。常见的诱因包括感染、心律失常、水、电解质和酸碱平衡紊乱及妊娠与分娩等。此外,过度劳累、情绪剧烈变化、洋地黄中毒和外伤等均可诱发心力衰竭。

(一) 感染

感染是心力衰竭最常见的诱因,其中以肺部感染最为多见。感染诱发心力衰竭与下列因素有关:①发热时代谢率升高,心脏负荷加重。②心率过快使心脏舒张期缩短,一方面影响冠状动脉灌流,使心肌供血供氧减少;另一方面导致心室充盈不足,使每搏量显著下降。在这种情况下,尽管心率高于正常,但心排血量仍然可能降低。③细菌、病毒及其产生的毒素可以直接损害心肌功能。

(二) 心律失常

心律失常也是心力衰竭较为常见的诱因。快速型心律失常,如室上性心动过速,由于心率过快,可引起心脏冠状动脉灌流障碍及心排血量下降。缓慢型心律失常,如严重房室传导阻滞,尽管每搏量有所增加,但由于心率过低,心排血量仍然低于正常水平。此外,有些心律失常引起的房、室收缩不协调,也可导致心排血量降低。

(三) 水、电解质代谢紊乱和酸碱平衡紊乱

代谢性酸中毒可通过干扰心肌 Ca^{2+} 转运而使心肌兴奋收缩偶联发生障碍,导致心肌收缩力下

降。K^+紊乱可因改变心肌兴奋性、传导性、自律性和收缩性等生理特性，引起心律失常。此外，过多、过快输液可因增加心脏容量负荷而诱发心力衰竭。

(四) 妊娠与分娩

妊娠及分娩过程中，心脏容量及压力负荷均增加。妊娠期血容量增加，至临产期可比妊娠前增加20%以上，使心脏容量负荷加重；妊娠特别是分娩时疼痛及精神紧张等应激因素，使交感神经-肾上腺髓质系统兴奋，外周小血管收缩，循环阻力升高而增加心脏压力负荷。此外，交感神经兴奋后引起的心率增快也对心脏带来负面影响。

三、心力衰竭的分类

(一) 按心力衰竭的发生部位分类

1. *左心衰竭*(left heart failure)　常见病因为急性心肌梗死、高血压病及心肌病。另外，主动脉瓣和二尖瓣狭窄及关闭不全，也可引起左心衰竭。左心功能受到损害时，心排血量降低，继之引起左心房压力和左心室舒张末期压力增高，肺循环内血液回流受阻而导致肺循环淤血。

2. *右心衰竭*(right heart failure)　急性或慢性肺部疾病包括重型肺炎、肺栓塞及慢性阻塞性肺疾病(COPD)等通过增加肺循环阻力可引起右心衰竭。其他常见病因包括肺动脉瓣和三尖瓣狭窄及关闭不全、右室梗死及心肌病等。右心功能降低时，右心房压力和右心室舒张末期压力增高，体循环淤血，系统静脉压升高。

3. *全心衰竭*(whole heart failure)　指左、右心室同时或先后发生衰竭。由于体循环和肺循环是连接在一起的，因此一侧心功能受损最终将影响到另一侧。例如，左心衰竭时，肺循环充血，肺循环阻力增加，导致右心室压力负荷增大，久之将发生右心衰竭。此外，心肌炎、心肌病等可同时侵犯左、右心室，导致全心衰竭。

(二) 按心力衰竭发生的速度分类

1. *急性心力衰竭*(acute heart failure)　常见于急性心肌梗死、急性心肌炎及急性心包压塞等。患者发病急剧，病情凶险，可发生急性肺水肿及心源性休克。

2. *慢性心力衰竭*(chronic heart failure)　常见于高血压、肺动脉高压及心瓣膜病等。由于机体代偿适应机制的存在，如心肌肥大等，患者发病缓慢。

(三) 按心肌收缩与舒张功能障碍分类

1. *收缩性心力衰竭*(systolic heart failure)　常见于冠心病和心肌病等。心肌收缩功能受损，左室射血分数(ejection fraction)减少。

2. *舒张性心力衰竭*(diastolic heart failure)　常见于高血压伴左室肥厚、肥厚型心肌病、二尖瓣狭窄、缩窄性心包炎等。舒张功能受损表现为心室顺应性降低，舒张和充盈能力减弱。

应该注意的是，有些病因同时影响心肌的收缩和舒张功能。例如，心肌缺血时，心肌收缩性能减弱，但由于能量代谢障碍，心肌舒张功能也受到损害。

(四) 按心排血量的高低分类

1. *低排血量性心力衰竭*(low output heart failure)　大多数心力衰竭都属于这种类型，主要由心泵功能受损所致，患者心排血量低于正常，常见于冠心病、高血压病、心肌病及心脏瓣膜病等。

2. *高排血量性心力衰竭*(high output heart failure)　这种类型的心力衰竭较为少见，主要见于严重贫血、甲亢、维生素 B_1 缺乏及动-静脉瘘等。在这些病理状态下，机体的代谢需要提高，以致心排血量和心脏负荷增加。当心功能受到损害后，心排血量则开始下降，无法继续满足机体的需要，但患者的心排血量仍高于或不低于正常群体的平均水平，因此称为高排血量性心力衰竭。

第二节 心功能受损时机体的代偿适应机制

生理条件下，由于心泵功能具有一定的储备，心排血量可以随着机体代谢需要的升高而增加。当心脏功能受损时，机体可通过一系列的代偿适应机制以维持或调节心排血量，其中包括发生迅速的 Frank-Starling 机制、神经体液机制，也包括长期适应出现的心肌肥大和重塑(图 11-1)。

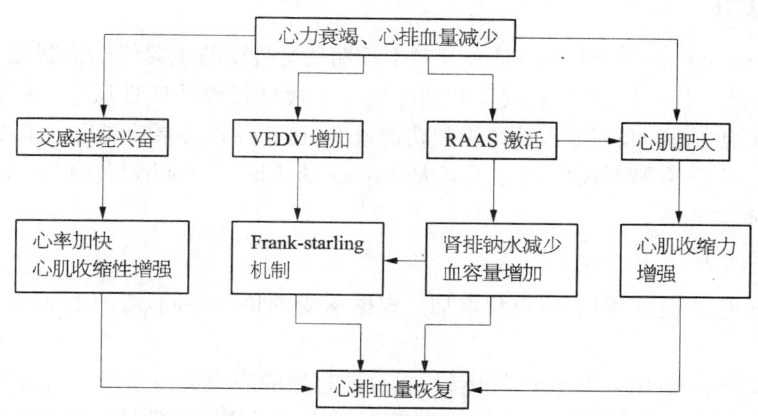

图 11-1 心力衰竭时机体代偿适应机制示意图

一、Frank-Starling 机制

当心室舒张末期容积(压力)增加时，心肌可通过 Frank-Starling 机制增加收缩能力，以提高每搏量。根据 Frank-Starling 定律，肌节长度在 1.7～2.2 μm 的范围内，心肌收缩能力随着肌节长度的增加而增加。当肌节长度达到 2.2 μm 时，粗、细肌丝处于最佳重叠状态，产生的收缩力最大。Frank-Starling 机制可在一定程度上维持静脉回心血量与心排血量之间的平衡。当心脏收缩功能受损时，由于心排血量降低，使心室舒张末期容积增加，导致心肌纤维初长度增大，此时心肌收缩力增强，代偿性增加心排血量，这种伴有心肌收缩力增强的心腔扩大称为心脏紧张源性扩张。但当心室过度充盈(容量负荷过大)时，舒张末期容积或压力过高，心室过度扩张使肌节长度超过 2.2 μm，心肌收缩力反而下降。

二、神经体液机制

(一) 交感神经系统激活

交感神经系统兴奋性增强在心力衰竭的代偿适应过程中具有重要作用。心功能受损时，交感神经张力及儿茶酚胺水平增加，提高心率和心肌收缩性，代偿性恢复心排血量，保证组织器官灌流，特别是心、脑等重要器官。当心功能严重下降时，血流将被优先分配给脑部及冠状动脉循环系统。

然而，交感神经系统过度激活也具有一些负面影响。例如，外周阻力血管痉挛收缩可引起外周阻力和心脏压力负荷增加；皮肤、骨骼肌、肾脏、胃肠道及泌尿生殖系统等可由于血流优先分配给心、脑而发生缺血性损伤；此外，心率过快可增加心肌的耗氧量及影响冠脉灌流和心排血量；儿茶酚胺水平过高也可通过诱导心律失常而引起猝死。但有证据显示交感神经系统长期的过度兴奋可导致心肌内去甲肾上腺素过度消耗及β肾上腺素受体减少，最终将进一步损害心肌功能。

(二) 肾素-血管紧张素-醛固酮系统(RAAS)激活

心力衰竭时，心排血量降低致肾血流量显著减少，刺激肾素分泌并激活肾素-血管紧张素-醛固酮系统。血管紧张素Ⅱ可引起血管收缩，并促进醛固酮及 ADH 分泌，导致钠水重吸收增加。血容量和前负荷的适当增加对心力衰竭具有一定的代偿意义，然而在心功能损害的长期适应过程中，醛固酮和血管紧张素Ⅱ参与了心室重塑过程，尽管心室重塑本身也具有一定的积极意义，但心室重塑过程中心肌结构和功能的改变往往使心肌功能进一步受损，病情日趋恶化。目前针对醛固酮和血管紧张素Ⅱ的药物（拮抗剂或抑制剂）已广泛用于临床治疗慢性心力衰竭。

三、心室重塑

心室重塑（ventricular remodeling）是心脏对于长期负荷过度的主要代偿机制之一。在过度的容量和（或）压力负荷作用下，心室结构、代谢和功能发生了慢性代偿适应性反应。尽管心室重塑在一定程度上提高了心脏功能，但不适当的结构和功能改变，往往导致心泵功能进一步损害，加速了心力衰竭的发展进程。心室重塑不仅包括心肌肥大（myocardial hypertrophy），还伴随着质的变化，即细胞表型（phenotype）的改变。

（一）心肌肥大

心肌肥大指心肌细胞体积增大，重量增加。根据承受的负荷不同，心肌肥大可分为向心性肥大和离心性肥大。

1. 向心性肥大（concentric hypertrophy） 在长期过度的压力负荷作用下，心脏收缩期室壁张力增加，导致心肌肌节呈并联性增生，心肌细胞增粗，心室壁显著增厚，常见于高血压性心脏病及主动脉瓣狭窄等情况。

2. 离心性肥大（eccentric hypertrophy） 在长期过度的容量负荷作用下，心脏舒张期室壁张力增加，引起心肌肌节呈串联性增生，心肌细胞长度增加，心腔容积增大；由于 Frank-Starling 机制，前负荷增加可引起收缩期室壁张力增大，进而刺激肌节并联性增生，使室壁有所增厚，常见于二尖瓣或主动脉瓣关闭不全等情况。

心肌肥大在一定程度上对慢性心力衰竭具有积极意义，一方面，由于心室壁增厚，室壁张力下降使心肌的耗氧量减少；另一方面，心肌肥大时尽管单位重量心肌收缩性减弱，但因为心脏整体重量增加，所以心脏整体收缩力是增加的，有助于保持心排血量。然而，肥大心肌存在能量代谢障碍和兴奋收缩偶联障碍，因此心肌肥大往往又促进了心力衰竭的发生。

（二）细胞表型改变

细胞表型改变指心肌细胞所合成的蛋白质的种类发生变化。在引起心肌肥大的机械信号和化学信号刺激下，在成年心肌细胞中处于静止状态的某些胎儿期基因被激活，或是某些功能基因的表达受到抑制，发生同工型蛋白质之间的转换，引起细胞表型改变。心肌细胞内蛋白质表达的改变可导致心肌功能出现障碍。

此外，心室重塑也包括非心肌细胞成分的改变。心脏由心肌细胞、非心肌细胞（包括成纤维细胞、血管平滑肌细胞和内皮细胞等）及细胞外基质组成。在心室重塑过程中，除心肌细胞外，非心肌细胞及细胞外基质也会发生明显的变化。例如成纤维细胞可产生过多的胶原，导致心肌纤维化和心室壁僵硬度增加。

第三节 心力衰竭的发病机制

心力衰竭的发病除与原始病因和诱因有关外，还与代偿适应机制中神经体液机制的过度激活及不适当的心室重塑有关。不同原因所致的心力衰竭以及心力衰竭发展的不同阶段参与作用的机制不同。由于心脏功能包括收缩和舒张两个方面，因此心肌收缩性减弱、心室舒张功能障碍及心脏各部分舒缩功能不协调是心力衰竭发生的基本机制。

在阐述心力衰竭的机制之前，先简单介绍一下正常心肌舒缩的分子基础。心肌组织由许多心肌细胞相互联结而成。心肌细胞内有成束的肌原纤维，沿心肌细胞纵轴排列。肌原纤维由肌节(sarcomere)相互连接而成，心肌收缩、舒张的实质则是肌节的缩短与伸长。作为心肌舒缩的基本单位，肌节主要由粗、细肌丝组成。粗肌丝的主要成分是肌球蛋白(myosin)，其头部具有ATP酶活性，可分解ATP为肌丝滑动提供能量。肌球蛋白头部含有与肌动蛋白之间形成横桥(cross-bridge)的位点。细肌丝的主要成分是肌动蛋白(actin)，互相串联成双螺旋的细长纤维。肌动蛋白通过特殊的"作用点"，可与肌球蛋白结合。肌动蛋白和肌球蛋白是心肌舒缩活动的物质基础，称为收缩蛋白。此外，心肌还含有一些调节蛋白，主要由细肌丝上的原肌球蛋白(tropomyosin)和肌钙蛋白(troponin)组成。调节蛋白本身没有收缩作用，主要通过肌钙蛋白与Ca^{2+}的可逆性结合来调节粗、细肌丝的结合与分离。

一、心肌收缩性减弱

心肌收缩性是指不依赖于心脏负荷而改变其收缩活动强度和速度的内在特性，是决定心排血量的基本因素之一，因此心肌收缩性减弱是造成心脏泵血功能减退的主要原因，其发生机制主要包括心肌细胞数量减少和(或)结构改变、心肌能量代谢障碍及心肌兴奋-收缩偶联障碍。

(一) 心肌细胞数量减少及结构改变

1. *心肌细胞数量减少* 致病因素引起心肌细胞损伤或死亡，使有效收缩的心肌细胞数量减少，是导致心肌收缩性减弱的重要机制。心肌细胞死亡分坏死(necrosis)与凋亡(apoptosis)两种表现形式。

(1) 心肌细胞坏死：主要由心肌缺血、缺氧引起。此外，感染及中毒等损伤性因素，也可引起心肌细胞发生坏死。在临床上，急性心肌梗死是引起心肌细胞坏死最常见的原因，当梗死面积超出一定范围时便可发生急性心力衰竭。

(2) 心肌细胞凋亡：心肌细胞凋亡是导致受损心肌数量减少的另一方面原因，在心力衰竭的动物模型及患者的心脏中都发现存在细胞凋亡现象。心肌缺血能够引起细胞坏死，也可诱导细胞凋亡。实验研究发现，在心肌缺血的中心区以细胞坏死为主，而在缺血边缘区，许多心肌细胞发生凋亡。在对缺血性心肌疾病进行治疗时，再灌注引起的氧自由基大量生成和钙超载，也可诱导心肌细胞凋亡。此外，炎症反应中生成的细胞因子，特别是肿瘤坏死因子(TNF)，可通过死亡受体途径启动凋亡。

2. *心肌结构改变* 心肌过度肥大时，肌丝增加不成比例，肌节叠加不规则，导致肌原纤维排列紊乱；成纤维细胞增生，导致细胞外基质中胶原含量增加，使心肌发生纤维化，这些情况均可引起心肌收缩性减弱。

(二) 心肌能量代谢障碍

心肌的收缩和舒张均需要大量的能量(ATP)供应，缺血、缺氧及过度肥大均可引起心肌能量代谢障碍。心肌的能量代谢过程包括能量的产生、储存和利用3个环节，其中任何一个环节出现障碍，都可导致心肌收缩性降低。

1. *心肌能量生成障碍* 能量生成障碍最常见于缺血性心肌病，心肌由于供氧减少而导致ATP生成减少。休克、严重贫血等也可因减少心肌供血、供氧，引起心肌能量生成障碍。维生素B_1严重缺乏时，丙酮酸氧化脱羧障碍，无法转变成乙酰辅酶A进入三羧酸循环，也可导致ATP生成不足。此外，过度肥大的心肌也存在能量生成障碍，其机制一方面与肥大心肌中线粒体含量增加相对不足且线粒体氧化磷酸化水平降低有关；另一方面，也与肥大心肌毛细血管数量增加不足及受到挤压以致微循环障碍有关。

2. *心肌储能减少* 心肌氧化产生的 ATP 在磷酸肌酸激酶(creatine phosphate kinase)催化下，将高能磷酸键转移至肌酸而生成磷酸肌酸(creatine phosphate, CP)。肌酸分子量小且在心肌内的浓度比 ADP 大 100 倍，所以磷酸肌酸是心肌内重要的能量储存形式。心肌肥大早期，细胞内磷酸肌酸含量可在正常范围内，随着心肌肥大的发展，能量生成出现障碍；此外，磷酸肌酸激酶同工型发生转换(表型改变)，活性较低的胎儿型磷酸肌酸激酶增多，导致磷酸肌酸激酶整体活性降低，使磷酸肌酸生成减少。

3. *能量利用障碍* 能量利用障碍主要发生于过度肥大的心肌，其机制也与肥大心肌细胞表型改变有关。心肌对能量的利用是通过位于肌球蛋白头部 Ca^{2+} - Mg^{2+} - ATP 酶水解 ATP，把 ATP 储存的化学能转化成为心肌收缩的机械做功的过程。因此，Ca^{2+} - Mg^{2+} - ATP 酶活性是决定心肌细胞对 ATP 进行有效利用的关键性因素。一些研究表明，过度肥大心肌内 Ca^{2+} - Mg^{2+} - ATP 酶活性降低，可能与心肌调节蛋白改变有关，如肌球蛋白轻链-1(myosin light chain, MLC-1)的胎儿型同工型增多；肌钙蛋白 T 亚单位的胎儿型同工型增多等。

(三) 心肌兴奋-收缩偶联障碍

心肌兴奋-收缩偶联是指 Ca^{2+} 介导的将心肌的电活动(兴奋)转变成机械活动(收缩)的过程。心肌细胞开始兴奋时，细胞膜电位的去极化可以激活细胞膜上钙通道，引起细胞外 Ca^{2+} 内流，继而触发肌浆网释放其储存的 Ca^{2+}，迅速升高胞浆内 Ca^{2+} 浓度。接下来，Ca^{2+} 与心肌调节蛋白肌钙蛋白结合，使原肌球蛋白的位置发生改变，肌动蛋白上肌球蛋白的作用点得以暴露，使肌球蛋白头部与肌动蛋白结合形成横桥。胞质 Ca^{2+} 浓度的升高可激活肌球蛋白头部的 ATP 酶，水解 ATP 为心肌收缩提供能量，实现由化学能向机械能的转变。此后，当心肌细胞复极化时，肌质网钙泵将大部分 Ca^{2+} 摄取并储存在肌质网内，小部分 Ca^{2+} 则通过细胞膜上 Na^{+} - Ca^{2+} 交换蛋白和钙泵被转运至细胞外，胞质 Ca^{2+} 浓度迅速降低，Ca^{2+} 与肌钙蛋白解离，肌球蛋白与肌动蛋白分开，横桥解除，心肌开始舒张(图 11-2)。心肌兴奋-收缩偶联障碍主要表现在以下几个方面。

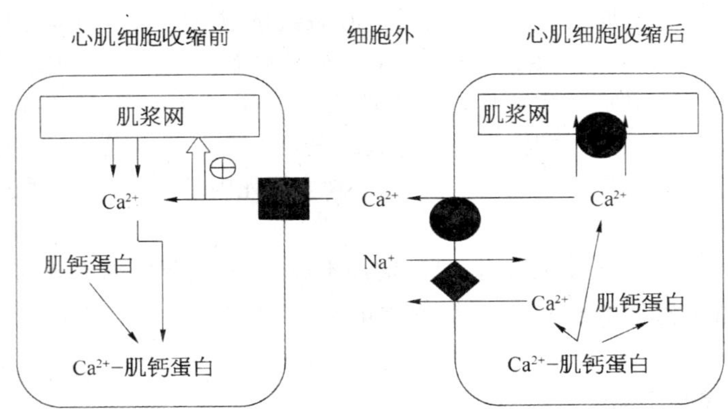

图 11-2 心肌细胞收缩前、后钙离子转运示意图

●：钙泵；■：钙离子通道；◆钠钙交换蛋白；⊕：触发作用；
↑↑或↓↓：表示在钙离子转运过程中起主要作用

1. *肌浆网转运 Ca^{2+} 功能障碍* 在正常的心肌舒缩过程中，肌质网通过摄取、储存和释放 Ca^{2+}，维持胞质 Ca^{2+} 的动态变化。而在过度肥大心肌细胞中，肌质网 Ca^{2+} - ATP 酶(钙泵)含量或活性降低，使肌质网摄取和贮存 Ca^{2+} 的量减少，进一步导致心肌收缩前 Ca^{2+} 释放减少，使心肌兴奋-收缩偶联无法正常完成，心肌收缩能力减弱。此外，肌质网钙释放蛋白的含量或活性降低，可影响肌质网内储存的 Ca^{2+} 释放。心肌缺血、缺氧等原因引起的能量代谢障碍，也可抑制肌质网上的钙泵对 Ca^{2+} 的摄取和释放，干扰正常的心肌收缩-偶联过程。

2. *细胞外 Ca^{2+} 内流障碍* 尽管心肌收缩时胞质中的 Ca^{2+} 主要来自肌质网的释放，但细胞外的 Ca^{2+} 内流在心肌兴奋-收缩偶联过程中也发挥重要作用，除了直接升高胞内 Ca^{2+} 浓度外，Ca^{2+} 内流可触发肌质网释放 Ca^{2+}。细胞外 Ca^{2+} 内流受去甲肾上腺素含量和功能的影响，在过度肥大的心肌中，去甲肾上腺素合成减少及消耗增多，导致去甲肾上腺素含量下降；此外，肥大的心肌中常伴有 β 肾上腺素受体密度相对减少及对去甲肾上腺素的敏感性降低，这些因素均导致 Ca^{2+} 内流减少。高钾血症及心肌缺血缺氧形成的酸中毒也影响 Ca^{2+} 内流，其机制与 K^+ 和 H^+ 竞争性抑制 Ca^{2+} 内流有关。

3. *肌钙蛋白与 Ca^{2+} 结合障碍* 正常情况下，胞质 Ca^{2+} 浓度迅速上升到一定的阈值（10^{-5} mol/L）后，Ca^{2+} 与肌钙蛋白结合，然后启动兴奋-收缩偶联。缺血、缺氧等原因导致心肌细胞发生酸中毒时，由于 H^+ 与肌钙蛋白的亲和力比 Ca^{2+} 大，H^+ 占据了肌钙蛋白上的 Ca^{2+} 结合位点，妨碍 Ca^{2} 与肌钙蛋白结合，心肌的兴奋-收缩偶联因而受阻。此外，肥大心肌由于肌钙蛋白表型改变，以致对 Ca^{2+} 的敏感性降低，也影响 Ca^{2+} 与肌钙蛋白的结合。

二、心室舒张功能障碍

舒张功能障碍引起的心衰约占全部心力衰竭的 40%，心肌肥大、心室腔减小、心室壁纤维化、二尖瓣或三尖瓣狭窄及心肌缺血等诸多因素都可以引起心室舒张功能降低。由于心室充盈受到限制，患者常出现显著的静脉淤血表现。心肌舒张功能障碍的机制较为复杂，可能的机制包括钙离子复位延缓、肌球-肌动蛋白复合体解离障碍及心室顺应性降低等。

(一) 钙离子复位延缓

所谓“钙离子复位”指心肌收缩结束后，胞质中 Ca^{2+} 浓度迅速下降，即从 10^{-5} mol/L 降至 10^{-7} mol/L，Ca^{2+} 与肌钙蛋白分离。前文已述，在过度肥大心肌细胞中，肌质网 Ca^{2+}-ATP 酶含量减少或活性降低，使肌质网摄取 Ca^{2+} 速度减慢。此外，心肌缺血、缺氧等原因引起的能量代谢障碍，也可抑制肌质网及细胞膜上的钙泵对 Ca^{2+} 的摄取，这些因素可使心肌收缩后胞质中的 Ca^{2+} 浓度不能迅速降低并与肌钙蛋白解离，导致心室舒张迟缓。

(二) 肌球-肌动蛋白复合体解离障碍

正常情况下，当 Ca^{2+} 与肌钙蛋白分开后，肌球-肌动蛋白复合体迅速解离，肌动蛋白恢复原有构型，然后细肌丝向外滑行，恢复到收缩前的位置。由于这个过程需要 ATP，因此任何原因引起的心肌能量代谢障碍均可妨碍肌球蛋白与肌动蛋白分开，进而影响心室舒张。此外，Ca^{2+} 与肌钙蛋白亲和力增加也可导致肌球-肌动蛋白复合体解离困难。

(三) 心室顺应性降低

心室顺应性(ventricular compliance)指心室在单位压力变化下所引起的容积改变(dV/dp)，其倒数 dp/dV 即为心室僵硬度(ventricular stiffness)。心室壁增厚(心肌肥大)、心肌炎症、水肿及纤维化等均可导致心室顺应性降低，心室的扩张充盈受到限制。

三、心脏各部分舒缩活动不协调

生理条件下，心脏各部分(左-右心之间、房-室之间)及心室本身各区域的舒缩活动处于高度协调的工作状态。如果这种协调性被破坏，即可能引起心泵功能紊乱，进而导致心排血量下降。多种疾病，如心肌梗死、心肌炎、心律失常、高血压性心脏病及肺源性心脏病等，均存在心肌舒缩活动不协调现象。在这些疾病过程中，病变区域心肌受损程度并不相同，因而对不同部位心肌舒缩能力的影响也有所差别。例如心肌梗死患者，其心肌各部分的供血并不均一，梗死区、边缘缺血区及正常区的心肌生理特性存在较大差异，极易出现心律失常，使心脏各部舒缩活动的协调性出现障碍。

第四节 心力衰竭临床表现的病理生理基础

心力衰竭时临床表现的病理生理基础为心排血量减少及静脉血回流受阻所致的体循环和肺循环淤血。

一、心排血量减少

患者心排血量减少在临床上表现为低排血量综合征，又称为前向衰竭（forward failure）。

（一）反映心脏泵血功能指标改变

1. *心排血量减少及心脏指数降低* 心排血量是评价心脏泵血功能的重要指标之一，健康成人的心排血量范围大致为 3.5～8 L/min。体力活动时心排血量随之升高，研究显示长期进行锻炼的运动员在剧烈运动时心排血量甚至高达 32 L/min。心脏指数(cardiac index，CI) 是心排血量与机体体表面积之间的比值，由于这个指标考虑到个体之间的差异，因此具有较好的横向可比性。心脏泵血功能受损的早期阶段，由于机体具有一定的心力储备，心排血量和心脏指数降低并不显著。但随着心力衰竭病因的持续存在及代偿适应机制带来的继发损害，心功能严重受损时，患者心排血量常降到 3.5 L/min 以下，心脏指数则可降到 2.2 L/min/m^2 以下。

2. *射血分数降低* 射血分数(ejection fraction，EF)是每搏量(stroke volume，SV)占心室舒张末期容积(ventricular end diastolic volume，VEDV)的百分比，是评价心室射血效率的指标。这个指标基本不受心室舒张末容积(容量负荷)的影响，能较好地反映心肌收缩性的变化。正常情况下，由于 Frank-Starling 机制，当心室舒张末容积增加时，每搏量也同时增加，射血分数可保持相对不变。但当心功能严重受损时，心室舒张末期容积增大，而每搏量正常甚至降低，此时射血分数降低。

3. *心室舒张末期容积及压力升高* 由于射血分数降低，心室收缩射血后剩余血量增多，导致心室舒张末期容积和压力升高。由于直接检测心室舒张末期压力较为困难，通常以肺毛细血管楔压(pulmonary capillary wedge pressure，PCWP)反映左心房压(left atrial pressure)和左心室舒张末期压力(left ventricular end diastolic pressure，LVEDP)；以中心静脉压(central venous pressure，CVP)反映右心房压(right atrial pressure)和右心室舒张末期压力(right ventricular end diastolic pressure，RVEDP)。心室舒张末期压力升高阻碍静脉血回流，最终导致静脉系统淤血。

（二）神经体液机制激活相关表现

1. *心率增快* 心功能受到损害后，心排血量下降可激活交感神经系统，导致患者心率增快，在一定范围内，心率增快有助于恢复心排血量，因此心悸常是心力衰竭患者最早的和最明显的症状。当心肌收缩性受到损害，每搏量出现下降，尤其当心率过快时，由于舒张期缩短，可导致心排血量显著降低，同时由于心肌耗氧量增加，进一步加重心肌损害。

2. *血流重新分配* 由于各组织器官对儿茶酚胺的反应性不同，交感神经系统兴奋时，皮肤、骨骼肌、肾脏、胃肠道及泌尿生殖系统等血管痉挛收缩，供血减少，这在一定程度上保证了心脑供血。但当心排血量显著降低时，心脑灌注也会受到影响，出现相关临床症状。

3. *动脉血压的变化* 心肌梗死等原因引起的急性心力衰竭时，患者由于心排血量锐减，动脉血压可明显下降，严重时甚至可发生心源性休克。而慢性心力衰竭时，交感神经系统和肾素血管紧张素系统激活，儿茶酚胺及血管紧张素Ⅱ可引起体循环阻力血管广泛收缩，外周阻力增大；醛固酮通过促进钠、水重吸收而增加血容量，这些因素可使动脉血压基本维持在正常范围内。

（三）反映组织器官血液灌流不足的表现

心功能严重受损时，心排血量降低，可引起全身组织器官供血不足。骨骼肌血流量减少，患者易出现疲劳及对体力活动的耐受力降低。长期低灌注可导致骨骼肌萎缩、氧化酶活性降低及线粒体数目减少等，骨骼肌功能进一步减退；皮肤血流量减少，可引起皮肤苍白、温度降低，缺血严重时可出现发绀；严重心力衰竭时，脑血液灌流亦受到影响，患者可出现头晕、头痛、记忆力减退、烦躁不安及失眠等表现；心排血量降低时肾血流量下降较为显著，由于肾小球滤过率减少和肾小管重吸收增加，患者尿量减少，钠、水潴留。

二、静脉淤血

慢性心力衰竭时，心室舒张末期压力升高阻碍静脉血回流，最终导致静脉系统淤血，这种情况也称后向衰竭（backward failure）。此外，神经-体液调节机制过度激活导致钠、水潴留，以及慢性缺氧诱导血红蛋白与红细胞增多，均可引起血容量增多，加重静脉系统淤血。静脉淤血分为体循环淤血和肺循环淤血。

（一）体循环淤血

体循环淤血见于右心衰竭，主要表现为水肿、体循环静脉系统的过度充盈、静脉压升高及内脏淤血等。

1. *水肿* 水肿是右心衰竭主要临床表现之一，通常被称为心性水肿，其发生机制主要与毛细血管流体静压增高有关。由于流体静压受重力影响明显，故心性水肿常首先出现于身体的低垂部位。肝脏淤血后肝功能降低导致白蛋白合成减少，以致血浆胶体渗透压降低也可促进心性水肿的发生。此外，心功能受损时，神经体液机制的激活导致机体产生更多的醛固酮和 ADH，其所致的钠、水潴留也是心性水肿的发病机制之一。慢性充血性心力衰竭的患者常出现夜尿增多，其机制与患者平卧时下肢水肿液入血有关，继而回心血量增多，引起心排血量、肾血流量及肾小球滤过率增高。

2. *静脉淤血和静脉压升高* 右心衰竭时因右室舒张末期压力升高及钠、水潴留，使体循环静脉回流受阻，静脉压升高并异常充盈，临床上以颈静脉怒张最为明显。肝颈静脉反流征阳性也是体循环淤血的重要表现，指按压肝脏部位后，颈静脉出现异常充盈。

3. *肝肿大及肝功能损害* 下腔静脉回流受阻，引起肝静脉压升高，肝小叶中央区淤血，肝窦扩张及周围水肿，以致肝脏肿大，局部伴有压痛。当肝细胞严重受损后，患者可出现低白蛋白血症、黄疸及转氨酶水平增高等表现。长期右心衰竭，还可造成心源性肝硬化。

4. *胃肠功能改变* 慢性心力衰竭时，由于胃肠道淤血及动脉血液灌流不足，可出现一系列消化系统功能障碍，包括腹胀、食欲不振、恶心及呕吐等。

（二）肺循环淤血

肺循环淤血见于左心衰竭，主要表现为肺水肿及呼吸困难（dyspnea）。肺淤血严重时，肺毛细血管压力增加，驱使血管内水分转移至肺间质或肺泡内，形成肺水肿。呼吸困难的产生机制则与下列因素有关：①肺淤血、肺水肿导致肺顺应性降低，呼吸肌作功增加，患者感到呼吸费力。②支气管黏膜充血、肿胀及气道内分泌物导致气道阻力增加。③肺间质水肿致使肺间质压力增高，刺激肺毛细血管旁感受器（J-感受器），引起反射性浅快呼吸。

根据肺淤血和水肿的严重程度，呼吸困难有 3 种不同的表现形式。

1. *劳力性呼吸困难*（dyspnea on exertion） 多见于左心衰竭早期，患者仅在体力活动时出现呼吸困难，休息后消失。劳力性呼吸困难的机制包括：①体力活动时回心血量增多，右心室泵血增加，肺淤血加重。②体力活动时心率加快，舒张期缩短，以致左心室充盈减少，而加重肺循环淤血。③体力活动时机体需氧量增加，但左心室功能严重受损后无法相应地提高心排血量，导致机体缺氧加重，刺激呼吸中枢，使呼吸加快加深，出现呼吸困难。

2. *端坐呼吸*（orthopnea） 患者在静息时已出现呼吸困难，平卧时加重，被迫采取端坐位以减轻呼吸困难的程度。端坐呼吸的机制包括:①端坐时下肢毛细血管流体静压由于受重力影响而增加,因此下肢水肿液入血减少,使血容量降低,肺淤血减轻。②端坐时下肢血液回流减少,肺淤血减轻。③端坐时膈肌下移,使胸腔容积增大而提高肺活量,通气状态改善。

3. *夜间阵发性呼吸困难* 指左心衰竭患者夜间入睡时突然发作的呼吸困难,患者因突感气闷而被惊醒,坐起后有所缓解。夜间阵发性呼吸困难(paroxysmal nocturnal dyspnea)是左心衰竭造成严重肺淤血的典型表现。其发生机制包括:①患者入睡后由端坐位改为平卧位,下半身回心血量增多,肺淤血加重。②入睡后迷走神经兴奋性增高,导致小支气管痉挛收缩,气道阻力增加。③熟睡后中枢对传入刺激的敏感性降低,只有当肺淤血及缺氧严重到一定程度时,才能刺激呼吸中枢,患者因呼吸困难而惊醒。

心力衰竭时由于气管黏膜淤血引起气管痉挛,导致患者出现呼吸困难并伴有喘鸣,则称为心源性哮喘(cardiac asthma)。

急性肺水肿是左心衰竭最严重的症状,往往给患者带来生命威胁。由于肺毛细血管内压力急剧升高,或伴有毛细血管壁通透性增大,水分离开血管进入肺泡和肺间质内而引起急性肺水肿。肺水肿导致肺顺应性降低,扩张受限,损害了肺气体交换功能,致使流经肺部的血液没有充分的动脉化,患者可出现发绀、呼吸困难、咳嗽等症状和体征。

应该注意的是,继发于左心衰竭的右心衰竭出现以后,由于右心泵血量减少,肺淤血及呼吸困难等可有所减轻。

第五节 心力衰竭防治的病理生理基础

心力衰竭的治疗目的和原则应以防止和延缓其发生为主,包括积极治疗心力衰竭原发病,有效缓解患者的临床症状,提高生活质量,降低心力衰竭的死亡率。随着对心力衰竭发病机制认识的不断深入,近些年来对心力衰竭的治疗强调对其代偿适应机制进行干预,拮抗神经体液机制的过分激活,延缓心肌重塑的发展。

一、病因学治疗

积极治疗心力衰竭的原发性疾病可有效地防止或延缓心力衰竭的发生。例如,采用药物控制高血压、糖尿病;采用药物、介入及手术等方法治疗缺血性心肌病;采用介入、换瓣或手术等方法治疗慢性瓣膜病等。另外,对甲亢、贫血等疾病也应积极治疗,以减轻心脏负荷。由于心力衰竭或心功能损害程度突然加重,常常和诱因有关,因此消除诱因也是一个不可忽视的治疗环节,包括防止及积极治疗感染、有效控制心律失常、注意休息、避免精神刺激及适当控制钠、水摄入等。

二、干预神经体液机制的过度激活,抑制心室重塑

神经体液机制的过度激活在心室重塑和慢性心力衰竭的发展中起到重要作用。因此,心力衰竭的一个治疗重点就是阻断神经体液系统的过度激活和抑制心肌重塑。血管紧张素转换酶抑制剂(angiotensin conversing enzyme inhibitor, ACEI)目前已被广泛用于临床治疗心力衰竭,通过抑制血管紧张素Ⅱ的生成,ACEI 可达到扩张血管及抑制或延缓心室重塑的作用。临床上亦可选用血管紧张素受体阻滞剂对不能耐受 ACEI 的患者进行治疗。醛固酮拮抗剂螺内酯对重度心力衰竭患者也有心脏保护作用,在大样本(超过 1 600 名心力衰竭患者)研究中发现螺内酯可使重度心力衰竭患者死亡率下降 30%。尽管 β 受体阻滞剂的负性肌力作用可能在一定程度上影响心肌的收缩功能,但其可抑制交感神经系统对受损心肌的恶性刺激。大量的临床研究显示,长期使用 β 受体阻滞剂可显著降低患者死亡率。

三、减轻心脏的前、后负荷

利尿剂可通过促进钠、水排泄而减轻心脏容量负荷，其与 ACEI 及 β 受体阻滞剂均是心力衰竭的常规药物。常用的利尿剂包括噻嗪类利尿剂和襻利尿剂，长期使用这些利尿剂可引起低钾血症，所以宜与保钾利尿剂一起使用，并随时监测血钾浓度变化。对于急性心力衰竭患者，可选用血管扩张剂以降低心脏负荷。例如硝酸甘油可扩张小静脉，降低回心血量及心室舒张末期压力和容积，减轻心脏容量负荷；硝普钠能同时扩张动脉和静脉，有效降低心脏的前后负荷，改善心脏射血功能。

四、改善心肌的收缩和舒张性能

临床上，在利尿剂、ACEI 及 β 受体阻滞剂治疗过程中仍持续有心力衰竭症状的患者，通常可考虑加用正性肌力药物，如洋地黄制剂地高辛等。这类药物可在一定程度上改善心肌收缩性能。临床大样本研究显示，地高辛的应用尽管不能提高患者的生存率，但可明显改善患者症状，减少住院率及提高患者运动耐量。对于舒张功能不全性心力衰竭则可使用钙通道拮抗剂、β 受体拮抗剂及 ACEI 等改善其舒张性能。

五、心脏移植

对于心肌损害已至终末状态不可逆转的患者，可考虑进行心脏移植。

复 习 题

【A 型题】

1. 下列疾病可引起左心室前负荷增大的是：（ ）
   A. 主动脉瓣关闭不全 B. 高血压 C. 肺动脉瓣狭窄
   D. 肺动脉瓣关闭不全 E. 肺动脉高压
2. 下列疾病是心力衰竭诱因的是：（ ）
   A. 高血压 B. 慢性阻塞性肺疾病 C. 心肌病
   D. 心肌炎 E. 肺部感染
3. 下列疾病可引起右室前负荷增大的是：（ ）
   A. 主动脉瓣关闭不全 B. 二尖瓣关闭不全 C. 肺动脉瓣关闭不全
   D. 肺动脉瓣狭窄 E. 主动脉瓣狭窄
4. 下列是引起心力衰竭基本病因的是：（ ）
   A. 情绪过度激动 B. 肺部感染 C. 妊娠分娩
   D. 重度心肌炎 E. 代谢性酸中毒
5. 下列情况可增加左心室的后负荷的是：（ ）
   A. 高血压 B. 主动脉瓣关闭不全 C. 心肌梗死
   D. 心肌炎 E. 慢性阻塞性肺疾病
6. 下列疾病可引起右室后负荷增大的是：（ ）
   A. 主动脉瓣关闭不全 B. 二尖瓣关闭不全 C. 肺动脉瓣关闭不全
   D. 肺动脉瓣狭窄 E. 主动脉瓣狭窄
7. 下列疾病可引起高排血量性心力衰竭的是：（ ）
   A. 急性心肌梗死 B. 甲状腺功能亢进症 C. 心肌炎

D．高血压　　E．心瓣膜病

8. 下列疾病可引起低排血量性心力衰竭的是：（　）

A．严重贫血　　B．冠心病　　C．甲状腺功能亢进

D．动静脉瘘　　E．妊娠

9. 下列疾病可引起急性心力衰竭的是：（　）

A．心肌梗死　　B．高血压　　C．肺动脉高压

D．肺动脉瓣关闭不全　　E．主动脉瓣关闭不全

10. 下列与心肌舒张功能障碍有关的是：（　）

A．肌质网 Ca^{2+} 释放减少　　B．肌质网 Ca^{2+} 储存减少　　C．Ca^{2+} 内流减少

D．Ca^{2+} 与肌钙蛋白结合障碍　　E．Ca^{2+} 复位延缓

11. 心肌缺血引起心肌收缩性减弱，与下列哪项因素无关：（　）

A．ATP 生成减少　　B．心肌细胞死亡

C．酸中毒　　D．肌球-肌动蛋白复合体解离障碍

E．肌质网转运 Ca^{2+} 功能障碍

12. 下列可引起向心性肥大的是：（　）

A．心肌炎　　B．主动脉瓣关闭不全　　C．高血压病

D．严重贫血　　E．肺动脉瓣关闭不全

13. 下列可引起离心性肥大的是：（　）

A．高血压病　　B．肺动脉瓣狭窄　　C．心肌炎

D．主动脉瓣关闭不全　　E．肥厚型心肌病

14. 肌节长度达到下列哪项时心肌收缩力最大：（　）

A．2.6 μm　　B．2.4 μm　　C．2.2 μm　　D．2.0 μm　　E．1.8 μm

15. 下列表现提示心排血量不足的是：（　）

A．水肿　　B．端坐呼吸　　C．颈静脉怒张　　D．肝脏肿大　　E．皮肤苍白

16. 下列属肺循环淤血表现的是：（　）

A．肝颈静脉回流征阳性　　B．夜间阵发性呼吸困难　　C．下肢水肿

D．肝脏肿大　　E．颈静脉怒张

17. 右心衰竭通常不会引起：（　）

A．水肿　　B．肝肿大压痛　　C．肝颈静脉反流征阳性

D．肺水肿　　E．颈静脉怒张

18. 左心衰竭通常不会引起：（　）

A．劳力性呼吸困难　　B．下肢水肿　　C．肺水肿

D．端坐呼吸　　E．夜间阵发性呼吸困难

19. 心力衰竭患者使用静脉扩张剂可以：（　）

A．增强心肌收缩功能　　B．改善心肌舒张功能　　C．减轻心脏前负荷

D．减轻心脏后负荷　　E．控制水肿

20. 下列疾病能引起右心衰竭的是：（　）

A．主动脉瓣狭窄　　B．二尖瓣关闭不全　　C．主动脉瓣关闭不全

D．高血压　　E．肺动脉瓣狭窄

21. 下列疾病能引起左心衰竭的是：（　）

A．二尖瓣关闭不全　　B．肺动脉瓣关闭不全　　C．慢性阻塞性肺疾病

D．肺动脉瓣狭窄　　E．三尖瓣关闭不全

22. 心肌兴奋收缩偶联跟下列离子密切相关的是：（ ）
A. Ca^{2+}　B. Ma^{2+}　C. Na^{2+}　D. K^{+}　E. H^{+}

23. 可与钙离子结合，在心肌兴奋收缩偶联中发挥重要作用的蛋白质是：（ ）
A. 向肌球蛋白　B. 肌钙蛋白　C. 肌球蛋白
D. 肌动蛋白　E. 肌红蛋白

24. 下列不是心力衰竭时心排血量不足的临床表现的是：（ ）
A. 皮肤发绀　B. 尿量减少　C. 呼吸困难
D. 心源性休克　E. 疲乏无力

25. 下列药物可增强心肌的收缩功能的是：（ ）
A. ACEI　B. 钙拮抗剂　C. 利尿剂
D. β受体阻滞剂　E. 地高辛

26. 下列药物可降低心脏前负荷的是：（ ）
A. ACEI　B. 钙拮抗剂　C. 利尿剂
D. β受体阻滞剂　E. 地高辛

【名词解释】

1. 心力衰竭　2. 前负荷　3. 后负荷　4. 高排血量性心力衰竭　5. 心室重塑
6. 向心性肥大　7. 离心性肥大　8. Ca^{2+}复位延缓　9. 端坐呼吸　10. 劳力性呼吸困难
11. 夜间阵发性呼吸困难　12. 心源性哮喘

【简答题】

1. 感染诱导心力衰竭发生的相关机制是什么？
2. 简述引起心肌兴奋-收缩偶联障碍的相关机制。
3. 简述引起心室舒张功能障碍的相关机制。
4. 简述右心衰竭时发生水肿的机制。
5. 简述劳力性呼吸困难的发生机制。
6. 简述端坐呼吸的发生机制。
7. 简述夜间阵发性呼吸困难的机制。

第十二章
呼吸衰竭

导　学

内容及要求

本章内容共包括3个部分，呼吸衰竭的原因和发病机制、呼吸衰竭时主要的功能代谢变化、呼吸衰竭防治的病理生理学基础。

第一部分内容介绍了呼吸衰竭的概念、呼吸衰竭的原因和发病机制。呼吸衰竭的发病原因和机制包括2个方面：肺通气障碍和肺换气障碍，肺通气障碍又包括限制性通气障碍和阻塞性通气障碍；而肺换气障碍则包括弥散障碍、部分肺泡通气血流比例失调、解剖分流增加。在学习中应掌握呼吸衰竭的概念和分类、各种肺通气、肺换气障碍的原因机制及血气变化特点。

第二部分介绍了呼吸衰竭对酸碱平衡、呼吸系统、循环系统、中枢神经系统、肾脏及胃肠道的影响。其中应该掌握呼吸衰竭对酸碱平衡、呼吸系统、循环系统的影响；熟悉呼吸衰竭对中枢神经系统的影响；了解呼吸衰竭对肾脏和胃肠道的影响。

最后应熟悉呼吸衰竭防治的病理生理基础。

重点、难点

本章重点内容为呼吸衰竭概念及分类、呼吸衰竭的原因和发病机制、呼吸衰竭时呼吸系统、循环系统的功能代谢变化。本章难点内容包括阻塞性通气不足所致呼吸困难的特点及机制、部分肺泡通气与血流比例失调时血气变化特点及机制、肺源性心脏病的发病机制以及肺性脑病的发病机制。

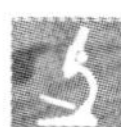

- 原因和发病机制
- 机体功能和代谢变化
- 呼吸衰竭防治的病理生理基础

呼吸过程包括外呼吸、内呼吸和血液运输。呼吸衰竭(respiratory failure)是指由于各种致病因素导致外呼吸功能严重障碍，以致 PaO_2 降低，伴或不伴有 $PaCO_2$ 升高的病理过程。诊断呼吸衰竭的主要血气指标是 $PaO_2<60$ mmHg，而 $PaCO_2$ 升高则是指 $PaCO_2>50$ mmHg。

当机体吸入气体的氧浓度(FiO_2)不是 20%时,可将呼吸衰竭指数(respiratory failure index,RFI)作为诊断呼吸衰竭的指标,即 RFI=PaO_2/FiO_2,如果 RFI≤300,即可诊断为呼吸衰竭。

呼吸衰竭必定有 PaO_2 降低。根据 $PaCO_2$ 是否升高,可将呼吸衰竭分为低氧血症型呼吸衰竭(hypoxemic respiratory failure)和高碳酸血症型呼吸衰竭(hypercapnic respiratory failure)。不伴有 $PaCO_2$ 升高的呼吸衰竭即为低氧血症型呼吸衰竭,也被称为Ⅰ型呼吸衰竭;而高碳酸血症型呼吸衰竭通常被称为Ⅱ型呼吸衰竭。

第一节 原因和发病机制

外呼吸包括肺通气和肺换气两个基本过程。肺通气是通过呼吸运动使肺泡气与外界气体交换的过程,肺换气则是肺泡气与血液之间的气体交换过程。呼吸衰竭是肺通气或(和)肺换气功能严重障碍的结果。

一、肺通气功能障碍

正常成人在静息时有效通气量约为 4 L/min。当肺通气功能障碍导致肺泡通气不足时可发生呼吸衰竭。

(一) 肺通气障碍的类型与原因

1. 限制性通气不足 限制性通气不足(restrictive hypoventilation)指吸气时肺泡扩张受限制所引起的通气不足。吸气运动通常是呼吸肌收缩牵拉肺泡扩张的主动过程,呼气则是肺泡的弹性回缩以及肋骨胸骨借重力作用复位的被动过程。主动过程发生障碍导致肺泡扩张受限,引起吸入气体减少,最终导致 PaO_2 降低,发生呼吸衰竭。导致肺泡扩张受限的主要原因如下。

(1) 呼吸肌活动障碍:中枢或外周神经的器质性病变如脑血管意外、脑外伤、多发性神经炎、脑炎、脊髓灰质炎等;过量镇静药、安眠药和麻醉药所引起的呼吸中枢抑制;长时间呼吸困难和呼吸运动增强所引起的呼吸肌疲劳、由营养不良所致的呼吸肌萎缩;由低钾血症、酸中毒、缺氧等所致的呼吸肌无力等,均可累及呼吸肌收缩功能而引起限制性通气不足。

(2) 胸廓的顺应性降低:胸廓的弹性阻力是阻碍胸廓扩张的力量,在胸廓畸形、脊柱后侧凸、胸膜纤维化等情况下胸廓的弹性阻力增大,其可扩张性缩小,顺应性下降。

(3) 肺的顺应性降低:肺的弹性阻力是阻碍肺扩张的力量,它主要由肺弹力纤维和肺泡表面活性物质组成。当肺组织因结核、慢性支气管炎等受累时大量纤维组织增生可导致僵硬度增加从而肺的顺应性降低;在肺水肿、肺炎等发生时可引起肺泡表面活性物质分解增多或合成减少,因而引起肺顺应性降低。

(4) 胸腔积液和气胸可能会压迫到肺,使肺的扩张受限。

2. 阻塞性通气不足 阻塞性通气不足(obstructive hypoventilation)指气道狭窄或阻塞所致的通气障碍。影响气道阻力的因素有气道内径、气道形态、气道长度、气流的速度和形式等,其中最主要的是气道内径。气管痉挛、气道管壁肿胀或纤维化、官腔被黏液渗出物或异物等阻塞,以及肺组织弹性降低以致对气道管壁的牵引力减弱等,均可使气道内径变窄或不规则而增加气流阻力,从而导致阻塞性通气不足。生理情况下气道阻力 80%以上在直径>2 mm 的支气管与气管,不足 20%的阻力位于直径<2 mm 的外周小气道。因此,根据气道阻塞的解剖位置不同,将其分为中央性气道阻塞和外周性气道阻塞。

(1) 中央性气道阻塞:中央性气道阻塞按部位又分为胸外阻塞和胸内阻塞两部分。①中央气道胸外部分阻塞:气管分叉处以上的气道称为中央气道,因此气道的胸外部分阻塞均指中央气道的胸外部分,如喉头炎症或水肿、声带麻痹等,吸气时气体流经病灶引起压力降低,可使气道内压明显低于大气压，导致气道狭窄加重；而呼气时则因气道内压大于大气压而使阻塞减轻，因此当气道阻塞部位位于胸外时患者会出现吸气性呼吸困难(图 12-1)。②中央气道胸内部分阻塞：如肿瘤、气管异物等，吸气时由于胸内压降低使气道内压大于胸内压，故阻塞会减轻，呼气时由于胸内压升高而压迫气道，使气道狭窄加重，因此患者会表现为呼气性呼吸困难(图 12-2)。

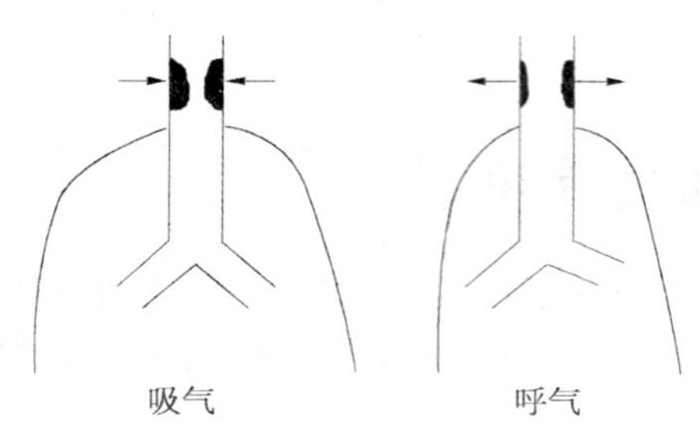

图 12-1　中央气道胸外阻塞吸气和呼气时气道阻力示意图

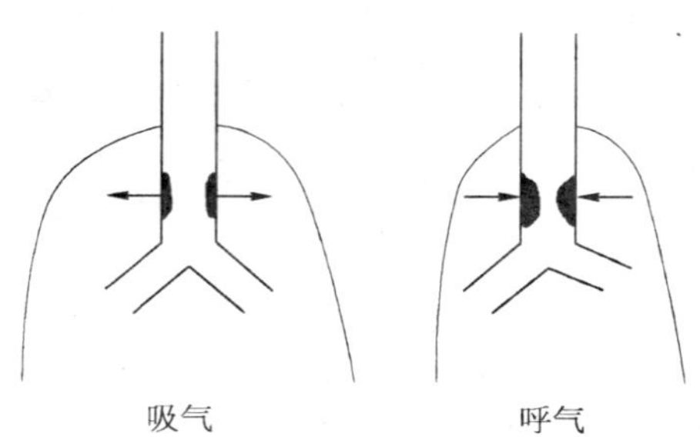

图 12-2　中央气道胸内阻塞吸气和呼气时气道阻力示意图

(2) 外周性气道阻塞：慢性阻塞性肺疾病侵犯小气道时，气道内径<2 mm 的小支气管软骨为不规则的碎片，细支气管无软骨支撑，管壁薄，又与管周围的肺泡结构紧密相连，因此随着呼气和吸气，由于胸内压的变化，其内径也随之扩大或缩小。吸气时随着肺泡的扩张，细支气管受周围弹性组织牵拉，其口径变大和管道伸长；呼气时则小气道缩短变窄。慢性阻塞性肺疾病主要侵犯小气道，不仅可使管壁增厚或痉挛、使顺应性下降，而且管腔也可被分泌物堵塞，肺泡壁的损坏还可降低对细支气管的牵引力，因此小气道的阻力会大大增加，会出现呼气性呼吸困难。

外周性气道阻塞的患者用力呼气时可引起小气道闭合，从而导致严重的呼气性呼吸困难。其机制是用力呼气时其胸内压和气道内压均高于大气压，在呼出气道上，压力由小气道至中央气道逐渐降低，通常将气道内压与胸内压相等的气道部位称为"等压点"，等压点下游端(通向中央气道的一端)的气道内压低于胸内压，气道可能被压缩。正常人气道的等压点位于有软骨环支撑的气道部位，即使气道外压力大于气道内压力，也不会使其闭合。慢性气管炎时，大支气管内黏液腺增生，小气道壁炎性充血水肿、炎症细胞浸润、上皮细胞与纤维母细胞增生，细胞间质增多，两者均可引起气道管壁增厚狭窄；炎症介质作用、气道的高反应性可造成支气管痉挛；炎症累及小气道及周围组织，引起组织增生纤维化可压迫小气道；气道炎症使表面活性物质减少，表面张力增加，使小气道缩小而加重阻塞；黏液腺及杯状细胞分泌增多可导致黏性渗出物形成黏痰堵塞小气道。由于小气道堵塞，患者在用力呼气时，气体通过阻塞部位形成的压差较大，使阻塞部位以后的气道压低于正常，以致等压点由大气道上移至无软骨支撑的小气道，在用力呼气时，小气道外的压力大于小气道内的压力，使气道阻塞加重，甚至造成小气道闭合。

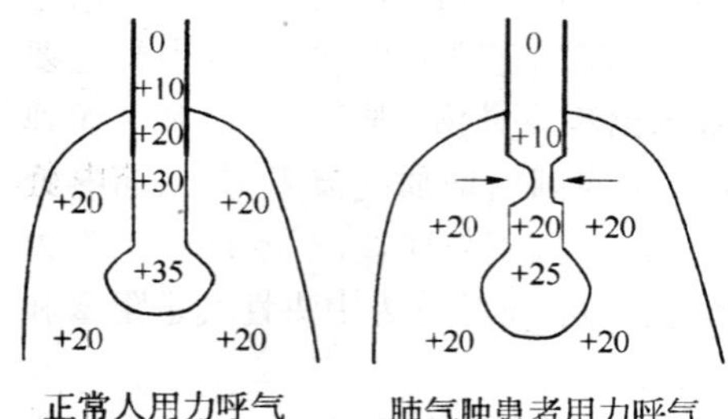

图 12-3　肺气肿患者呼吸时气道等压点上移与气道闭合

肺气肿时，由于蛋白酶与抗蛋白酶失衡，如炎症细胞释放的蛋白酶过多或者抗胰蛋白酶不足，可导致细支气管与肺泡壁中弹性纤维降解，肺泡弹性回缩力下降，此时胸内负压降低，可压迫小气道导致小气道阻塞；肺气肿患者肺泡扩大而数量减少，使细支气管壁上肺泡的附着点减少，肺泡壁通过密布的附着点牵拉支气管壁是维持支气管形态和口径的重要因素，附着点减少则牵拉力减少，可引起细支气管缩小变形，阻力增加，气道阻塞；由于以上因素会造成肺气肿患者胸内压力增高，用力呼气时使等压点移至小气道，引起小气道闭合而出现呼气性呼吸困难(图 12-3)。

(二) 肺泡通气不足时的血气变化

总肺泡通气量不足会使肺泡氧分压(P_AO_2)下降和肺泡二氧化碳(P_ACO_2)分压升高，因而流经肺泡毛细血管的血液不能充分动脉化，导致 PaO_2 降低和 $PaCO_2$ 升高，最终出现Ⅱ型呼吸衰竭。

二、肺换气功能障碍

肺换气功能障碍包括弥散障碍、部分肺泡通气与血流比例失调以及解剖分流增加。

(一) 弥散障碍

弥散障碍(diffusion impairment)指肺泡膜面积减少或者肺泡膜厚度异常增加并常伴有弥散时间缩短导致的气体交换量减少，不能满足机体需要。肺泡气与肺泡毛细血管血液间的气体交换是一个物理弥散过程。气体的弥散速度取决于气体分子的分子量及溶解度、肺泡膜两侧的气体分压差、肺泡膜的面积和厚度。CO_2 在水中的溶解度比 O_2 大，因此弥散速度比 O_2 快；气体弥散的量还取决于血液与肺泡接触的时间。

1. 弥散障碍的常见原因

(1) 肺泡膜面积减少：正常成年人肺泡总面积约 80 m^2。静息时参与换气的面积为 35～40 m^2，活动后换气面积增大。由于储备量大，只有当肺泡膜面积减少一半以上时，才会发生换气功能障碍。肺泡膜面积减少可见于肺实变、肺不张及肺叶切除等。

(2) 肺泡膜厚度异常增加：肺泡膜参与气体交换的部位是由肺泡上皮细胞、毛细血管内皮及两者共有的基底膜构成，其厚度不足 1 μm。气体在从肺泡腔到达红细胞内还需要经过肺泡表面的液体层、血管内血浆及红细胞膜，总厚度不到 5 μm，因此正常气体交换很快。当肺水肿、肺泡透明膜形成、肺纤维化、肺泡毛细血管扩张等疾病发生时，气体的弥散距离加大，可导致其弥散速度减慢。

2. 弥散障碍时的血气变化　正常静息状态下，血液流经肺泡毛细血管可用于气体交换的时间约为 0.75 s，而血液氧分压只需 0.25 s 就可升至 P_AO_2 水平。因此肺泡膜病变患者存在肺泡膜面积减少或厚度增加导致弥散速度减慢时，静息状态下通过延长气体交换时间仍可达到血液气体与肺泡气的平衡，不会发生血气的异常。但是在体力负荷增加等可引起心排血量增加和肺血流加快时，血液和肺泡气体接触时间缩短，不能进行充分的交换，从而可发生气体交换不足。主要表现是氧交换不足，导致低氧血症。由于 CO_2 的分子特性，通常 $PaCO_2$ 可保持正常水平。如果由于低氧分压而出现代偿性通气过度，则可使 $PaCO_2$ 低于正常。

(二) 部分肺泡通气与血流比例失调

血液流经肺泡时能否获得足够的 O_2 和充分地排出 CO_2，还取决于肺泡通气量与血流量的比例。如果肺的总血流量和总通气量保持正常，但是存在肺通气或(和)血流量不均匀，造成部分肺泡通气和血流比例失调(ventilation-perfusion imbalance)，也可引起气体交换障碍，导致呼吸衰竭。这是肺部疾患引起呼吸衰竭最常见和最重要的机制。

正常成人在静息状态下，肺泡每分钟通气量约为 4 L，肺血流量每分钟约为 5 L，两者的比率约为 0.8。健康人肺各部分通气与血流的分布也是不均匀的。直立位时，由于重力的作用，胸腔内负压上部比下部大，故肺尖部的肺泡扩张程度较大，肺泡的顺应性较低，因而吸气时流向上部肺泡的气流量较少，使肺泡通气量自上而下递增。肺血流量受重力的影响更大，上肺部与下肺部血流量的差别更明显，故使肺部的通气血流比率自上而下递减。正常青年人肺尖部通气血流北率可高达 3.0，而肺底部仅有 0.6，随着年龄的增长，这种差别更大。这种生理性的肺泡通气与血流比例不协调是造成正常 PaO_2 比 P_AO_2 稍低的主要原因。当肺发生病变时，由于病变轻重程度与部位分布不均匀，就会出现部分肺泡通气血流比例失调，导致肺换气功能障碍。

1. *部分肺泡通气不足* 慢性支气管炎、阻塞性肺气肿、支气管哮喘等引起的气道阻塞，以及肺水肿、肺纤维化等引起的限制性通气障碍其病变分布往往是不均匀的，可导致肺泡通气的严重不均。病变重的部分肺泡通气明显减少，而血流未相应减少，甚至还可因炎性充血等使血流增多（如大叶性肺炎早期），使通气血流比率显著降低，以致流经这部分肺泡的静脉血未经充分动脉化便掺入动脉血中，这种情况类似动静脉短路，故称功能性分流，又称静脉血掺杂。正常成人由于肺内通气分布不均匀形成的功能性分流约占肺血流量的3%，慢性阻塞性肺疾病严重时功能性分流可增加到占肺血流量的30%～50%，从而严重地影响换气功能。

部分肺泡通气不足时，病变肺区的通气血流比率可低达0.1以下，流经此处的静脉血不能充分动脉化，其氧分压（PO_2）与氧含量降低而二氧化碳分压（PCO_2）与含量则增高。这样的血气变化可引起代偿性呼吸运动增强及总通气量恢复正常或增加，主要是使无通气障碍或病变较轻的肺泡通气量增加，以至于该部分肺泡的通气血流比值显著>0.8。流经这部分肺泡的血液 P_AO_2 显著升高，但氧含量则增加很少（氧解离曲线特性决定），而 PCO_2 与含量均明显降低，来自通气血流比值降低区与通气血流比值增高区的血液混合而成的动脉血的氧含量和氧分压均降低，PCO_2 和含量则可正常。如果发生代偿性通气增强过度，则可使 $PaCO_2$ 低于正常。如果肺通气障碍的范围较大，加上代偿性通气增加不足，使总的肺泡通气量低于正常，则 $PaCO_2$ 会高于正常。

2. *部分肺泡血流不足* 肺内DIC、肺动脉栓塞和肺动脉炎等，都可使部分肺泡血流不足，通气血流比值可显著大于正常，患部肺泡血流少通气多，肺泡通气不能被充分利用，称为死腔样通气。正常人的生理死腔约占潮气量的30%，疾病时功能性死腔可明显增多，占潮气量的比值可达到60%～70%，从而导致呼吸衰竭。

部分肺泡血流不足时，病变肺区肺泡通气血流比率可高达10以上，流经的血液 PaO_2 增高，氧含量有所增加；健康肺区因血流分配增加会出现通气血流比率显著低于正常，结果这部分血液未经充分动脉化，其 PO_2 和氧含量均明显降低，PCO_2 与含量会明显增高。最终混合而成的动脉血 PaO_2 降低，$PaCO_2$ 变化则取决于代偿性呼吸增强的程度，可能会降低、正常或升高。

总之，无论是发生部分肺泡通气不足或者部分肺泡血流不足，均可导致 PaO_2 降低，而 $PaCO_2$ 可能正常、降低，极严重时也可能会升高。

（三）解剖分流增加

解剖分流（anatomic shunt）是指静脉血经支气管静脉和极少数的肺内动静脉交通支直接流入肺静脉。生理情况下，肺内解剖分流的血量占心排血量的2%～3%。支气管扩张症患者可伴有支气管血管扩张和肺内动静脉短路开放，使解剖分流量增加，静脉血掺杂异常增多，从而导致呼吸衰竭发生。解剖分流的血液完全没有经过气体交换，因此也称为真性分流（true shunt）。在肺不张和肺实变时，病变肺泡完全失去通气能力，但仍有血流，流经的血液完全未进行气体交换便掺入动脉血，类似解剖分流。吸入纯氧可有效地提高功能性分流的 PO_2，而对真性分流的 PO_2 则无明显作用，用这种方法可对两者进行鉴别。

在呼吸衰竭的发病机制中，单纯的通气不足、单纯的弥散障碍、单纯的肺内分流增加或单纯的死腔样通气增加的情况很少见，往往是几个因素同时存在或相续发生作用。

第二节　机体功能和代谢变化

呼吸衰竭时发生的低氧血症和高碳酸血症可能影响全身各系统的代谢和功能。首先是引起一系列代偿适应性反应，以改善组织的供氧，调节酸碱平衡，改变组织的功能代谢以适应新的内环境。呼吸衰竭严重时，如出现机体代偿不全，则可发生严重的代谢功能紊乱。

一、酸碱平衡紊乱

Ⅰ型和Ⅱ型呼吸衰竭时均有低氧血症，因此都可引起代谢性酸中毒；Ⅱ型呼吸衰竭时低氧血症和高碳酸血症并存，因此可发生代谢性酸中毒同时伴有呼吸性酸中毒；低氧血症时呼吸加深加快进行代偿，代偿过度时会出现 CO_2 排出过多引起呼吸性碱中毒；治疗过程如应用 $NaHCO_3$、过量利尿剂等，可引起医源性代谢性碱中毒。一般而言，呼吸衰竭时常发生混合型酸碱平衡紊乱。

1. 代谢性酸中毒　严重缺氧时无氧代谢加强，乳酸等酸性产物生成增加，可引起代谢性酸中毒。呼吸衰竭时还可出现功能性肾功能不全，肾小管排酸保碱功能降低；同时引起呼吸衰竭的原发疾病或病理过程如感染休克等均可导致代谢性酸中毒。

2. 呼吸性酸中毒　多见于Ⅱ型呼吸衰竭，大量 CO_2 潴留可导致呼吸性酸中毒。

3. 呼吸性碱中毒　Ⅰ型呼吸衰竭时，机体可因正常肺泡过度代偿，使机体总通气量增加，CO_2 呼出过多，发生呼吸性碱中毒。

二、呼吸系统变化

PaO_2 降低作用于颈动脉体与主动脉体化学感受器，反射性引起呼吸运动增强，此反应在 $PaO_2<60$ mmHg才明显，PaO_2 为 30 mmHg 时肺通气量最大。缺氧对呼吸中枢有直接抑制作用，当 $PaO_2<30$ mmHg 时，抑制作用大于反射性兴奋作用而使呼吸抑制。$PaCO_2$ 升高主要作用于中枢化学感受器，使呼吸中枢兴奋，引起呼吸加深加快。但当 $PaCO_2>80$ mmHg 时，则抑制呼吸中枢，此时呼吸运动主要靠动脉血低氧分压对血管化学感受器的刺激得以维持。因此Ⅱ型呼吸衰竭患者在氧疗时采取持续性低浓度低流量吸氧，吸氧浓度不宜超过 30%，以免缺氧纠正后反而由于高碳酸血症引起呼吸抑制，使病情更加恶化。

引起呼吸衰竭的呼吸系统疾病本身也会导致呼吸运动的变化。如中枢性呼吸衰竭时呼吸浅而慢，可出现叹气样呼吸、抽泣样呼吸、间歇性呼吸、潮式呼吸等呼吸节律紊乱。其中最常见的是潮式呼吸，由于呼吸中枢兴奋性过低而引起呼吸暂停，导致血中 CO_2 逐渐增多，当 $PaCO_2$ 升高到一定程度使呼吸中枢兴奋，恢复呼吸运动，从而排除 CO_2 以降低 $PaCO_2$，当 $PaCO_2$ 恢复到正常时又会发生呼吸暂停，如此周而复始形成周期性呼吸运动。在肺顺应性降低导致限制性通气障碍时，肺毛细血管旁感受器或牵张感受器受刺激而反射性地引起呼吸运动变浅变快。阻塞性通气障碍时，由于气体受阻，呼吸运动会加深，因阻塞部位的不同，可表现为吸气性呼吸困难或者呼气性呼吸困难。

生理情况下，肺通气量为 1 L 时呼吸肌的耗氧量大约为 0.5 ml。人体静息时呼吸运动的耗氧量占全身耗氧量的 1%～3%。呼吸系统疾病时，如存在长时间增强的呼吸运动，呼吸肌耗氧量会增加，加之血氧供应不足，可能出现呼吸肌疲劳，使呼吸肌收缩力减弱，呼吸变浅慢。呼吸浅则肺通气量减少，可加速呼吸衰竭的发生。

三、循环系统变化

一定程度的 PaO_2 降低和 $PaCO_2$ 升高可兴奋心血管运动中枢，使心率加快，心肌收缩力增强，外周血管收缩，再加上呼吸运动增强使静脉回流增加，导致心排血量增加。但缺氧和 CO_2 潴留对心、血管的直接作用是抑制心脏活动，并使血管扩张（肺血管不受影响）。严重的缺氧和 CO_2 潴留可直接抑制心血管中枢和心脏活动，扩张血管，导致血压下降、心肌收缩力下降、心律失常等严重后果。

呼吸衰竭可累及心脏，主要引起右心肥大，导致右心衰竭，即肺源性心脏病。肺源性心脏病发病机制较复杂，如下所述。①呼吸衰竭导致机体缺氧及 CO_2 潴留，血液中 H^+ 过高，可引起肺小动脉收缩，使肺动脉压升高，从而增加右心后负荷。②肺小动脉长期收缩，缺氧又可使无肌型肺微动脉肌化，肺血管平滑肌细胞和成纤维细胞肥大增生，胶原蛋白与弹性蛋白合成增加，导致肺血管壁增厚和硬化，管腔变窄，由此形成持久而稳定的慢性肺动脉高压。③长期缺氧引起代偿性红细胞增多症可导致血液黏度增加，也会增加肺血流阻力以及加重右心负荷。④有些肺部病变如肺小动脉炎、肺毛细血管床大量破坏以及肺栓塞等，也会成为肺动脉高压的原因。⑤缺氧酸中毒会降低心肌收缩、舒张功能。⑥呼吸困难时，用力呼气使胸内压异常增高，心脏受压，影响心脏的舒张功能，用力吸气则会引起胸内压异常降低，即心脏外面的负压增大，可增加右心收缩负荷，促使右心衰竭的发生。

多数情况下呼吸衰竭会累及左心，其可能机制为：①低氧血症和酸中毒同样能使左室肌收缩力降低。②胸内压的高低同样可影响左心舒缩功能。③右心室扩大和右心室压力增高可将室间隔推向左侧，可降低左心室的顺应性，导致左室舒张功能障碍。

四、中枢神经系统变化

大脑的耗氧量约占总耗氧量的 23%，因此中枢神经系统对缺氧最敏感(见缺氧章节)。当 PaO_2 降至 60 mmHg 时，可出现智力和视力轻度减退。如 PaO_2 迅速降至 40～50 mmHg 或以下，就会引起一系列神经精神症状，如头痛、不安、定向与记忆障碍、精神错乱、谵妄、嗜睡，以致惊厥和昏迷。CO_2 潴留使 $PaCO_2$>80 mmHg 时，可引起头痛、头晕、烦躁不安、言语不清、扑翼样震颤、精神错乱、嗜睡、抽搐、呼吸抑制等，称 CO_2 麻醉(carbon dioxide narcosis)。

由呼吸衰竭引起的脑功能障碍称为肺性脑病(pulmonary encephalopathy)。Ⅱ型呼吸衰竭患者肺性脑病发生的机制如下。

1. 酸中毒和缺氧对脑血管的作用　酸中毒使脑血管扩张。$PaCO_2$ 升高 10 mmHg 约可使脑血流量增加 50%。缺氧也可使脑血管扩张。缺氧和酸中毒还能损伤血管内皮细胞，导致其通透性增高，引起脑间质水肿。缺氧使细胞能量生成减少，影响钠泵功能，导致细胞内钠水增多，形成脑细胞水肿。脑充血水肿使颅内压增高，压迫脑血管，脑缺氧会更加严重。由此形成恶性循环，严重时会发生脑疝。此外，脑血管内皮损伤尚可引起血管内凝血，也成为肺性脑病的发生因素之一。

2. 酸中毒和缺氧对脑细胞的作用　正常脑脊液的缓冲作用较血液弱，其 pH 也低，PCO_2 比动脉血高。因血液中的 HCO_3^- 及 H^+ 不易通过血脑屏障进入脑脊液，故脑脊液的酸碱调节进行缓慢。呼吸衰竭时脑脊液的 pH 变化比血液更为明显。当脑脊液 pH<7.25 时，脑电波变慢；当 pH<6.8 时，脑电活动完全停止。神经细胞内酸中毒一方面可增加脑谷氨酸脱羧酶活性，使 γ 氨基丁酸生成增多，导致中枢抑制；另一方面增强磷脂酶活性，使溶酶体水解酶释放，引起神经细胞和组织的损伤。

部分肺性脑病患者由于发生代谢性碱中毒，可能表现出神经兴奋、躁动等症状。有 1/3 的酸中毒患者也会表现为神经兴奋，目前机制尚不清楚。

五、肾功能变化

呼吸衰竭时肾可受损伤，轻者尿中出现红细胞、白细胞、蛋白质及管型等，严重时可发生急性肾功能衰竭，出现少尿、氮质血症和代谢性酸中毒。此时肾结构往往并无明显改变，为功能性肾功能衰竭。肾功能衰竭的发生是由于缺氧和高碳酸血症反射性地通过交感神经使肾血管收缩，肾血流量严重减少所致。

六、胃肠变化

严重缺氧可使胃壁血管收缩，从而能降低胃黏膜血管的屏障作用。CO_2 潴留可增强胃壁细胞碳酸酐酶活性，使胃酸分泌增加。当缺氧及 CO_2 潴留患者有合并 DIC、休克等病症时，可出现胃黏膜糜烂、坏死、出血及溃疡形成等病变。

第三节　呼吸衰竭防治的病理生理基础

一、防止和去除呼吸衰竭的病因

感冒与急性支气管炎可诱发及加重慢性阻塞性肺疾病患者呼吸衰竭及右心衰竭的发生。因此患有慢性阻塞性肺疾病患者应加强运动，养成合理的生活习惯，注重饮食健康，提高心理素质，提高患者机体综合抵抗能力。

二、提高 PaO_2

呼吸衰竭者均有低氧血症，为减少低张性缺氧对机体的危害，应尽量提升患者的 PaO_2，维持其 >50 mmHg。Ⅰ型呼吸衰竭只有缺氧而没有 CO_2 潴留，患者可吸入较高浓度的氧（一般不超过50%）来改善机体的缺氧状态。Ⅱ型呼吸衰竭患者吸氧浓度不宜超过 30%，并注意控制流速，使 PaO_2 上升到 50～60 mmHg 即可。

三、降低 $PaCO_2$

反映总肺泡通气量变化的最佳指标是 $PaCO_2$，$PaCO_2$ 增高是由于肺总通气量减少所致，应通过增加肺泡通气量来降低 $PaCO_2$。增加肺泡通气的方法：①解除呼吸道阻塞，清除呼吸道异物、药物扩张支气管平滑肌等。②应用呼吸中枢兴奋剂等以增加呼吸动力。③应用人工辅助呼吸等以改善呼吸肌疲劳。④增加营养以期改善呼吸肌功能。

四、改善内环境及重要器官的功能

如纠正酸碱平衡及电解质紊乱，预防和治疗肺源性心脏病和肺性脑病等。

复习题

【A 型题】

1. 反映总肺泡通气量变化的最佳指标是：（　）
A．$PaCO_2$　B．PaO_2　C．P_ACO_2　D．VCO_2　E．VO_2

2. 下列可以引起限制性通气不足的是：（　）
A．中央气道阻塞　B．外周气道阻塞　C．通气血流比例失调
D．肺泡膜面积减少和厚度增加　E．呼吸肌活动障碍

3. 以下原因可以引起阻塞性通气不足的是：（　）
A．肺泡表面活性物质减少　B．呼吸肌活动障碍　C．严重的胸廓畸形
D．气管痉挛收缩　E．肺叶切除

4. 气道阻力主要受以下哪项因素的影响：（　）
A．气道长度　B．气体黏度　C．气道内径　D．气流速度　E．气流形式

5. 肺弥散障碍时一般不会出现：（　）
A．$PaCO_2$ 降低　B．PaO_2 降低　C．PaO_2 降低伴 $PaCO_2$ 正常
D．$PaCO_2$ 正常　E．$PaCO_2$ 降低伴 PaO_2 正常

6. 死腔样通气可见于：（　）
A. 肺动脉栓塞　B. 胸腔积液　C. 肺不张
D. 支气管哮喘　E. 肺实变

7. 功能性分流可见于：（　）
A. 肺动脉炎　B. 肺血管收缩　C. DIC
D. 慢性支气管炎　E. 肺动脉栓塞

8. Ⅱ型呼吸衰竭患者不能采用高浓度吸氧，是因为：（　）
A. 诱发肺不张　B. 可能引起氧中毒　C. 使 CO_2 排出过快
D. PaO_2 接近正常会消除外周化学感受器的兴奋性　E. 以上都不是

9. 某声带严重炎性水肿的患者，最可能出现的呼吸运动改变是：（　）
A. 叹气样呼吸　B. 吸气性呼吸困难　C. 呼气性呼吸困难
D. 潮式呼吸　E. 间歇性呼吸

10. 慢性Ⅱ型呼吸衰竭患者输氧的原则是：（　）
A. 持续高流量高浓度给氧　B. 间歇性高浓度给氧　C. 持续低浓度低流量给氧
D. 呼吸末正压给氧　E. 以上均不是

11. 慢性肺气肿引起的缺氧属于：（　）
A. 血液性缺氧　B. 低张性缺氧　C. 组织中毒性缺氧
D. 循环性缺氧　E. 以上都不是

12. Ⅰ型呼吸衰竭血氧指标诊断标准为：（　）
A. PaO_2<30 mmHg　B. PaO_2<40 mmHg　C. PaO_2<50 mmHg
D. PaO_2<60 mmHg　E. PaO_2<70 mmHg

13. 正常时动脉血液 PaO_2 比肺泡中 P_AO_2 稍低的主要原因是：（　）
A. 生理性肺泡通气与血流比例不协调　B. 肺泡血流不足
C. 肺泡通气不足　D. 物理弥散过程的影响
E. 肺泡膜两侧存在气体分压差

14. 呼吸衰竭的发生原因是指：（　）
A. 内呼吸严重障碍　B. 外呼吸严重障碍　C. 氧吸入障碍
D. 氧利用障碍　E. 氧吸入和利用均有障碍

【填空题】

1. 诊断Ⅰ型呼吸衰竭的主要血气标准是________。
2. 诊断Ⅱ型呼吸衰竭的主要血气标准是________。
3. 中央气道胸外部分阻塞可引起________呼吸困难。
4. 中央气道阻塞部位位于胸内，一般引起________呼吸困难。
5. 肺通气功能障碍一般引起________型呼吸衰竭。
6. 肺换气功能障碍一般引起________型呼吸衰竭。
7. 肺换气功能障碍包括________、________和________。

【名词解释】

1. 呼吸衰竭　2. 限制性通气不足　3. 阻塞性通气不足　4. 弥散障碍
5. 功能性分流（静脉血掺杂）　6. 死腔样通气　7. 肺性脑病

【简答题】

1. 简述肺源性心脏病的发生机制。
2. 试述肺性脑病的发生机制。
3. Ⅱ型呼吸衰竭患者氧疗时，吸氧原则是什么？为什么？

第十三章 肝性脑病

导 学

内容及要求

本章内容共包括 4 部分，肝功能不全概述，肝性脑病概念 、分类与分期，肝性脑病的发病机制和防治肝性脑病的病理生理基础。

肝功能不全概述这部分主要介绍肝功能不全的概念和分类、肝脏疾病的常见病因和机制以及肝功能不全表现。在学习中，应重点掌握肝功能不全的概念；熟悉肝功能不全表现；了解肝脏疾病的常见病因和机制。

肝性脑病概念、分类与分期这部分要求在学习中，掌握肝性脑病的概念和分期，了解肝性脑病的分类。

肝性脑病的发病机制主要向大家介绍了经典的氨中毒学说、假性神经递质学说、血浆氨基酸失衡学说和γ氨基丁酸学说。在学习中，应重点掌握这几种学说的主要内容以及物质代谢的过程；熟悉肝性脑病的常见诱因。

防治肝性脑病的病理生理基础这部分在学习中，要求掌握应用药物治疗肝性脑病的机制。

重点、难点

本章重点内容为第二节肝性脑病概念和第三节肝性脑病的发病机制。本章难点内容包括第三节肝性脑病的发病机制中各个学说的内容以及学说中涉及的物质代谢的过程。

- 肝功能不全概述
- 肝性脑病概念 、分类与分期
- 肝性脑病的发病机制
- 防治肝性脑病的病理生理基础

肝脏是机体物质代谢的中心器官，参与体内的消化、代谢、排泄、解毒以及免疫等多种功能，包括糖类、脂类、蛋白质等物质的分解与合成；胆红素、胆汁酸的生成与分泌；药物代谢与解毒；异物的排出；凝血、抗凝血和纤溶因子的合成；血液循环与免疫反应功能的调节等。同时，肝脏还具有强大的储备功能和再生能力，轻度的肝损害不会导致全部肝功能的异常，只有当各种病因引起较严重的肝损害时，机体才会出现明显的肝功能异常。

肝功能不全的晚期，往往发展至肝功能衰竭。肝功能衰竭的患者在临床上常会出现一系列的神经精神症状，最后进入昏迷状态，称为肝性脑病(hepatic encephalopathy)。

第一节 肝功能不全概述

引起肝损害的各种病因作用于肝组织后，可导致不同程度的肝细胞损害和肝功能障碍。近年来对肝脏细胞损害及其机制日趋重视。

一、肝功能不全的概念和分类

各种病因严重损害肝脏细胞(包括肝细胞和非实质细胞)，使其代谢、分泌、合成、解毒、免疫等功能发生严重障碍时，机体可出现黄疸、出血、感染、肾功能障碍及脑病等临床综合征，称为肝功能不全(hepatic insufficiency)。肝功能不全的晚期一般称为肝功能衰竭(hepatic failure)。

肝功能不全按发病的缓急可分为急性和慢性肝功能不全。急性肝功能不全发病急、病情凶险。一般认为，原处于健康状态的个体，或无症状的病毒感染者，在出现类似肝炎症状的最初8周内，若合并凝血功能异常(如凝血酶原时间延长)和精神症状(肝性脑病)，即称为急性肝功能衰竭(acute liver failure，ALF)。急性肝功能衰竭的病理学特征是肝细胞的广泛变性、坏死。

慢性肝功能不全发病缓慢，病程长，一般发生于慢性肝疾患的晚期，往往在诱因的作用下，由于病情加剧而发生昏迷。肝炎病毒感染、自身免疫性肝损害、脂肪肝、慢性酒精性肝损害等均可造成肝细胞慢性损害。在此基础上，由于肝细胞的再生和肝纤维化的发生，最终往往可导致肝硬化。肝硬化或某些肝癌的晚期可诱发肝功能衰竭而出现昏迷。

二、肝脏疾病的常见病因和机制

(一) 生物性因素

目前已发现甲、乙、丙、丁、戊、己、庚型，7种肝炎病毒；这些肝炎病毒可致肝损害。其中常见的是甲、乙、丙型肝炎病毒。病毒感染肝细胞后，机体为清除病毒，先后动员了非特异性免疫和特异性免疫系统，在清除病毒的同时，如免疫反应过度，则可造成肝损害。所以，一般认为，病毒性肝炎时的肝损害主要是由特异性杀伤性T细胞对感染病毒的肝细胞进行特异性杀伤所引起的。除肝炎病毒外，其他病毒，如麻疹病毒、EB病毒、单纯疱疹病毒、巨细胞病毒等也可引起继发性肝损害。此外，某些细菌、寄生虫及阿米巴滋养体亦可造成肝损害。

(二) 化学性因素

1. *工业毒物*　工业毒物如含砷的杀虫剂、磷、锑、四氯化碳、三氯乙烯、氯仿、硝基苯和三硝基苯等均可损害肝脏。

2. *药物*　很多药物可损害肝细胞，降低肝脏对药物的代谢能力，从而增加药物的毒、副作用，引起药物中毒。目前已知有200余种药物，如抗生素、中枢兴奋药及麻醉药等均可引起不同程度的肝损害。在引起肝脏疾病的化学性因素中，必须提及的还有乙醇，其代谢和分解主要在肝脏进行。乙醇可直接或通过其代谢产物乙醛损伤肝脏。此外，嗜酒所致的营养缺乏也起一定作用。慢性酒精中毒可引起脂肪肝、酒精性肝炎和肝硬化。

(三) 营养性因素

单纯营养缺乏不致引起肝脏疾病，但可促进肝病的发生、发展。营养缺乏时，肝糖原、谷胱甘肽等减少，可降低肝脏的解毒功能或使毒物对肝脏的损伤作用增强。有时随食物一起摄入的黄曲霉毒素、亚硝酸盐和毒蕈等亦可促进肝病的发生。

（四）遗传性因素

单纯由于遗传性因素所致的肝病比较少见，但很多遗传因素可促进肝脏疾病的发生、发展。部分遗传性代谢障碍疾病可使肝脏受累，造成肝炎、脂肪肝和肝硬化等。如肝豆状核变性也称 Wilson 病，该病是由于先天性铜代谢障碍使过量的铜在肝脏沉积所致，最终可引起肝硬化。原发性血色病为遗传性铁代谢障碍疾病，主要是由于含铁血黄素在体内大量沉积而导致肝损害。

（五）免疫性因素

与免疫功能直接有关的肝脏疾病主要是自身免疫性肝功能障碍，以自身免疫性肝炎（AIH）、原发性胆汁性肝硬化（PBC）和原发性硬化性胆管炎（PSC）3 种疾病为代表。

三、肝功能不全表现

（一）代谢障碍

1. 糖代谢障碍　患者空腹时易发生低血糖。肝糖原是血糖的主要来源，其合成与分解受胰高血糖素和胰岛素的调节，肝细胞对维持血糖的稳定具有重要作用。肝细胞功能障碍可导致低血糖。

2. 脂代谢障碍　肝脏在脂类代谢过程中发挥重要的作用。肝功能不全时，由于胆汁分泌减少，可引起脂类吸收障碍，患者出现脂肪泻、厌油腻食物等临床表现。肝脏通过合成极低密度脂蛋白和高密度脂蛋白，将其合成的三酰甘油、磷脂及胆固醇分泌入血。当肝功能障碍时，由于磷脂及脂蛋白的合成减少，引起肝内脂肪输出障碍而出现脂肪肝。肝脏对胆固醇的形成、酯化及排泄起重要作用，肝功能不全时，因胆固醇酯化发生障碍，患者血浆总胆固醇升高。

3. 蛋白质代谢障碍　肝细胞损害主要导致低蛋白血症。肝脏中氨基酸占总代谢库的 10%，但由于肝脏的体积小，故其游离氨基酸的浓度很高，氨基酸的代谢也很旺盛。肝脏对血中氨基酸浓度的相对稳定具有重要作用。近 31 种血浆蛋白，如白蛋白、纤维蛋白原、凝血酶原、脂蛋白、补体蛋白以及多种载体蛋白等是在肝细胞合成，特别是白蛋白，每天合成约 12 g，肝细胞的大量死亡和肝细胞的代谢障碍使白蛋白合成减少，产生低白蛋白血症，一方面可使血浆胶体渗透压下降，导致水肿；另一方面，白蛋白所担负的多种物质的运输功能也会受到影响。

（二）胆汁分泌和排泄障碍

胆红素的摄取、运载、酯化和排泄等功能均由肝细胞完成。由于遗传、嗜肝病毒、药物及毒物等原因所致的肝细胞受损，可使胆红素代谢发生障碍，引起高胆红素血症或黄疸。肝细胞还可通过各种载体摄入、运载和排泄胆汁酸。某些药物，如环孢素 A、秋水仙碱、氯丙嗪、红霉素及雌激素等，可影响这些载体的功能，导致肝内胆汁淤积症。

（三）凝血功能障碍

绝大多数凝血因子和重要的抗凝物质如蛋白 C、抗凝血酶Ⅲ，以及纤溶酶原、抗纤溶酶等均由肝细胞合成。同时，很多激活的凝血因子和纤溶酶原激活物等也由肝细胞清除，因而肝细胞在凝血与抗凝血的过程中具有重要作用。肝功能严重障碍可诱发 DIC。

（四）生物转化功能障碍

1. 药物代谢障碍　严重肝病时，肝代谢药物的能力下降，多种药物的生物半衰期延长，导致药物蓄积，因而增强某些药物，尤其是镇静药、催眠药等的毒性作用。此外，肝硬化时侧支循环的形成，使门脉血中的药物绕过肝脏进入体循环。血液中只有未与血浆蛋白结合的游离型药物可被组织利用，肝细胞功能障碍所致的血清白蛋白减少使血中游离型药物增多，易发生药物中毒。因此，肝病患者用药应慎重。

2. 解毒功能障碍　严重肝病时，从肠道吸收的蛋白质代谢终末产物（如氨、胺类等毒性物质）不能通过肝脏进行生物氧化作用，因而在体内蓄积并引起中枢神经系统功能障碍，以至发生肝性脑病。

3. *激素灭活功能障碍*　肝细胞在激素灭活中具有重要作用，同时也是很多激素作用的靶细胞。肝细胞受损后，不同激素的灭活障碍可引起相应的临床表现，如胰岛素灭活减少在低血糖和肝性脑病的发病中有重要作用；醛固酮、血管升压素灭活减少是引起水肿发生的重要机制；雌激素灭活减少，可产生月经失调、男性患者女性化及小动脉扩张等变化。

（五）水、电解质及酸碱平衡紊乱

1. *水肿*　严重肝功能不全患者常有体液的异常积聚，被称为肝性水肿（hepatic edema）。早期表现主要为腹水形成。随着病情的加重，可出现尿量减少、下肢浮肿。肝性水肿的发生机制可能与下列因素有关。①肝内假小叶形成使肝静脉回流受阻，引起肝窦内压升高，导致血管内液体滤出增多。②肝功能障碍引起的低蛋白血症使血浆胶体渗透压下降，导致组织液生成增多。③醛固酮和血管升压素分泌增多，可引起钠、水潴留。④肝功能不全患者若合并肾功能不全，会加重钠、水潴留。

2. *电解质代谢紊乱*　主要是低钾血症和稀释性低钠血症。

（1）低钾血症：肝细胞损伤使醛固酮灭活减少；肝硬化晚期出现大量腹水后，有效循环血量减少，使肾素-血管紧张素-醛固酮系统被激活，上述因素引起血中醛固酮浓度增高，使肾排钾增多，导致低钾血症。

（2）稀释性低钠血症：严重肝病患者出现腹水后，体内已有钠、水潴留，此时，有效循环血量的减少可引起血管升压素分泌增加，而肝功能障碍又使其灭活减少，血中血管升压素的浓度升高可使肾脏重吸收水分增加，造成稀释性低钠血症。由于细胞外液渗透压降低，水进入细胞内，引起细胞内水肿，其中脑细胞水肿可产生中枢神经系统功能障碍。

3. *酸碱平衡紊乱*　肝功能不全时可发生多种酸碱平衡紊乱，其中最常见的是呼吸性碱中毒，其次是代谢性碱中毒。肝功能不全时常伴有血氨增多，引起肺通气过度，导致呼吸性碱中毒。代谢性碱中毒主要与血氨升高、利尿剂应用不当、低钾血症未得到及时纠正等因素有关。

（六）免疫功能的异常

肝非实质细胞主要分布在肝窦附近。来自肠道的抗原物质经门脉集中于肝窦，并与肝非实质细胞（主要是肝巨噬细胞、肝脏相关淋巴细胞及肝窦内皮细胞等）接触，产生免疫反应。这些细胞的激活在清除细菌、病毒、异物及防止癌变等方面起到重要作用；如免疫反应过度可损害肝细胞。

第二节　肝性脑病概念、分类与分期

一、概念

肝性脑病是指继发于严重肝病的神经精神异常综合征。一般包括：认识、感觉、运动、行为和生物调节功能的异常。

二、分类

根据肝功能和神经精神的异常表现，肝性脑病分型如下。

1. *A型*　急性肝功能衰竭引起的肝性脑病。

2. *B型*　无内源性肝细胞病变的门体分流引起的肝性脑病。

3. *C型*　肝硬化伴门脉高压或门体分流引起的肝性脑病，C型又可分为3个亚型。①短暂性肝性脑病：很短时间的谵妄发作。②持续性肝性脑病：持续出现影响社会交往和工作的认知障碍。③微小型肝性脑病：无明显的临床症状，如仔细观察，可发现患者日常生活方面的变化。如能量消耗

水平降低、睡眠周期变化、认识变化及意识和运动功能的变化。在精神状态的测试中，可出现快速动作变得笨拙、共济失调、腱反射亢进等异常表现。又称为亚临床型肝性脑病。

三、分期

根据意识障碍程度、神经系统表现和脑电图改变，将肝性脑病分为 4 期。

1. 一期（前驱期）　轻度的性格和行为异常，反应和回答问题尚正确，但有时吐字不清，动作缓慢等。此期一般无神经体征，或仅有轻微的表现。有轻度的扑击样颤抖。脑电图检查多数正常。

2. 二期（昏迷前期）　以精神错乱、意识模糊、睡眠障碍和行为失常为主要表现，定向力和理解力均降低，出现神经系统体征，如肌张力增高、腱反射亢进，锥体束征阳性。脑电图常出现不正常波形。

3. 三期（昏睡期）　以昏睡和严重精神错乱为主，各种神经病理体征陆续出现，并逐渐加重。肝震颤仍可引出，肌张力增高，四肢被动运动有抵抗，锥体束征常呈阳性。脑电图不正常。

4. 四期（昏迷期）　神志完全丧失，进入昏迷状态，不能唤醒，对疼痛刺激尚有反应。因查体不能配合，肝震颤不能引出或引出不准确。病情继续发展，则进入深昏迷。此时各种反射消失，肌张力降低，瞳孔散大，对各种刺激无反应。

以上各期的分界不很清楚，前后期的临床表现可有重叠。病情发展或经治疗好转时，程度可升级或降级。

第三节　肝性脑病的发病机制

肝性脑病的发病机制尚未完全清楚，近 10 年来，这一领域研究并无重大突破，目前的几种学说都有其依据，而且与其相适应的防治原则，临床证明均有效。因此，虽然每一学说都有一定的局限性，但在临床实践中都有重要的理论意义。一般情况下，肝性脑病时脑内并无明显的特异性结构变化，其临床表现主要由脑组织的功能和代谢障碍引起。现将肝性脑病发病机制的几种学说简述如下。

一、氨中毒学说

19 世纪末，人们发现给门-体分流术后的狗喂肉食，可诱发肝性脑病；肝硬化患者摄入高蛋白质饮食或较多含氮物质，易诱发肝性脑病；临床上约 80%肝性脑病患者的血及脑脊液中氨水平升高，且采用降血氨的治疗措施有效。这些均是氨中毒学说的依据。

血氨的生成和清除之间维持着动态平衡，正常人血氨浓度不超过 59 μmol/L。当血氨的生成增多而清除不足时，其浓度增高。增多的血氨通过血脑屏障进入脑内，干扰脑细胞的代谢和功能，导致肝性脑病。

（一）血氨增高的原因

1. 氨清除不足　体内产生的氨在肝脏进入鸟氨酸循环，合成尿素而被清除。肝性脑病时血氨增高的主要原因是鸟氨酸循环障碍，导致氨清除不足。鸟氨酸循环有如下特点：①该循环为酶促反应。②反应速度随基质（鸟氨酸、瓜氨酸和精氨酸）浓度的增高而加快。③反应过程耗能，2 分子氨经鸟氨酸循环生成 1 分子尿素，消耗 4 分子 ATP。

肝细胞严重受损使氨基酸合成发生障碍，鸟氨酸循环所需的酶和底物缺乏；同时由于肝细胞的能量代谢障碍，使该循环所需的 ATP 供应不足，上述原因引起鸟氨酸循环障碍，尿素合成明显减少，氨清除不足，最终导致血氨增高。

2. 氨产生增多　肝功能障碍时，很多因素可引起氨产生增多，其中以肠道产氨增多为主。肠道产氨的主要途径是:①肠道里的蛋白质经消化变成氨基酸,在肠道细菌释放的氨基酸氧化酶作用下生成氨。②经尿素的肠-肝循环弥散入肠道的尿素,在细菌释放的尿素酶作用下也可生成氨。正常时,每天肠道产氨约 4 g,经门脉入肝,转变为尿素而被清除。

肝硬化时,由于门脉高压,使肠黏膜淤血、水肿,引起肠蠕动减弱,加之肝功能障碍时胆汁分泌减少等原因,食物的消化、吸收和排空均发生障碍。大量未经消化吸收的食物在肠道内存留,一方面导致肠道细菌活跃,释放氨基酸氧化酶和尿素酶增多;另一方面,食物中的蛋白质成分在肠内潴留,使肠内氨基酸增多,引起肠道产氨增加。肝硬化晚期合并肾功能障碍时,血液中的尿素等非蛋白氮含量升高,使弥散入肠道的尿素增多;如合并上消化道出血,血液中的蛋白质经细菌分解,亦可引起肠道产氨增加。此外,肝性脑病患者昏迷前,可出现躁动不安、震颤等肌肉活动增强的症状,肌肉中的腺苷酸分解代谢增强,使肌肉产氨增多。正常情况下,肾脏也少量产氨。如果尿 pH 偏低,进入管腔的 NH_3 与 H^+ 结合,生成 NH_4^+ 被排出。肝功能不全时常合并低氧血症或贫血,引起肺通气过度,出现呼吸性碱中毒,使肾小管管腔中 H^+ 减少,NH_4^+ 生成减少,大量 NH_3 弥散入血,导致血氨增高。同理,肠腔内 pH 降低亦可减少氨的吸收。乳果糖在肠道内不易被吸收,可经细菌分解生成乳酸、醋酸,因而,临床上常应用乳果糖等降低肠腔 pH,减少氨的吸收,达到降低血氨的目的。

(二) 氨对脑组织的毒性作用

氨(NH_3)属弱碱性,在血中主要以 NH_4^+ 的形式存在,NH_3 可自由通过血脑屏障,而 NH_4^+ 不易通过血脑屏障。当血浆 pH 增高时,NH_3 增多,并通过血脑屏障进入脑组织。有时,血氨浓度虽不高,但血脑屏障通透性增高,也可使脑内的氨增多。有些细胞因子,如 TNF-α 可使血脑屏障通透性增高,从而加重肝性脑病,这似乎可以解释为什么有些患者血氨浓度不高,却有严重的肝性脑病。氨进入脑内,可产生如下作用。

1. *干扰脑细胞的能量代谢* 脑组织主要依赖葡萄糖氧化供能。脑细胞内贮存的糖原极少,因而主要靠血糖供给。一般认为,进入脑内的氨与 α 酮戊二酸结合,生成谷氨酸,同时消耗还原辅酶Ⅰ(NADH),使 NADH 变成 NAD^+;进而氨又与谷氨酸结合,生成谷氨酰胺,同时消耗大量 ATP。因而大量的氨进入脑内可引起如下后果:①抑制丙酮酸脱羧酶的活性,妨碍丙酮酸的氧化脱羧过程,使乙酰辅酶 A 生成减少,影响三羧酸循环的正常进行,进而使 ATP 产生减少。②消耗了大量 α 酮戊二酸和 NADH,α 酮戊二酸是三羧酸循环的重要中间产物,NADH 是呼吸链中完成递氢过程的重要物质,这两种物质的大量消耗使 ATP 产生减少。③氨与谷氨酸结合,生成谷氨酰胺时,消耗了大量 ATP。因而,氨进入脑内使 ATP 的产生减少而消耗增多,干扰了脑细胞的能量代谢,导致完成脑细胞功能所需的能量严重不足,从而不能维持中枢神经系统的兴奋活动而发生昏迷。

2. *使脑内的神经递质发生改变* 脑内的兴奋性神经递质与抑制性神经递质之间保持平衡。如上所述,氨进入脑内,与谷氨酸结合生成谷氨酰胺,兴奋性神经递质——谷氨酸因被消耗而减少,而抑制性神经递质——谷氨酰胺产生增多;同时,由于 NH_3 抑制了丙酮酸的氧化脱羧,使乙酰辅酶 A 减少,导致乙酰辅酶 A 与胆碱结合生成的兴奋性神经递质——乙酰胆碱减少。此外,抑制性神经递质——γ 氨基丁酸的产生也增多(后述)。因此,氨进入脑组织增多,使脑内的神经递质平衡失调,兴奋性递质减少,抑制性递质增多,最终引起中枢神经系统功能紊乱。

3. *氨对神经细胞膜的抑制作用* 有报道,氨可与 K^+ 竞争,通过细胞膜上的钠泵进入细胞内,造成细胞内的 K^+ 减少,细胞缺钾;氨也可干扰神经细胞膜 Na^+ - K^+ - ATP 酶活性,影响细胞内外 Na^+ 、K^+ 分布,进而影响膜电位,使兴奋和传导等功能活动发生障碍。

氨干扰脑细胞能量代谢、干扰脑内神经递质和抑制神经细胞膜的具体作用机制,目前还不完全清楚,尚有待于进一步的深入研究予以确认。

二、假性神经递质学说

(一) 脑干网状结构与清醒状态的维持

经脑干上行的各种特异性感觉传导路，均可发出侧支进入脑干网状结构，然后在该结构内几次换神经元而上行。如此，特异性的感觉信息转化为非特异性的信息，广泛投射到大脑皮质。这一非特异性上行投射系统是不同感觉的共同上传途径，被称为脑干网状结构上行激动系统，其主要功能是使大脑皮质保持适度的意识和清醒。正常时，脑干网状结构中的神经递质主要有去甲肾上腺素和多巴胺等，它们对维持脑干网状结构上行激动系统的唤醒功能具有重要作用。

(二) 假性神经递质与肝性昏迷

1. *假性神经递质的形成* 食物中的蛋白质在消化道内被水解为氨基酸，其中苯丙氨酸和酪氨酸等芳香族氨基酸，在肠道细菌释放的脱羧酶的作用下，分别生成苯乙胺和酪胺。正常时，苯乙胺和酪胺被吸收后进入肝脏，经肝内单胺氧化酶氧化分解而解毒。当肝功能严重障碍时，这些胺类入肝后不能被有效地分解；或经侧支循环绕过肝脏直接进入体循环。尤其当门脉高压时，由于肠道淤血，消化功能降低，潴留食物中的蛋白质分解增多，使大量苯乙胺和酪胺入血，并通过血脑屏障进入脑内。在脑干网状结构的神经细胞内，苯乙胺和酪胺在β羟化酶的作用下，分别生成苯乙醇胺(phenylethanolamine)和羟苯乙醇胺(octopamine)，这两种物质在化学结构上与正常神经递质去甲肾上腺素和多巴胺相似，但不能完成正常神经递质的功能，被称为假性神经递质(图 13-1)。

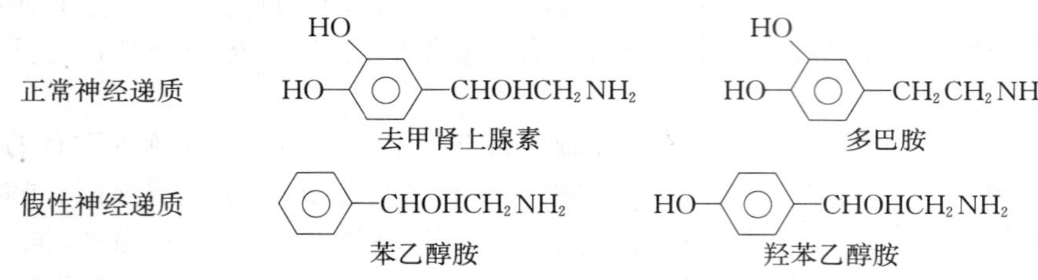

图 13-1 正常及假性神经递质

2. *假性神经递质的致病作用* 当脑干网状结构内的假性神经递质增多时，可取代正常神经递质被肾上腺素能神经元所摄取，并贮存在突触小体的囊泡中。但其被释放后的生理效应较正常神经递质弱得多，因而，不足以维持脑干网状结构上行激动系统的唤醒功能，大脑皮质从兴奋转入抑制状态，从而发生昏迷。临床证明：应用左旋多巴可明显改善肝性脑病患者的病情。左旋多巴为正常神经递质去甲肾上腺素和多巴胺的前体，可以通过血脑屏障进入脑内并转变为多巴胺和去甲肾上腺素。当脑干网状结构内的正常神经递质增多时，可与假性神经递质竞争，使神经传导功能恢复，促进患者的苏醒。

假性神经递质学说也有一定的片面性，仍不能完满解释肝性脑病的发病机制，尚需不断补充和发展。

三、血浆氨基酸失衡学说

肝性脑病患者或门-体分流术后的动物，常可见血浆氨基酸失衡，即芳香族氨基酸(AAA)增多，支链氨基酸(BCAA)减少。两者比值：BCAA/AAA 由正常的 3～3.5 下降至 0.6～1.2。

(一) 血浆氨基酸失衡的原因

肝功能严重障碍时，肝细胞灭活胰岛素和胰高血糖素的能力降低，二者浓度均升高，但以胰高血糖素浓度的升高更为显著。因而，血中胰岛素与胰高血糖素比值降低，体内的分解代谢增强，大量氨基酸由肝脏和肌肉释放入血。其中，芳香族氨基酸主要在肝脏降解，肝功能严重障碍，一方面使其降解芳香族氨基酸的能力降低；另一方面，肝脏糖异生作用障碍，使芳香族氨基酸转化为糖减少，血中芳香族氨基酸增多。支链氨基酸的代谢主要在骨骼肌中进行，肝功能严重障碍时，血中胰岛素水平增高，可促进肌肉组织摄取和利用支链氨基酸。支链氨基酸进入肌肉组织增多，因而血中含量减少。

（二）血浆氨基酸失衡与肝性昏迷

在生理情况下，芳香族氨基酸与支链氨基酸同属电中性氨基酸，可借同一载体通过血脑屏障，进入脑组织并被脑细胞摄取。当血浆中 BCAA/AAA 比值降低时，芳香族氨基酸竞争进入脑细胞增多，主要以苯丙氨酸、酪氨酸和色氨酸为主。正常时，进入脑细胞内的苯丙氨酸在苯丙氨酸羟化酶、酪氨酸羟化酶等的作用下，经过一系列反应生成去甲肾上腺素，这是正常神经递质的产生过程。当脑内苯丙氨酸和酪氨酸增多时，可抑制酪氨酸羟化酶的活性，使正常神经递质的生成过程发生障碍。增多的苯丙氨酸和酪氨酸在芳香族氨基酸脱羧酶和β羟化酶的作用下，分别生成苯乙醇胺和羟苯乙醇胺，使脑内产生大量假性神经递质，从而进一步抑制正常神经递质的产生过程（图 13-2）。脑内增多的色氨酸在色氨酸羟化酶的作用下，生成 5-羟色胺（5-HT）。5-羟色胺是中枢神经系统中重要的抑制性神经递质，能抑制酪氨酸转变为多巴胺，同时也可作为假性神经递质被肾上腺素能神经元摄取、贮存和释放，干扰脑细胞的功能。

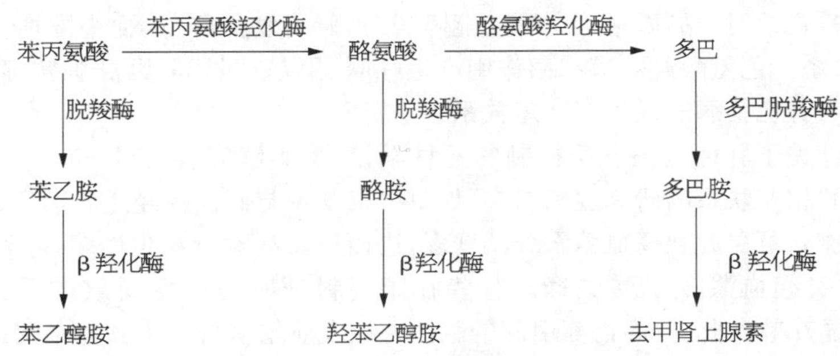

图 13-2 正常及假性神经递质产生过程

由此可见，血浆氨基酸失衡使脑内产生大量的假性神经递质，并使正常神经递质的产生受到抑制，最终导致昏迷。氨基酸失衡学说实际上是假性神经递质学说的补充和发展。目前也有很多资料不支持假性神经递质学说和氨基酸失衡学说，有人提出，血浆中 BCAA/AAA 比值降低，不是发生肝性脑病的原因，而可能是肝损害的结果。因而，假性神经递质学说和氨基酸失衡学说，尚待进一步深入研究。

四、γ氨基丁酸学说

γ氨基丁酸（γ-aminobutyric acid，GABA）属于抑制性神经递质。有人证明，急性肝功能衰竭患者血清 GABA 水平比正常人高 10 倍。动物实验也有类似结果，且发现动物脑神经元突触后膜上的 GABA 受体密度也有增加。

GABA 既是突触后又是突触前抑制性神经递质，其主要作用是使细胞膜对 Cl^- 的通透性增高。当突触前神经元兴奋时，GABA 从囊泡中被释放出来，通过突触间隙与突触后膜上的 GABA 受体结合，使细胞膜对 Cl^- 的通透性增高。由于细胞外液中的 Cl^- 浓度比细胞内液高，Cl^- 由细胞外进入细胞内，使突触后神经元细胞膜的静息电位处于超极化状态，从而发挥突触后抑制作用。同时，GABA 也具有突触前抑制作用，GABA 可使位于突触前的轴突膜对 Cl^- 通透性增高，由于轴质内的 Cl^- 浓度比轴突外高，Cl^- 由轴突内流向轴突外，使轴突静息膜电位处于去极化状态。这样，在冲动到来时，动作电位去极化幅度降低，导致神经末梢释放递质减少，从而发挥突触前抑制作用。

神经细胞内的GABA主要由谷氨酸在谷氨酸脱羧酶的作用下脱羧产生；血中GABA主要由肠道细菌作用于肠道内容物产生。正常时，GABA可进入肝脏被分解代谢，肝功能严重障碍时，其分解减少或通过侧支循环绕过肝脏，使血中GABA含量增加。伴有上消化道出血时，来自肠道的GABA可进一步增多，使血中GABA浓度明显升高。正常时，GABA不能通过血脑屏障进入脑内，严重肝病时，由于血脑屏障通透性增高，GABA可进入脑内，并在突触间隙产生抑制作用，导致中枢神经系统功能障碍，产生肝性脑病。

五、其他神经毒质在肝性脑病发病中的作用

各种蛋白质、脂肪的代谢产物，如硫醇、脂肪酸、酚等，在肝性脑病的发病中可能也有一定的作用。含硫的蛋氨酸经肠道细菌作用后，产生一些毒性较强的含硫化合物，正常时可被肝脏解毒。肝功能严重障碍时，这些含硫化合物在体内蓄积，产生毒性作用。其中硫醇可抑制尿素合成而干扰氨的解毒；抑制线粒体的呼吸过程；抑制脑内 $Na^{+}-K^{+}-ATP$ 酶活性等。血中硫醇浓度增高，从呼吸道排出，气味难闻，称为肝臭。

肝功能不全可引起脂代谢障碍，因肝脏对脂肪酸清除不足，血中短链脂肪酸增多。短链脂肪酸可抑制神经细胞膜 $Na^{+}-K^{+}-ATP$ 酶活性，干扰膜离子转运，影响神经冲动的传导。酪氨酸经肠道细菌作用可产生酚，正常时由肝脏解毒。肝功能障碍时，解毒功能降低，血中酚增多，可能与肝性脑病的发生有一定关系。色氨酸经肠道细菌作用产生吲哚、甲基吲哚等，因肝脏解毒功能障碍而产生毒性作用，也可能与肝性脑病的发生有一定关系。

综上所述，目前关于肝性脑病发病机制的几种学说，均不够完善，仍需进一步深入研究。近年来，有关上述学说间相互联系的研究逐渐增多，如氨中毒学说与假性神经递质学说、氨基酸失衡学说之间的联系：因高血氨可引起胰高血糖素分泌增多，进而使胰岛素分泌也增多，导致血中AAA增多而BCAA减少，即引起血浆氨基酸失衡。有些临床资料证明高血氨所致的肝性脑病患者应用BCAA制剂，有明显疗效。此外，高血氨引起的脑内谷氨酰胺增多可使中性氨基酸进入脑内增多，而流出减少，导致脑内假性神经递质和5－HT产生增多。至于氨中毒学说与GABA学说之间的联系，最近观察到，在星形胶质细胞外膜局部存在BZ受体，氨可与之结合，并促进星形胶质细胞分泌神经类固醇-四氢孕酮，后者可与GABA/BZ受体结合，发挥中枢抑制作用，从而导致肝性脑病。上述结果将神经胶质细胞与神经细胞的功能联系起来，也提供了将氨中毒学说与GABA学说结合起来的可能性。

总之，肝性脑病的发病机制较为复杂，并非单一因素所致，随着研究的深入，诸多因素间的内在联系及其相互作用越来越明确。今后，将以这些理论为依据，在临床上采取综合性的治疗措施，以提高肝性脑病的治愈率。

六、肝性脑病的常见诱因

1. *氮负荷增加* 氮负荷过度是诱发肝性脑病最常见的原因。过量蛋白质饮食、输血或肝硬化患者常见的上消化道出血等外源性氮负荷过度，以及便秘、感染、呼吸性碱中毒、低钾引起的代谢性碱中毒或肝肾综合征所致的氮质血症等内源性氮负荷过度，均可通过促进血氨增高而诱发肝性脑病。

2. *血脑屏障通透性增强* 有些物质如GABA或某些毒物，正常时不能通过血脑屏障。肝功能严重障碍时，常伴有血脑屏障通透性增高，上述物质可进入脑内，发挥中枢抑制作用，从而诱发肝性脑病。目前认为，有的细胞因子可提高血脑屏障的通透性，在肝性脑病的发病中起到重要作用。例如，肝性脑病患者血中的TNF-α可维持一段时间的较高水平。实验表明，TNF-α可使血脑屏障内皮

细胞骨架发生重组,引起血脑屏障通透性增高。此外,IL-6 也能提高血脑屏障的通透性,增强氨的弥散效果,其能力不低于 TNF-α。严重肝病患者如果饮酒,或合并高碳酸血症等也可使血脑屏障通透性增高。

3. 脑敏感性增高　严重肝病患者,体内神经毒质增多,在毒性物质的作用下,脑对药物或氨等毒性物质的敏感性增高,因而,使用止痛、镇静、麻醉以及氯化铵等药物时,易诱发肝性脑病。此外,感染、缺氧、电解质紊乱等也可通过增强脑对毒性物质的敏感性而诱发肝性脑病。

总之,凡能增加毒性物质的来源,提高脑对毒性物质的敏感性以及使血脑屏障通透性增高的因素,均可成为肝性脑病的诱因,引起肝性脑病的发生。

第四节　防治肝性脑病的病理生理基础

一、防止诱因

可采取以下几项措施:①减少氮负荷:严格控制蛋白质摄入量,以糖为主供给热量,可输注葡萄糖以保证每日提供 5 000～6 700 kJ 热量和充足的维生素,并可减少组织蛋白的分解。②避免饮食粗糙质硬,以防发生上消化道大出血。③防止便秘,以减少有毒物质经肠道进入体内。④注意预防因利尿、放腹水及低血钾等情况诱发的肝性脑病。⑤由于患者血脑屏障通透性增强、脑敏感性增高,因此,肝性脑病患者用药要慎重,特别是要慎用止痛、镇静、麻醉等药物,防止诱发肝性脑病。

二、降低血氨

具体措施简述如下:①口服乳果糖等,降低肠道 pH,减少肠道产氨和利于氨的排出。②静脉滴注谷氨酸或精氨酸促进尿素循环,降低血氨。③纠正水、电解质和酸碱平衡紊乱,特别要注意纠正碱中毒。④口服新霉素等抗生素抑制肠道细菌,减少产氨。

三、其他治疗措施

口服或静脉注射以支链氨基酸为主的氨基酸混合液,纠正血浆氨基酸失衡;给予左旋多巴,促进患者清醒。此外,临床上也可配合采取一些诸如保护脑细胞功能、维持呼吸道通畅、防止脑水肿等措施。

四、肝移植

肝移植是治疗各种终末期肝病的有效手段,严重和顽固性的肝性脑病有肝移植的指征。总之,肝性脑病的发病机制复杂,在临床上应结合患者的具体情况,采取一些综合性治疗措施,以获得满意的疗效。

复习题

【A 型题】

1. 肝性脑病时血氨增高的主要原因是:　　(　　)

A. 尿素经肝肠循环弥散入肠道　　B. 上消化道出血,肠道内蛋白质增多

C. 食物中蛋白质经细菌分解　　D. 呼吸性碱中毒,小管腔生成 $NH4^{+}$ 减少

E. 肝脏鸟氨酸循环障碍,氨清除不足

2. 乳果糖治疗肝性脑病的理论基础是：（ ）
A．氨中毒学说 B．假性神经递质学说 C．氨基酸失平衡学说
D．GABA 学说 E．神经毒素综合作用学说

3. 假性神经递质引起意识障碍的机制是：（ ）
A．取代乙酰胆碱 B．取代去甲肾上腺素 C．抑制多巴胺合成
D．假性神经递质是抑制性递质 E．抑制去甲肾上腺素合成

4. 下列在氨中毒的影响中属耗能过程的是：（ ）
A．氨抑制丙酮酸氧化脱羧 B．氨与 α 酮戊二酸形成谷氨酸
C．氨与谷氨酸结合形成谷氨酰胺 D．氨促进磷酸果糖激酶活性
E．氨抑制 γ 氨基丁酸转氨酶

5. 肝硬化患者哪种饮食易诱发肝性脑病：（ ）
A．高脂饮食 B．高钙饮食 C．高热量饮食
D．高蛋白质饮食 E．高盐饮食

6. 80%肝性脑病患者，其血液及脑脊液中升高的物质是：（ ）
A．氨 B．尿素氮 C．GABA
D．去甲肾上腺素 E．芳香族氨基酸

7. 左旋多巴治疗肝性脑病的理论基础是：（ ）
A．氨中毒学说 B．假性神经递质学说 C．氨基酸失平衡学说
D．GABA 学说 E．神经毒质综合作用学说

8. 下列不是肝性脑病特点的是：（ ）
A．以代谢障碍为主 B．晚期患者可出现昏迷 C．大脑形态学有典型改变
D．典型的精神神经系统症状 E．约 80%患者血氨升高

9. 与肝性脑病无关的氨基酸是：（ ）
A．苯丙氨酸 B．酪氨酸 C．色氨酸 D．亮氨酸 E．谷氨酸

10. 下列直接影响大脑能量代谢的是：（ ）
A．苯乙醇胺 B．羟苯乙醇胺 C．谷氨酰胺 D．5-羟色胺 E．氨

11. 羟苯乙醇胺的生成过程是：（ ）
A．苯丙氨酸脱羧 B．酪氨酸脱羧 C．酪氨酸先脱羧，再羟化
D．苯丙氨酸先脱羧，再羟化 E．酪氨酸先羟化，再脱羧

12. 属于假性神经递质的是：（ ）
A．酪胺和苯乙胺 B．多巴 C．苯乙醇胺和羟苯乙醇胺
D．多巴胺和 5-羟色胺 E．去甲肾上腺素

13. 下列不是严重肝性脑病患者易出现低血糖的要素的是：（ ）
A．肝细胞损伤肝糖原储备减少 B．肝糖原分解障碍
C．血中胰岛素含量增加 D．血糖分解代谢加强
E．葡萄糖吸收障碍

14. 肝性脑病患者血中芳香族氨基酸含量增多的毒性影响是：（ ）
A．支链氨基酸浓度减少 B．引起酸中毒 C．能源物质减少
D．生成假性神经递质 E．对神经细胞膜有抑制作用

15. 与假性神经递质苯乙醇胺和羟苯乙醇胺在化学结构上相似的正常神经递质是：（ ）
A．5-羟色胺和多巴胺 B．去甲肾上腺素和多巴胺 C．肾上腺素和去甲肾上腺素
D．乙酰胆碱和苯乙胺 E．谷氨酸和谷氨酰胺

16. 肝性脑病患者应用抗生素的主要目的是： ( )

A．抑制肠道细菌，减少氨产生和释放 B．防止胃肠道感染

C．防止腹水感染 D．防止肝胆道感染 E．抑制肠道对氨的吸收

17. 血氨升高引起肝性脑病的机制是： ( )

A．产生大量吲哚 B．使乙酰胆碱产生增加 C．干扰脑能量代谢

D．产生大量硫醇 E．使脑干网状结构不能正常活动

18. 肝性脑病时患者血中支链氨基酸浓度降低的机制是： ( )

A．支链氨基酸合成了蛋白质 B．支链氨基酸经肠道排除

C．支链氨基酸经肾脏排除 D．支链氨基酸进入中枢组织

E．肌肉等组织摄取、分解和利用支链氨基酸增加

【名词解释】

1. 肝功能不全 **2.** 肝性脑病 **3.** 假性神经递质

【简答题】

1. 简述肝性脑病发病机制中氨中毒学说。

2. 简述肝性脑病发病机制中假性神经递质学说。

3. 应用左旋多巴治疗肝性脑病的机制。

4. 简述肝性脑病发病机制中血浆氨基酸失衡学说。

5. 简述肝性脑病发病机制中 γ 氨基丁酸学说。

第十四章 肾功能衰竭

- 肾功能衰竭的基本发病环节
- 急性肾功能衰竭
- 慢性肾功能衰竭
- 尿毒症

导学

内容及要求

本章内容共包括4个部分，肾功能衰竭的基本发病环节、急性肾功能衰竭、慢性肾功能衰竭和尿毒症。

肾功能衰竭的基本发病环节从肾小球滤过功能障碍、肾小管功能障碍、肾脏内分泌功能障碍3个方面阐述肾功能衰竭发病的基本机制。在学习中，重点掌握肾小球滤过功能障碍；熟悉肾小管功能障碍；了解肾功能衰竭时会影响哪些激素的分泌。

急性肾功能衰竭这部分内容主要介绍急性肾功能衰竭的概念、病因分类、发病机制和机体的功能代谢变化及防治。病因分类包括肾前性、肾性和身后性。少尿期功能代谢变化从少尿和无尿、水中毒、高钾血症、代谢性酸中毒、氮质血症5个方面阐述。在学习中，要掌握急性肾功能衰竭的概念、病因分类和机体的功能代谢变化，明白高钾血症是少尿期最危险的临床表现；熟悉急性肾功能衰竭的发病机制和氮质血症的概念；了解急性肾衰的防治。

慢性肾功能衰竭主要介绍了慢性肾功能衰竭的概念、病因、发展过程、发病机制和机体的功能代谢变化及防治。在学习中，要掌握慢性肾功能衰竭的概念和机体的功能代谢变化，其中重点掌握肾性高血压、肾性贫血和肾性骨营养不良的机制；熟悉慢性肾功能衰竭的3个经典学说和发病原因及其发展过程；了解慢性肾衰的防治。

尿毒症这部分内容介绍了尿毒症常见的毒素，发病机制及尿毒症时机体功能代谢变化。对于这部分内容，主要以了解为主。

重点、难点

本章重点为第二节和第三节内容，其中重点掌握急慢性肾功能衰竭的概念及机体的机能代谢变化，急性肾功能衰竭的病因分类；难点为急慢性肾衰的发病机制。

肾脏是人体重要的器官，其主要功能包括：排出体内代谢废物、药物和毒物；调节水、电解质和酸碱平衡，维持机体内环境相对稳定；分泌肾素、促红细胞生成素、1，25 二羟维生素 D_3、前列腺素和激肽，灭活甲状旁腺激素和胃泌素等物质。

各种原因引起肾功能障碍时，机体出现各种代谢产物、药物和毒物蓄积，水、电解质和酸碱平衡紊乱以及肾脏内分泌功能障碍等临床表现，这一病理过程称作肾功能衰竭（renal failure）。

肾功能衰竭的原因一般分为两大类。①原发性肾脏疾病：如急、慢性肾小球肾炎、肾盂肾炎、肾结核、肾脏肿瘤和多囊肾等。②继发性肾外疾病：如全身性循环障碍（休克、心力衰竭和动脉硬化等）、代谢障碍（糖尿病和痛风等）、免疫性疾病（系统性红斑狼疮、过敏性紫癜等）、理化性因素（药物、毒物及重金属中毒等）以及尿路疾病（尿路结石、肿瘤压迫）等。

肾功能衰竭根据病因和发病时间长短可分为急性肾功能衰竭和慢性肾功能衰竭。急性肾功能衰竭由于发病时间短，机体来不及代偿，往往引起代谢产物堆积，内环境严重紊乱。慢性肾功能衰竭病程较长，肾脏出现不可逆性病理改变，肾功能逐渐由代偿阶段转化为失代偿阶段，出现肾功能不全，最后发展为肾功能衰竭。需要指出的是肾功能不全与肾功能衰竭没有本质上的区别，只是程度不同。前者是指肾功能障碍由轻到重的全过程，而后者是前者的晚期阶段，最后以尿毒症终结。

第一节　肾功能衰竭的基本发病环节

一、肾小球滤过功能障碍

肾小球滤过率（glomerular filtration rate，GRF）是衡量肾脏滤过功能的指标。正常成人约为 125 ml/min。

1. 肾血流量减少　正常成人两肾约重 300 g，血流量却占心排血量的 20%～30%，其中绝大多数流经肾皮质。短粗的肾动脉与腹主动脉相连，故动脉血压对肾灌注压影响很大。血压在 80～160 mmHg时，通过肾自身调节（主要为前列腺素系统），保持肾血流量和 GFR 不变。当休克、心力衰竭等使动脉压降低或肾血管收缩时，肾血流量显著减少，GFR 随之降低。缺血时间较长可使肾小管上皮细胞变性坏死，导致肾功能衰竭。

2. 肾小球有效滤过压降低　失血、失液等使全身动脉血压下降时，肾小球毛细血管血压将随之降低；尿路梗阻、肾小管阻塞、肾间质水肿时，肾小球囊内压升高，这些因素均可引起肾小球有效滤过压降低。

肾小球有效滤过压＝肾小球毛细血管血压－（囊内压＋血浆胶渗压）

3. 肾小球滤过面积减少　成人约有 200 万个肾单位。皮质肾单位的肾素含量高，髓质肾单位肾小管长且有直血管，故利于保持髓质高渗及尿液浓缩。肾单位大量破坏时，肾小球滤过面积极度减少，可使 GFR 降低，出现肾功能不全。

4. 肾小球滤过膜通透性改变　肾小球滤过膜由肾小球毛细血管内皮细胞、基底膜和肾小球囊脏层上皮细胞（足细胞）组成。内皮细胞间有 50～100 nm 的小孔，基底膜为连续无孔的致密结构（富含带负电荷的黏多糖），足细胞有相互交叉的足突，这些构成了滤过膜的结构屏障和电荷屏障。炎症、损伤和免疫复合物可导致通透性增加，引起蛋白尿和血尿。

二、肾小管功能障碍

肾小管具有重吸收、分泌和排泄功能。缺血、感染和毒物可引起肾小管上皮细胞变性坏死，导致肾功能障碍。在醛固酮、ADH、心房钠尿肽和甲状旁腺激素等作用下，肾小管功能也可发生改变。

由于各段肾小管结构和功能不同，故出现功能障碍时表现各异。

1. 近曲小管功能障碍　近曲小管能重吸收原尿中绝大部分水、钠、钾、碳酸氢盐、葡萄糖、氨基酸、蛋白质、磷酸盐等，因此近曲小管功能障碍可引起肾性糖尿、氨基酸尿、钠、水潴留和肾小管酸中毒(renal tubular acidosis，RTA)等。此外，近曲小管具有排泄功能，能排泄对氨马尿酸、酚红、青霉素及某些造影剂等，因此当近曲小管功能障碍时可导致上述物质在体内潴留。

2. 髓襻功能障碍　髓襻升支粗段可对 Cl^- 主动重吸收，并引起 Na^+ 被动重吸收，由于其对水的通透性低，因而形成肾髓质间质的高渗状态，这是原尿浓缩的重要条件。当髓襻功能障碍时，肾髓质高渗环境破坏，原尿浓缩障碍，可出现多尿和低渗症状。

3. 远曲小管和集合管功能障碍　远曲小管在醛固酮作用下，能分泌 H^+、K^+ 和 $NH4^+$，与原尿中 Na^+ 交换，重吸收或生成 HCO_3^-，使尿液酸化，在调节电解质和酸碱平衡中起重要作用。远曲小管功能障碍可导致钠、钾代谢障碍和酸碱平衡失调。远曲小管和集合管在 ADH 作用下，对尿液进行浓缩和稀释，这部分肾小管功能障碍可出现肾性尿崩症。

三、肾脏内分泌功能障碍

1. 肾素-血管紧张素-醛固酮系统(renin-angiotensin-aldosterone system，RAAS)　肾脏通过 RAAS 参与调节循环血量、血压和水、钠代谢。肾素是一种蛋白水解酶，主要由肾脏近球细胞合成、贮存。全身平均动脉压降低、肾动脉狭窄、低钠血症、交感神经兴奋等，可通过对入球小动脉壁牵张感受器、致密斑(肾内钠感受器)及近球细胞 β_2 受体，引起肾素释放增多。肾素可将肝细胞生成的血管紧张素原(angiotensinogen)分解成为血管紧张素Ⅰ(angiotensin Ⅰ，Ang Ⅰ)；Ang Ⅰ在血管紧张素转化酶(angiotensin-converting enzyme，ACE)的作用下形成血管紧张素Ⅱ(AngⅡ)；Ang Ⅱ有很强地收缩血管、升高血压作用。某些肾脏疾病(如肾小球肾炎、肾小动脉硬化症等)可出现 RAAS 活性增强，形成肾性高血压；醛固酮分泌增多可出现钠、水潴留。

2. 促红细胞生成素(erythropoietin，EPO)　大部分 EPO 由肾脏(毛细血管丛、肾小球近球细胞、肾皮质和髓质)产生，是一种多肽类激素，与受体结合后，可加速骨髓造血干细胞和原红细胞的分化、成熟，促进网织红细胞释放入血和加速血红蛋白合成。当组织乏氧或需氧增加时，可促进 EPO 分泌，使红细胞生成增加。慢性肾功能衰竭由于肾实质进行性破坏，EPO 生成减少，是发生肾性贫血的重要原因。

3. 1,25-二羟维生素 D_3[1α, 25 - dihydroxyvitamin D, 1,25 -$(OH)_2VD_3$]　维生素 D_3 本身并没有生物学活性。肾皮质细胞(肾小管上皮细胞)线粒体含有 1-α 羟化酶系，可将由肝脏生成的 25-(OH)VD_3羟化成 1,25 -$(OH)_2VD_3$。低血钙、低血磷和甲状旁腺素可激活肾脏 1 - α 羟化酶，而降钙素则相反。1,25 -$(OH)_2VD_3$ 是维生素 D_3 的活化形式，其主要生理作用：①促进肠道对钙磷的吸收。②促进骨骼钙磷代谢：通过激活破骨细胞和成骨细胞，促进骨盐溶解和钙化。当慢性肾功能衰竭时，由于肾实质损害，1,25 -$(OH)_2VD_3$ 生成减少，可发生低钙血症，导致肾性骨营养不良。

4. 激肽释放酶-激肽-前列腺素系统(kallikrein-kinin-prostaglandin-system，KKPGS)　肾脏(尤其近曲小管细胞)富含激肽释放酶，可作用于血浆 α_2 球蛋白(激肽原)而生成缓激肽。肾脏激肽释放酶可促进激肽分泌，其产生主要由醛固酮调节，同时也受细胞外液量、体钠量、肾血流量等影响。前列腺素(PG)是由 20 个碳原子组成的不饱和脂肪酸，有 PGA、E、F、H 等多种。肾髓质间质细胞主要合成前列腺素 E_2、A_2 和 $F_{2\alpha}$。缓激肽和 Ang 可促进 PG 分泌。激肽、PGE_2 和 PGA_2 均可扩张血管、降低外周阻力和促进肾小管钠、水排出。因此，慢性肾功能衰竭时，KKPGS 活性下降是引起肾性高血压的原因之一。

5. 甲状旁腺激素和胃泌素　肾脏可灭活甲状旁腺激素(parathyroid hormone，PTH)和胃泌素。PTH 有溶骨和促进肾脏排磷的作用。慢性肾功能衰竭时，易发生肾性骨营养不良和消化性溃疡，与这两种激素灭活减少有关。

第二节 急性肾功能衰竭

急性肾功能衰竭(acute renal failure, ARF),简称急性肾衰,是指各种原因在短期内使肾脏泌尿功能急剧障碍,机体内环境出现严重紊乱的病理过程,临床表现有水中毒、氮质血症、高钾血症和代谢性酸中毒。绝大多数患者伴有少尿或无尿,即少尿型 ARF。少数患者尿量不减少,肾脏排泄功能障碍,伴有明显的氮质血症,称为非少尿型 ARF。无论哪种类型的 ARF,GFR 均明显降低,故 GFR 减少是发生急性肾功能衰竭的中心环节。

一、分类和原因

根据病因学,ARF 可分为三大类,即肾前性(prerenal)、肾性(intrarenal)和肾后性(postrenal)。

(一) 肾前性急性肾功能衰竭

见于各型休克早期。失血、失液、感染、创伤和心力衰竭等因素,可引起有效循环血量减少,交感神经-肾上腺髓质系统兴奋引起肾血管强烈收缩,导致肾血液灌流量减少,GFR 显著降低,临床上出现少尿、氮质血症等表现。此时肾小管功能尚属正常,肾脏并未发生器质性病变,一旦肾血液灌流量恢复,肾功能可迅速恢复,因此肾前性急性肾功能衰竭又被称为功能性急性肾功能衰竭(functional renalfailure)。

(二) 肾性急性肾功能衰竭

肾性急性肾功能衰竭可由肾前性急性肾功能衰竭未及时救治或肾毒物导致肾小管坏死,也可由肾脏本身的疾患引起,因此又称为器质性肾功能衰竭(parenchymal renal failure)。

1. *急性肾小管坏死*(acute tubular necrosis, ATN)

(1) 肾缺血和再灌注损伤:各类病因使肾脏持续缺血或休克好转后发生再灌注损伤,引起肾小管坏死,这时功能性肾衰就转变为器质性肾衰。

(2) 肾毒物:重金属(砷、汞、锑、铅等)、抗生素(庆大霉素、卡那霉素、新霉素、多黏菌素及头孢等)、磺胺类药物、某些有机化合物(氯仿、四氯化碳、酚、甲醇和甲苯等)、毒蕈、蛇毒、杀虫药、生鱼胆、造影剂、血红蛋白和肌红蛋白及内毒素等均可直接损伤肾小管,引起肾小管上皮细胞变性坏死。

(3) 体液因素异常:低钾血症、高钙血症和高胆红素血症等,可使肾实质损坏。肾缺血与肾毒物常常相互影响,互为因果。肾中毒时,肾内可出现局部血管痉挛导致肾缺血,而肾缺血也常伴有毒性代谢产物的堆积。

2. *肾脏本身疾患* 如狼疮肾炎、急性肾小球肾炎、肾盂肾炎、恶性高血压、两侧肾动脉血栓形成或栓塞及结节性多动脉炎等,均可引起肾实质弥漫性损害,导致 ARF。

(三) 肾后性急性肾功能衰竭

指由于下泌尿道(从肾盂到尿道口)的堵塞引起的 ARF。常见于双侧尿路结石、盆腔肿瘤和前列腺肥大、前列腺癌等引起的尿路梗阻。早期并无肾实质损害,由于肾小球有效滤过压下降导致 GFR 降低,可出现氮质血症、酸中毒等。如及时解除梗阻,肾泌尿功能可很快恢复。

二、发病机制

不同原因所致 ARF 的机制不尽相同,但临床表现均有 GFR 下降所致的少尿或无尿。故由肾小球因素所致的 GFR 下降是 ARF 的主要发病机制,而肾小管坏死所致的肾小管阻塞和原尿回漏则是辅助因素。下面以肾缺血和肾毒物等引起的 ARF,加以阐述。

(一) 肾小球因素

1. 肾血流减少

(1) 肾灌注压下降：当动脉血压低于 50～70 mmHg 时，肾血流失去自身调节，GFR 降低。

(2) 肾血管收缩：是休克、毒物等引起 ARF 初期的发病机制。①交感-肾上腺髓质系统兴奋，血中儿茶酚胺增多。②RAAS 激活：肾缺血或肾毒物损伤近曲小管和髓襻，使其重吸收 Na^+ 和 Cl^- 减少，原尿中钠含量增多，刺激远曲小管起始部的致密斑，通过管-球反馈(tubuloglomerular feedback，TGF)引起 RASS 的激活。③激肽和前列腺素合成减少。④内皮素(endothelin，ET)合成增加，导致入球小动脉收缩，使有效滤过压和 GFR 降低。

(3) 肾血管内皮细胞肿胀：持续缺血使肾血管内皮细胞膜"钠泵"失灵；肾缺血再灌注产生大量氧自由基，损伤血管内皮细胞，可造成肾血管内皮细胞肿胀和管腔狭窄，使肾血流量进一步减少。

(4) 肾血管内凝血：其发生与血流动力学(hemorheology)改变有关。①纤维蛋白原增多使血液黏度增高。②红细胞集聚和变形能力降低。③血小板集聚。④白细胞黏附和嵌顿。

2. 肾小球病变　如急性肾小球肾炎、狼疮肾炎等可引起滤过面积减少，导致 GFR 降低。

(二) 肾小管因素

1. 肾小管阻塞　肾缺血、肾中毒时肾小管坏死的细胞脱落碎片，异型输血时的血红蛋白、挤压综合征时的肌红蛋白等，可在肾小管内形成各种管型，阻塞肾小管管腔，使原尿不易通过，引起少尿。同时阻塞使管腔内压升高，有效滤过压降低，导致 GFR 减少。

2. 原尿回漏　在持续肾缺血和肾毒物作用下，肾小管上皮细胞变性、坏死、脱落，原尿可漏入周围肾间质，不仅直接造成尿量减少，还可因肾间质水肿，压迫肾小管，造成囊内压升高，使 GFR 减少，出现少尿(图 14-1)。

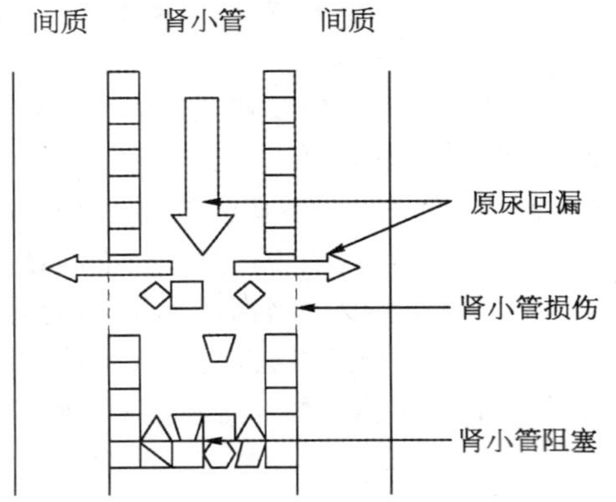

图 14-1　肾小管损伤引起肾小管阻塞和原尿回漏示意图

三、功能代谢变化

(一) 少尿型急性肾功能衰竭

可分为少尿期、多尿期和恢复期。

1. 少尿期　少尿期是病情最危重阶段，往往发生严重的内环境紊乱，可持续数天至数周，持续时间越长，预后越差。

(1) 尿变化：①少尿或无尿：多数患者出现少尿(＜ 400 ml/24 h)或无尿(＜ 100 ml/24 h)。②低比重尿：尿比重固定于 1.010～1.020，由原尿浓缩功能障碍所致。③尿钠高：肾小管对钠的重吸收障碍，致尿钠含量高。④血尿、蛋白尿、管型尿：由于肾小球滤过障碍和肾小管受损，尿中可出现红、白细胞和蛋白质等，尿沉渣检查可见透明、颗粒和细胞管型。

功能性 ARF 和器质性 ARF 临床上均有少尿表现，但其发生机制不同。功能性 ARF 肾小管功能未受损，少尿主要是由于 GFR 显著降低所致；器质性 ARF 同时有肾小球和肾小管功能障碍。两者不仅在少尿的发生机制上不同，而且尿液成分也有区别。

(2) 水中毒：ARF 时，因少尿、分解代谢所致内生水增多、摄入水过多等原因，寻致体内水潴留、稀释性低钠血症和细胞水肿。严重时可出现心功能不全、肺水肿和脑水肿。因此，对 ARF 患者，应严格记录出入水量，严密控制补液速度和补液量。

(3) 高钾血症：高钾血症是 ARF 最危险的变化，可引起心律失常和心脏传导阻滞，严重时出现心室颤动或心脏停跳等致死性心律失常，为少尿期主要死亡原因。高钾血症主要发生机制包括：①尿量减少使钾随尿排出减少。②组织损伤和分解代谢增强，使钾大量释放到细胞外液。③酸中毒时，细胞内 K^+ 外逸。④低钠血症，使远曲小管的 K^+-Na^+ 交换减少。⑤输入库存血或食入含钾量高的食物或药物等。

(4) 代谢性酸中毒：代谢性酸中毒的发生机制包括以下 3 个方面。①GFR 降低，酸性代谢产物在体内蓄积。②肾小管分泌 H^+ 和 NH_4^+ 能力降低，HCO_3^- 重吸收减少。③分解代谢增强，固定酸产生增多。酸中毒可抑制心血管系统和中枢神经系统，影响体内多种酶的活性，并促进高钾血症的发生。

(5) 氮质血症：肾功能衰竭时血中尿素、肌酐、尿酸等非蛋白氮含量显著升高，称氮质血症(azotemia)，其发生原因主要是肾脏排泄功能障碍和体内蛋白质分解增加(如感染、中毒和组织严重创伤等)。

2. *多尿期*　尿量增加到 400 ml/24 h 以上时，即进入多尿期，说明肾功能逐渐恢复，肾小管上皮细胞已有再生，病情趋向好转。此期尿量可达每日 3 000 ml 以上。多尿的机制是：①肾血流量和肾小球滤过功能渐恢复正常。②新生肾小管上皮细胞功能还不成熟，钠、水重吸收功能仍然低下。③肾间质水肿消退，肾小管内管型被冲走，阻塞解除。④少尿期中潴留在血中的尿素等代谢产物经肾小球滤出，产生渗透性利尿。

多尿期早期，由于肾功能尚未彻底恢复，氮质血症、高钾血症和酸中毒并不能立即改善。后期，由于水和电解质大量排出，容易发生脱水、低钾血症和低钠血症。多尿期持续 1～2 周，便进入恢复期。

3. *恢复期*　尿量开始减少并渐恢复正常，血中非蛋白氮含量下降，水、电解质和酸碱平衡紊乱得到纠正。但肾小管功能需要数月甚至更长时间才能完全恢复。少数患者由于肾小管上皮细胞和基底膜破坏严重，出现肾组织纤维化而转变为慢性肾功能衰竭。

(二) 非少尿型肾功能衰竭

非少尿型 ARF，肾内病变和临床表现较轻，病程较短，预后较好，其主要特点是：①尿量不减少，可在 400～1 000 ml/d。②尿比重低而固定，尿钠含量低。③氮质血症。

四、防治的病理生理基础

1. *积极治疗原发病*　对于 ARF 患者，采取有效抗休克措施，纠正低血压和低血容量，预防急性肾小管坏死，是治疗的关键；另外，慎用对肾脏有损害的药物，对中毒者尽早使用解毒剂治疗。

2. *有效处理并发症*　采取有效抗休克治疗，积极预防感染。对于肾小管坏死者，少尿期要控制输入液量。透析疗法可以有效控制高钾血症、氮质血症、水中毒和酸中毒，是治疗 ARF 降低死亡率最有效的措施。

(1) 积极处理高钾血症：①静注葡萄糖和胰岛素，使细胞外钾进入细胞内。②静注葡萄糖酸钙，对抗高钾血症的心脏毒性作用。③应用钠型阳离子交换树脂，使 Na^+ 和 K^+ 在肠内交换。④严重高钾血症时，可用透析疗法。

(2) 控制氮质血症：①滴注葡萄糖减轻蛋白质分解。②滴注必需氨基酸，促进蛋白质合成和肾小管上皮再生。③透析疗法排除非蛋白氮。

3. *饮食和支持疗法* 限制蛋白质摄入量，滴注葡萄糖和必需氨基酸；多尿期要注意补充水、钠、钾和维生素等。恢复期注意加强营养。

4. *针对发生机制用药* 主要有自由基清除剂、RAAS阻断剂、钙通道阻断剂、能量合剂和膜稳定剂等。

第三节 慢性肾功能衰竭

各种慢性肾脏疾病，随病情恶化，肾单位进行性破坏，以致残存肾单位不足以充分排出代谢废物和维持内环境恒定，进而发生泌尿功能障碍和内环境紊乱，包括代谢废物和毒物的潴留，水、电解质和酸碱平衡紊乱，并伴有一系列临床症状的病理过程，称为慢性肾功能衰竭(chronic renal failure, CRF)，简称慢性肾衰。CRF发展呈渐进性，病程迁延，常以尿毒症为结局导致死亡。

一、原因

凡能造成肾实质渐进性破坏的疾病，均可引起CRF。如慢性肾小球肾炎、糖尿病、高血压、慢性肾盂肾炎、肾小动脉硬化症、肾结核、肾肿瘤、尿路结石和前列腺肥大等。既往认为，慢性肾小球肾炎是CRF最常见原因，但近年临床资料表明，糖尿病肾病(diabetic nephropathy)和高血压病是进行性肾脏疾病(progressive renal disease)的主要原因。

二、发展过程

由于肾脏具有强大的代偿储备能力，故CRF是一个缓慢而渐进的过程，可分为以下4期。

1. *肾储备功能降低期(代偿期)* 肾实质破坏不十分严重，尚能维持内环境稳定，无临床症状。内生肌酐清除率在正常值的30%以上，各项生化指标无明显异常，但肾脏储备功能降低，在感染和水、钠和钾负荷突然增加时，可出现内环境紊乱。

2. *肾功能不全期* 肾实质进一步受损，肾脏已不能维持内环境稳定，出现多尿、夜尿，轻度氮质血症和贫血等。内生肌酐清除率降至正常的25%～30%。

3. *肾功能衰竭期* 肾功能严重受损，临床表现明显，出现较重的高钾血症、氮质血症、酸中毒、高磷血症、低钙血症、严重贫血、多尿和夜尿等症状，可伴有部分尿毒症中毒的症状。内生肌酐清除率降至正常的20%～25%。

4. *尿毒症期* 内生肌酐清除率降至正常的20%以下，有明显的水、电解质和酸碱平衡紊乱以及多系统功能障碍，并出现一系列尿毒症中毒症状。

三、发病机制

慢性肾衰的发病机制，迄今不甚清楚。一般采用Bricker提出如下3种学说来解释。

1. *健存肾单位假说*(intact nephron hypothesis) 慢性肾脏疾病进展缓慢，肾单位逐渐破坏丧失功能，肾功能由那些未受损的健存肾单位来承担。随着疾病发展，健存肾单位不断减少，当减少到无法维持正常的泌尿功能时，机体则出现内环境紊乱。

2. *肾小球过度滤过假说*(glomerular hyperfiltration hypothesis) 此学说是健存肾单位假说的补充和发展。慢性肾脏疾病随着疾病发展，健存肾单位因高血流、高灌注压和过度滤过而逐渐出现肥厚、硬化和纤维化，逐渐丧失功能，致使健存肾单位/受损肾单位的比值逐渐变小，最后出现肾功能不全和衰竭。

3. 矫枉失衡假说(trade-off hypothesis) 矫枉失衡是指机体产生的某种代偿机制,在维持某种溶质平衡的适应性反应的同时,对其他系统产生不良影响,导致机体内环境紊乱。例如,慢性肾衰时肾排磷减少,血磷增高导致血钙降低,机体适应性发生继发性甲状旁腺功能亢进(secondary hyperparathyroidism)。血液 PTH 升高,早期通过抑制健存肾单位对磷的重吸收,增加磷的排泄,起"矫正"(代偿)的作用;晚期当 GFR<50%时,肾脏不能维持磷的充分排出,使血磷浓度升高。血液 PTH 升高,又对机体其他系统产生不良影响(如溶骨作用),使内环境进一步紊乱,出现新的失衡。

四、功能代谢变化

(一) 尿的变化

CRF 早期,患者常出现多尿、夜尿和等渗尿,尿中出现蛋白质、红细胞、白细胞和管型等;晚期由于肾单位大量破坏,肾小球滤过率减少,出现少尿。

多尿指成人 24 h 尿量>2 000 ml,慢性肾功能衰竭发生多尿的机制包括以下 3 个。①原尿流速快:肾血流集中在健存肾单位,使其 GFR 增高,原尿生成增多,流经肾小管时流速增快,肾小管来不及充分重吸收。②渗透性利尿:健存肾单位滤出的原尿中溶质(如尿素)含量代偿性增高,产生渗透性利尿作用。③尿浓缩功能降低:肾小管髓襻血管少、易受损,由于 Cl^- 主动吸收减少,使髓质高渗环境形成障碍。

CRF 早期肾浓缩功能降低而稀释功能正常,故出现低比重尿或低渗尿。随着病情加重,肾脏稀释功能也出现障碍,导致终尿渗透压接近于血浆,尿比重常固定在 1.008~1.012,称为等渗尿。

(二) 氮质血症

CRF 早期,血中非蛋白氮升高不明显,晚期随着肾单位的大量破坏和 GFR 降低,可出现氮质血症。血浆尿素氮(BUN)浓度受 GFR、外源性(蛋白质摄入量)及内源性(机体蛋白质分解)尿素等多种因素影响,故单纯用 BUN 反映肾功能并不十分准确;血浆肌酐浓度与蛋白质摄入量无关,与肌肉中磷酸肌酸分解产生的肌酐量及肾脏排泄肌酐的功能有关。临床上常采用内生肌酐清除率(尿中肌酐浓度×每分钟尿量/血浆肌酐含量)来判断肾脏功能,因为它与 GFR 的变化呈平行关系。

(三) 水、电解质和酸碱平衡紊乱

1. 钠水代谢障碍 CRF 时,肾脏对钠水负荷的调节能力减退。水摄入增加,可发生水潴留,引起肺水肿、脑水肿和心力衰竭;多尿期严格限制水摄入,又可以发生脱水;过多限制钠摄入,可引起低钠血症;钠摄入过多而排除减少,易造成钠、水潴留,使血压升高,加重心脏负荷。

2. 钾代谢障碍 CRF 早期,由于尿量不减少,血钾浓度多正常。低钾血症见于厌食而摄食不足,呕吐、腹泻使钾丢失过多,以及长期使用排钾利尿剂。CRF 晚期由于肾功能严重降低可发生高钾血症,机制包括:①晚期因 GFR 减少而排钾减少。②长期应用保钾类利尿剂。③酸中毒。④感染等使分解代谢增强。⑤溶血。⑥含钾饮食或药物摄入过多。高钾血症和低钾血症均可影响神经肌肉的应激性,可导致严重的心律失常,甚至心脏骤停。

3. 镁代谢障碍 CRF 晚期伴少尿时,镁排出障碍,引起高镁血症。若同时用硫酸镁降低血压或导泻,更易造成血镁升高,后者对神经肌肉有抑制作用。

4. 钙磷代谢障碍

(1) 高磷血症:CRF 早期,由于 GFR 降低,肾脏排磷减少,血磷暂时性升高并引起低钙血症,后者导致甲状旁腺功能亢进,使 PTH 分泌增多。PTH 可抑制健存肾单位肾小管对磷的重吸收,使肾脏排磷增多,血磷可恢复正常。因此,CRF 患者可在很长时间内不发生血磷升高。但随病情进展,健存肾单位太少,继发性 PTH 分泌增多已不能维持磷地充分排出,导致血磷显著升高。PTH 分泌

增多又加强了溶骨过程，使血磷进一步升高，形成恶性循环。同时，由于 PTH 的溶骨作用，增加了骨质脱钙，可引起肾性骨营养不良。

(2) 低钙血症：其原因包括以下 4 个方面。①血液中钙磷浓度的乘积为一常数，血磷浓度升高，血钙浓度降低。②由于肾实质破坏，1,25-$(OH)_2VD_3$ 生成不足，肠吸收钙减少。③血磷升高时，肠道磷酸根分泌增多，磷酸根可在肠内与食物中的钙结合形成难溶解的磷酸钙，从而妨碍肠道钙的吸收。④肾毒物损伤肠道，影响肠道钙磷吸收。

5. *代谢性酸中毒* 慢性肾衰引起代谢性酸中毒的主要机制为：①GFR<20 ml/min 时，磷酸等酸性产物滤过减少。②继发性 PTH 分泌增多，抑制近曲小管上皮细胞碳酸酐酶活性，使近曲小管排 H^+ 和重吸收 HCO_3^- 减少。③肾小管上皮细胞产 NH_3 减少，使 H^+ 排出障碍。

(四) 肾性高血压

因肾实质病变引起的高血压称为肾性高血压，在继发性高血压中最为常见。CRF 引起高血压的机制如下。

1. *钠、水潴留* CRF 时肾脏排钠水功能降低，钠、水潴留，引起血容量和心排血量增多，导致血压升高。对患者限制钠盐摄入和使用利尿剂，可获得较好效果。

2. *肾素分泌增多* 慢性肾小球肾炎、肾动脉硬化症等，常伴 RAAS 活性增高。Ang Ⅱ 直接收缩小动脉，使外周阻力升高，醛固酮可导致钠、水潴留，因而引起血压升高。对此类患者限制钠盐摄入和应用利尿剂，没有明显降压效果，抑制 RAAS 活性，才能降低血压。

3. *肾脏降压物质生成减少* 肾单位大量破坏，使激肽、PGE_2 及 PGA_2 等降压物质减少，也是引起肾性高血压的原因之一。

(五) 肾性骨营养不良

肾性骨营养不良(renal osteodystrophy)是 CRF，尤其是尿毒症的严重并发症，也称肾性骨病，其发病机制与 CRF 时出现的高磷血症、低钙血症、PTH 分泌增多、1,25-$(OH)_2VD_3$ 形成减少及酸中毒等有关(图 14-2)。

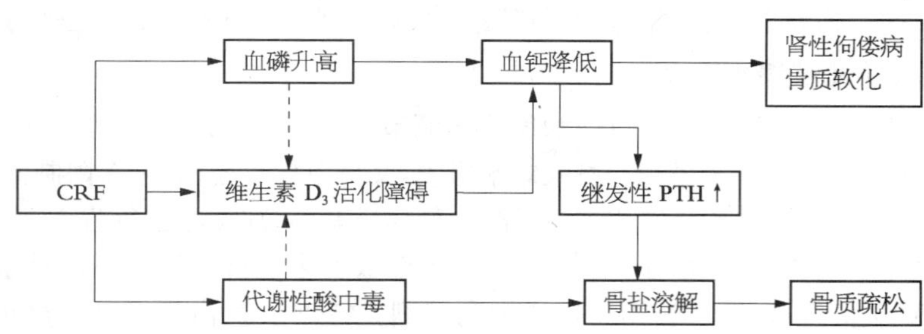

图 14-2 慢性肾功能衰竭时肾性骨营养不良机制示意图

1. *钙磷代谢障碍和继发性甲状旁腺功能亢进* 如前已述，CRF 时出现低钙血症和高磷血症，继发性甲状旁腺功能亢进使 PTH 增高。血钙降低使骨质钙化障碍，PTH 具有溶骨作用，使骨质脱钙，导致骨质疏松。

2. *1,25-$(OH)_2VD_3$ 活化障碍* 1,25-$(OH)_2VD_3$ 具有促进肠道和肾小管对钙磷吸收，促进钙盐沉积骨质矿化的作用。CRF 时由于活性维生素 D_3 合成减少，引起钙吸收障碍，导致低钙血症和骨质钙化障碍，可引起肾性佝偻病和骨软化病。

3. *酸中毒* CRF 时多伴有代谢性酸中毒，酸中毒可使骨动员增强，骨盐溶解骨质脱钙。另外，酸中毒还可以抑制 1,25-$(OH)_2VD_3$ 的合成，影响肠道对钙磷的吸收。

(六) 出血倾向

CRF患者常伴有出血倾向,表现为皮下瘀斑和黏膜出血,如鼻衄、胃肠道出血等。这主要是由于体内蓄积的毒性物质(如尿素、胍类和酚类化合物等)抑制血小板的功能所致。

(七) 肾性贫血

CRF患者大多伴有贫血,且贫血程度与肾功能损害程度往往一致。肾性贫血的发生机制包括:①促红细胞生成素生成减少,骨髓红细胞生成减少。②体内蓄积的毒性物质(如甲基胍)对骨髓造血功能的抑制。③毒性物质使血小板功能障碍所致的出血。④毒性物质使红细胞破坏增加引起溶血。⑤肾毒物可引起肠道对铁和蛋白质等造血原料的吸收减少或利用障碍。

五、防治原则

(1) 治疗原发病。

(2) 低盐饮食。

(3) 消除增加肾功能负担的诱因:如感染、外伤、大手术、肾毒性药物等,防止肾实质继续破坏。

(4) 降低血压:可使用利尿剂、肾上腺素神经阻断剂、β阻断剂、钙通道阻断剂及RAAS阻断剂和新型血管肽酶抑制剂(VPIs)等。

(5) 抗纤维化:阻断糖基化终末产物形成和激活,激活PKC活性。

(6) 对症治疗:使用重组人红细胞生成素,逆转肾性贫血。

(7) 透析疗法:采用腹膜和血液透析(人工肾),明显提高患者的生活质量。

(8) 肾移植:是目前治疗尿毒症最有效的方法,可以延长患者寿命。

第四节 尿毒症

尿毒症是急、慢性肾功能衰竭的最严重阶段,即终末期肾功能衰竭(end-stage renal failure, ESRF),除水电解质、酸碱平衡紊乱和肾脏内分泌功能失调外,还出现内源性毒性物质蓄积而引起的一系列自身中毒症状,称之为尿毒症(uremia)。近年尿毒症的发生率逐年增多,大多数是由糖尿病和高血压病引发的CRF转化而来,患者需靠透析或肾移植来维持生命。

一、尿毒症毒素

研究发现,尿毒症患者血浆中有200多种代谢产物或毒性物质,其中很多可引起尿毒症症状,称之为尿毒症毒素(uremia toxin)。

1. *尿毒症毒素来源* ①正常代谢产物在体内蓄积,如尿素、胍和多胺等。②外源性毒物未经机体解毒、排泄,如铝的潴留等。③毒性物质经机体代谢又产生新的毒性物质。④正常生理活性物质浓度持续升高,如PTH等。

2. *尿毒症毒素分类* ①小分子毒素:分子量<500,如尿素、肌酐、胍类和胺类等。②中分子毒素:分子量500~5 000,多为细胞和细菌的裂解产物等。③大分子毒素:主要为血中浓度异常升高的某些激素,如PTH、生长激素等。

3. *常见的尿毒症毒素*

(1) PTH:可引起肾性营养不良、皮肤瘙痒、高脂血症及贫血,刺激胃泌素分泌,破坏血脑屏障,促进钙进入神经膜细胞或轴突,参与引起尿毒症痴呆的脑内铝蓄积,增加蛋白质分解等。

(2) 胍类化合物(guanidine compound):是精氨酸的代谢产物,以甲基胍毒性最强,可引起体重下降、呕吐、腹泻、肌肉痉挛、嗜睡、红细胞寿命缩短及溶血、心室传导阻滞等。胍基琥珀酸可抑制血小板功能、促进溶血等。

(3) 尿素:引起头痛、厌食、恶心、呕吐、糖耐量降低和出血倾向等。近年研究发现,尿素的毒性作用与其代谢产物氰酸盐有关,可使蛋白质发生氨基甲酰化,从而抑制许多酶(如单胺氧化酶和黄嘌呤氧化酶等)的活性,使胍基琥珀酸产生增多,影响细胞功能。

(4) 多胺:是氨基酸代谢产物,包括精胺、精脒、尸胺和腐胺,可引起厌食、恶心、呕吐和蛋白尿,促进红细胞溶解,抑制 Na^+-K^+-ATP 酶活性,增加微血管壁通透性,促进肺水肿和脑水肿的发生。

(5) 未知中分子量物质:其化学结构不明,推测为多肽类物质。在体外对成纤维细胞增生、白细胞吞噬作用、淋巴细胞增生及细胞对葡萄糖利用等有抑制作用。

此外,肌酐、尿酸、酚类及中分子和大分子毒素等,对机体也有一定毒性作用。尿毒症发生是多因素综合作用的结果。

二、尿毒症时的功能代谢变化

尿毒症期,除上述水电解质、酸碱平衡紊乱、贫血、出血倾向、高血压等进一步加重外,可出现各器官系统功能及代谢障碍所引起的临床表现。

1. 神经系统　中枢神经系统功能紊乱是尿毒症的主要表现,有头痛、头昏、烦躁不安、理解力和记忆力减退等,严重时出现神经抑郁、嗜睡甚至昏迷,称为尿毒症性脑病。周围神经病变的表现有乏力、足部发麻、腱反射减弱或消失,最后可发生麻痹。

2. 消化系统　症状出现最早,表现为食欲不振、厌食、恶心、呕吐或腹泻。这些症状与肠道细菌尿素酶分解尿素产氨增多、胃泌素灭活减少导致的胃肠道黏膜溃疡有关。

3. 心血管系统　主要表现为充血性心力衰竭和心律紊乱,晚期可出现尿毒症心包炎。心血管功能障碍是由于肾性高血压、酸中毒、高钾血症、钠、水潴留、贫血以及毒性物质等作用的结果。尿毒症心包炎多为纤维性心包炎(尿素、尿酸渗出所致),患者可有心前区疼痛,体检时可闻及心包摩擦音。

4. 呼吸系统　可出现酸中毒特有的深大呼吸即库斯莫尔呼吸(Kussmaul 呼吸)。由于尿素经唾液酶分解生成氨,呼出气可有氨味。严重时可发生尿毒症肺炎、肺水肿、纤维素性胸膜炎或肺钙化等病变。肺水肿与心力衰竭、低蛋白血症、钠、水潴留等有关。纤维素性胸膜炎是尿素刺激引起的炎症;肺钙化是磷酸钙在肺组织内沉积所致。患者可出现呼吸困难、咳泡沫痰,两肺可闻及干湿啰音等。

5. 免疫系统　常并发免疫功能障碍,以细胞免疫异常为主,如血中 T 淋巴细胞绝对数降低,迟发型皮肤变态反应减弱,中性粒细胞趋化性降低,患者常有严重感染,而且是主要死因之一。细胞免疫功能异常,与毒性物质对淋巴细胞的分化和成熟有抑制或毒性作用有关。

6. 皮肤变化　患者常出现皮肤瘙痒、干燥、脱屑和颜色改变等,其中瘙痒可能与毒性物质刺激皮肤感觉神经末梢及继发性甲状旁腺功能亢进所致皮肤钙沉积有关。尿素随汗液排出,在汗腺开口处形成的细小白色结晶,称为尿素霜。

7. 代谢障碍

(1) 糖代谢:约半数病例有葡萄糖耐量降低。尿素、肌酐和中分子量毒物能引起胰岛素分泌减少、拮抗胰岛素的生长激素分泌增多、胰岛素与靶细胞受体结合障碍及肝糖原合成酶活性降低。

(2) 蛋白质代谢:患者常出现恶病质、低蛋白血症等负氮平衡的体征,其发生机制包括以下 4 个方面。①患者因厌食、恶心、呕吐、腹泻使蛋白质摄入及吸收减少。②毒性物质(如甲基胍)或合并感染使组织蛋白分解加强。③随尿丢失一定量蛋白质。④因出血使蛋白质丢失。

(3) 脂肪代谢:患者血中三酰甘油含量增高,出现高脂血症。机制主要是由于胰岛素拮抗物使肝脏合成三酰甘油增加,周围组织脂蛋白酶活性降低因而清除三酰甘油减少。

三、防治原则

同慢性肾功能衰竭防治。

复习题

【A型题】

1. ARF的中心环节是： ( )
A．肾小管原尿反流　B．肾小管阻塞　C．肾毛细血管内凝血
D．GFR降低　E．肾小管上皮细胞坏死

2. 急性肾功能衰竭时，下列情况对生命的威胁最大的是： ( )
A．代谢性酸中毒　B．高钾血症　C．水中毒
D．氮质血症　E．血尿

3. 慢性肾功能衰竭时出血倾向主要是由于： ( )
A．红细胞脆性增加　B．血小板数量减少　C．血小板功能异常
D．促红细胞生成素生成减少　E．铁的再利用障碍

4. 引起肾后性肾功能不全的病因是： ( )
A．急性肾小球肾炎　B．汞中毒　C．急性间质性肾炎
D．输尿管结石　E．肾结核

5. 下列不是慢性肾功能衰竭的病因的是： ( )
A．慢性肾小球肾炎　B．失血性休克　C．高血压
D．糖尿病　E．肾小动脉硬化症

6. 肾性骨营养不良的发病因素跟下列哪项无关： ( )
A．钙磷代谢障碍　B．高钾血症　C．继发性甲状旁腺功能亢进
D．维生素D代谢障碍　E．酸中毒

7. 慢性肾功能衰竭患者发生贫血跟下列哪项机制无关： ( )
A．EPO生成减少　B．红细胞破坏增加　C．骨髓造血抑制
D．造血原料减少　E．血尿

8. 肾小管原尿反流是由于： ( )
A．尿量过少　B．原尿流速改变　C．肾间质水肿
D．上皮细胞坏死、脱落　E．肾小管阻塞

9. CRF时，最能反映肾功能的是： ( )
A．肌酐清除率　B．血浆尿酸氮　C．血浆肌酐
D．高血钾程度　E．血浆尿素氮

10. ARF多尿期，多尿的发生机制是： ( )
A．肾小球滤过功能恢复　B．新生肾小管功能不成熟　C．肾小管阻塞减轻
D．渗透性利尿　E．GFR增加

11. 肾脏不能直接产生的物质是： ( )
A．肾素　B．前列腺素　C．醛固酮
D．红细胞生成素　E．$1,25-(OH)_2VD_3$

12. 肾毒物引起的急性肾功能不全时肾脏损害的特征是： ( )

A．肾血管损害　B．肾小球病变　C．肾间质纤维化
D．肾小管坏死　E．肾间质水肿

13. 慢性肾功能衰竭患者出现继发性甲状旁腺功能亢进的主要原因是：（　）
A．低血磷　B．低血钙　C．高血钾
D．尿毒症毒素　E．氮质血症

14. 慢性肾功能不全晚期发生代谢性酸中毒的主要机制是：（　）
A．GFR 降低致非挥发酸排出下降　B．肾小管泌 H^+ 下降，产氨下降
C．肾小管重吸收 HCO_3^- 阈值下降　D．高钾血症的影响
E．乳酸生成增加

【填空题】

1. ARF 的病因可分为________、________和________。
2. ARF 少尿期主要的内环境紊乱有________、________、________和________。
3. 慢性肾衰患者常出现尿液浓缩和稀释功能丧失，尿比重较固定，称为________尿。
4. 慢性肾衰患者血磷浓度常________，血钙浓度________。
5. 慢性肾功能衰竭的发展过程可分为________、________、________和________四期。

【名词解释】

1. 肾功能衰竭　**2.** 急性肾功能衰竭　**3.** 慢性肾功能衰竭　**4.** 氮质血症　**5.** 尿毒症

【简答题】

1. 简述休克时引起急性肾功能衰竭的发生机制。
2. 简述急性肾功能衰竭时高钾血症的发病机制。
3. 简述肾性高血压的发病机制。
4. 简述肾性贫血的机制。
5. 简述肾性骨营养不良的发病机制。

参考答案

第一章

【A型题】

1. B **2.** C **3.** D **4.** C **5.** C **6.** E **7.** A **8.** B **9.** C

第二章

【A型题】

1. C **2.** C **3.** E **4.** B **5.** B **6.** D **7.** A **8.** C **9.** E **10.** B **11.** D **12.** A **13.** A **14.** A **15.** B **16.** E **17.** A **18.** B **19.** D **20.** D

第三章

【A型题】

1. D **2.** B **3.** A **4.** A **5.** B **6.** E **7.** A **8.** D **9.** C **10.** D **11.** E **12.** D **13.** C **14.** A **15.** B **16.** D **17.** C **18.** C **19.** A **20.** E

第四章

【A型题】

1. B **2.** B **3.** D **4.** B **5.** D **6.** A **7.** A **8.** E **9.** A **10.** A **11.** B **12.** D **13.** A **14.** C **15.** D **16.** E **17.** D **18.** C **19.** C **20.** D

第五章

【A型题】

1. B **2.** B **3.** A **4.** C **5.** B **6.** B **7.** E **8.** D **9.** D **10.** B **11.** E **12.** A **13.** D **14.** A **15.** C **16.** B **17.** B **18.** A **19.** A **20.** D

第六章

【A型题】

1. B **2.** A **3.** A **4.** E **5.** A **6.** D **7.** E **8.** B **9.** C **10.** C

第七章

【A 型题】

1. B **2.** A **3.** B **4.** C **5.** E **6.** B **7.** D **8.** B **9.** B **10.** E **11.** B **12.** D **13.** A **14.** A **15.** D **16.** C **17.** D **18.** D **19.** C **20.** E

第八章

【A 型题】

1. D **2.** A **3.** D **4.** D **5.** E **6.** D **7.** D **8.** C **9.** A **10.** D **11.** D **12.** C **13.** C **14.** D **15.** C **16.** D **17.** D **18.** C **19.** D **20.** A **21.** C **22.** E **23.** A

第九章

【A 型题】

1. B **2.** A **3.** E **4.** C **5.** C **6.** A **7.** A **8.** A **9.** A **10.** B

第十章

【A 型题】

1. D **2.** A **3.** D **4.** D **5.** B **6.** D **7.** B **8.** D **9.** A **10.** A **11.** B **12.** B **13.** C **14.** C **15.** A

第十一章

【A 型题】

1. A **2.** E **3.** C **4.** D **5.** A **6.** D **7.** B **8.** B **9.** A **10.** E **11.** D **12.** C **13.** D **14.** C **15.** E **16.** B **17.** D **18.** B **19.** C **20.** E **21.** A **22.** A **23.** B **24.** C **25.** E **26.** C

第十二章

【A 型题】

1. A **2.** E **3.** D **4.** C **5.** E **6.** A **7.** D **8.** D **9.** B **10.** C **11.** B **12.** D **13.** A **14.** B

第十三章

【A 型题】

1. E **2.** A **3.** B **4.** C **5.** D **6.** A **7.** B **8.** C **9.** D **10.** E **11.** C **12.** C **13.** E **14.** D **15.** B **16.** A **17.** C **18.** E

第十四章

【A 型题】

1. D **2.** B **3.** C **4.** D **5.** B **6.** B **7.** E **8.** D **9.** A **10.** E **11.** C **12.** D **13.** B **14.** A

参 考 文 献

[1] 金惠铭主编. 病理生理学[M]. 北京:人民卫生出版社,2000.
[2] 陈主初主编. 病理生理学[M]. 北京:人民卫生出版社,2001.
[3] 王迪浔,金惠铭主编. 人体病理生理学[M]. 北京:人民卫生出版社,2002.
[4] 吴伟康主编. 病理生理学[M]. 北京:科学技术出版社,2002.
[5] 姚泰主编. 生理学[M]. 北京:科学技术出版社,2002.
[6] 金惠铭,王建枝主编. 病理生理学[M]. 北京:人民卫生出版社,2004.
[7] 金惠铭主编. 病理生理学[M]. 上海:复旦大学出版社,2005.
[8] 陈主初主编. 病理生理学[M]. 北京:人民卫生出版社,2005.
[9] 张立克主编. 病理生理学[M]. 北京:人民卫生出版社,2007.
[10] 金惠铭,王建枝主编. 病理生理学[M]. 北京:人民卫生出版社,2008.
[11] 陆再英,钟南山主编. 内科学[M]. 北京:人民卫生出版社,2008.
[12] 张海鹏,吴立玲主编. 病理生理学[M]. 北京:高等教育出版社,2009.
[13] Chris E Kaufman. Disorders of Sodium and Water Metabolism. Essentials of Pathophysiology [M]. Philadelphia: Lippincott Williams Wilkins, 1996.
[14] Xiao XZ, Benjamin IJ. Stress-response proteins in cardiovascular disease [J]. Am J Hum Genet, 1999,64(3):685 - 690.
[15] Bullock BA and Henze RL. Focus on Pathophysiology [M]. Philadelphia: Lippincott Williams & Wilkins, 2000.
[16] Goldstein DS. Catecholamines and stress [J]. Endocr Regul, 2003,37(2):69 - 80.
[17] Porth CM. Pathophysiology: concepts of altered health states [M]. 7th ed. Philadelphia: Lippincott Williams & Wilkins, 2004.
[18] Guyton AC, Hall JE. Text book of Medical Physiology [M]. 11th ed. Philadelphia: Elsevier Saunders, 2006.
[19] Elizabeth Murphy, Charles Steenbergen. Mechanisms Underlying Acute Protection From Cardiac Ischemia-Reperfusion Injury [J]. Physiol Rev, 2008,88:581 - 609.
[20] Javier Inserte, Jose' A, Barrabe's, Vl'ctor Hernando, *et al*. Orphan targets for reperfusion injury [J]. Cardiovascular Research, 2009,83:169 - 178.
[21] Maximilien J, Gourdina, Bernard Breeb, *et al*. The impact of ischaemia-reperfusion on the blood vessel [J]. European Journal of Anaesthesiology, 2009,26:537 - 547.